DR. EARL MINDELL
DR. PAMELA WARTIAN SMITH

# DIE ALLERGIE-BIBEL

URSACHEN – SYMPTOME – BEHANDLUNG

DR. EARL MINDELL
DR. PAMELA WARTIAN SMITH

# DIE ALLERGIE-BIBEL
## URSACHEN – SYMPTOME – BEHANDLUNG

AUS DEM ENGLISCHEN VON
THERESIA ÜBELHÖR

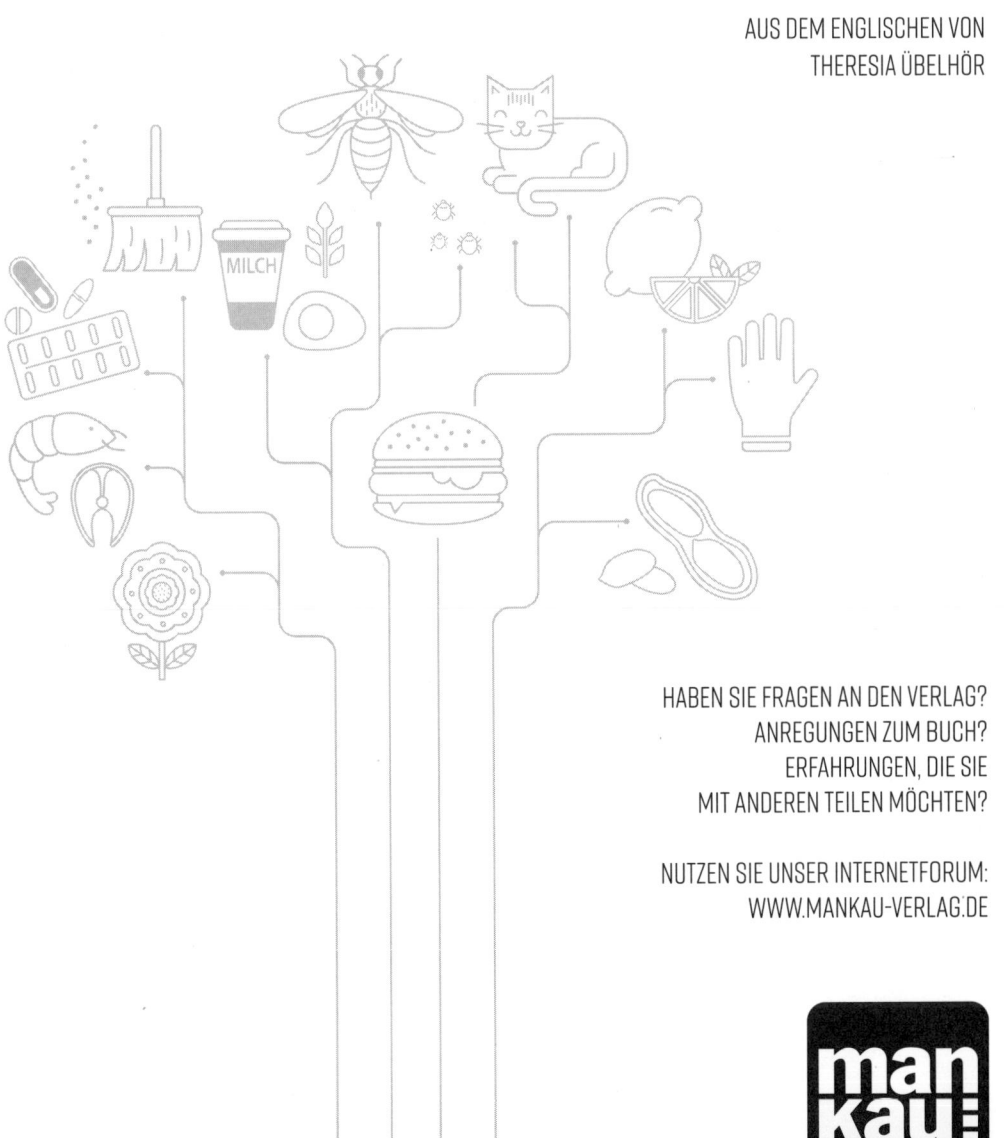

HABEN SIE FRAGEN AN DEN VERLAG?
ANREGUNGEN ZUM BUCH?
ERFAHRUNGEN, DIE SIE
MIT ANDEREN TEILEN MÖCHTEN?

NUTZEN SIE UNSER INTERNETFORUM:
WWW.MANKAU-VERLAG.DE

man
kau

# IMPRESSUM

Bibliografische Information der Deutschen Nationalbibliothek
Die Deutsche Nationalbibliothek verzeichnet diese Publikation in der Deutschen
Nationalbibliografie; detaillierte bibliografische Daten sind im Internet über
http://dnb.d-nb.de abrufbar.

Dr. Earl Mindell / Dr. Pamela Wartian Smith
**Die Allergie-Bibel**
Ursachen – Symptome – Behandlung

1. Aufl. Mai 2018
ISBN 978-3-86374-461-8

Mankau Verlag GmbH
D – 82418 Murnau a. Staffelsee
Im Netz: www.mankau-verlag.de
Internetforum: www.mankau-verlag.de/forum

Übersetzung: Theresia Übelhör, Heidelberg
Lektorat: Julia Feldbaum, Augsburg
Endkorrektorat: Susanne Langer M. A., Germering
Cover/Umschlaggestaltung: Manuela Hutschenreiter, X-Design, München
Layout und Satz: Mankau Verlag GmbH
Energ. Beratung: Gerhard Albustin, Raum & Form, Winhoring

Illustrationen: Damaratskaya Alena/Shutterstock.com (Grafik Cover); zffoto/Shutterstock.com (Hintergrund Cover/U4); Can Stock Photo / 4774344sean (10/11); Can Stock Photo / aletia (126/127); Can Stock Photo / Subbotina (170/171)

Druck: Druckerei C. H. Beck, Nördlingen

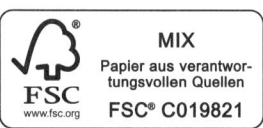

Die Originalausgabe ist im Verlag Square One Publishers, Inc. (New York, USA) unter dem Titel „What You Must Know About Allergy Relief" erschienen.
© 2016 by Earl Mindell and Pamela Wartian Smith. This Translation published by exclusive license from Square One Publishers, Inc. with Agence Schweiger

Alle Rechte der deutschsprachigen Ausgabe: © 2018, Mankau Verlag GmbH, Murnau

Wichtiger Hinweis des Verlags:
Die Informationen und Ratschläge in diesem Buch sind sorgfältig recherchiert und geprüft worden. Dennoch erfolgen alle Angaben ohne Gewähr. Weder Autoren noch Verlag können für eventuelle Nachteile oder Schäden, die aus den hier erteilten praktischen Hinweisen resultieren, eine Haftung übernehmen. Die vorgestellten Hilfestellungen und Therapievorschläge sollen den Besuch beim entsprechenden Facharzt, Psychologen oder Heilpraktiker nicht ersetzen, sondern ergänzen.

# INHALT

EINLEITUNG ........................................................................................................................... 6

## TEIL 1 – DAS ALLERGIEPROBLEM                                                           11

KAPITEL 1 – DIE ALLERGIEEPIDEMIE ............................................................................. 12

KAPITEL 2 – LEBENSMITTELALLERGIE UND -UNVERTRÄGLICHKEIT ....................... 28

KAPITEL 3 – GUT LEBEN MIT ASTHMA .......................................................................... 61

KAPITEL 4 – ALLERGIE GEGEN LATEX UND CHEMIKALIEN ..................................... 70

KAPITEL 5 – HEUSCHNUPFEN SOWIE ANDERE SAISONALE ALLERGIEN ............... 79

KAPITEL 6 – VERMEIDUNG VON EKZEMEN UND DERMATITIS ................................ 105

## TEIL 2 – VERÄNDERUNGEN DER LEBENSGEWOHNHEITEN                        127

KAPITEL 7 – ALLERGIEN AM ARBEITSPLATZ ............................................................... 128

KAPITEL 8 – MACHEN SIE IHR ZUHAUSE ALLERGIKERGERECHT ........................... 137

KAPITEL 9 – MIT HAUSTIEREN LEBEN .......................................................................... 156

KAPITEL 10 – ALLERGIKER AUF REISEN ....................................................................... 164

## TEIL 3 – ALLERGIEBEHANDLUNGEN                                                         171

KAPITEL 11 – EIN LEITFADEN FÜR NAHRUNGSERGÄNZUNGSMITTEL GEGEN ALLERGIEN UND ASTHMA ............ 172

KAPITEL 12 – EIN LEITFADEN FÜR MEDIKAMENTE GEGEN ALLERGIEN UND ASTHMA ......................................... 256

KAPITEL 13 – ALTERNATIVE BEHANDLUNGSMÖGLICHKEITEN ............................... 284

SCHLUSSFOLGERUNG ........................................................................................................ 299

ANMERKUNGEN DER REDAKTION ................................................................................... 300

RESSOURCEN ....................................................................................................................... 302

QUELLENANGABEN ............................................................................................................ 304

ÜBER DIE AUTOREN ........................................................................................................... 311

STICHWORTREGISTER ........................................................................................................ 312

# EINLEITUNG

Aufgrund der Tatsache, dass Sie dieses Buch aufschlagen, ist die Wahrscheinlichkeit groß, dass Sie oder ein Ihnen Nahestehender an Allergien oder Asthma oder an beiden Erkrankungen leiden. Und wahrscheinlich denken Sie, dass es unmöglich ist, den Tag ohne die Einnahme von frei verkäuflichen oder rezeptpflichtigen Arzneimitteln zu überstehen, insbesondere während der Allergiesaison. Manche von Ihnen sind möglicherweise besorgt, dass Sie von starken Medikamenten abhängig werden könnten. Vielleicht haben Sie bereits versucht, alternative Behandlungsmethoden, wie zum Beispiel die Einnahme von Vitaminen, Heilpflanzen und Nahrungsergänzungsmitteln, in Ihren Behandlungsplan zu integrieren. Doch als Sie zur Apotheke oder zum Reformhaus gegangen sind, waren Sie vom Produktangebot überfordert und wussten nicht, welche Mittel für Sie die richtigen sind. Falls Sie bereits alternative Therapien nutzen, sind Sie sich möglicherweise nicht sicher, ob Sie sie richtig anwenden oder ob Sie tatsächlich das für Ihr Problem beste Ergänzungsmittel einnehmen. *Die Allergie-Bibel* liefert Ihnen die Informationen, die Sie über Medikamente, Nahrungsergänzungsmittel und alternative Therapien wirklich benötigen.

Dr. Earl Mindell ist approbierter Pharmazeut, Kräuterexperte und Ernährungsmediziner. Er ist ein international anerkannter Experte auf dem Gebiet der Ernährung, der Arzneimittel, der Vitamine und der Kräuterheilkunde. Seine langjährige Ausbildung in Komplementärmedizin hat nicht dazu geführt, dass er Arzneimittel grundsätzlich ablehnt, aber er spricht sich dafür aus, sie nur dann zu nutzen, wenn es absolut notwendig ist. Er ist der Meinung, dass viele Fälle von Allergien und Asthma durch Veränderungen des Lebensstils und der Ernährung sowie durch die vernünftige Nutzung natürlicher Ergänzungsmittel erfolgreich behandelt werden können.

Dr. Pamela Wartian Smith ist eine international bekannte Autorin und Referentin zum Thema Funktionale und Personalisierte Medizin. Außerdem ist sie Mitdirektorin des *Master's Program in Metabolic and Nutritional Medicine* am *Morsani College of Medicine* der Universität von South Florida. Dr. Smith hat fast vierzig Jahre lang als Ärztin praktiziert und sowohl schulmedizinische Verfahren als auch Naturheilbehandlungen eingesetzt.

Ziel beider Autoren ist, Ihnen zu einem so erfüllten, gesunden und medikamentenfreien Leben wie nur möglich zu verhelfen. Viele von Ihnen, die leichte allergische Symptome aufweisen, werden feststellen, dass sie ihre Medikamente deutlich reduzieren können oder diese vielleicht gar nicht mehr benötigen werden, wenn sie die in diesem Buch gegebenen Empfehlungen befolgen. Diejenigen, die an stärkeren Formen von Allergien oder Asthma leiden, werden vielleicht weiter die herkömmlichen Arzneimittel benötigen, aber sie sollten dennoch eine Verbesserung ihrer Symptome feststellen. Zumindest werden Sie die Verantwortung für Ihre Gesundheit übernehmen und positive Dinge tun, die nicht nur zur Linderung Ihrer Allergie oder Ihres Asthmas beitragen, sondern auch das Risiko vermindern, zahlreiche chronische Erkrankungen zu entwickeln.

Beide Autoren haben ein persönliches Interesse an diesem Buch. Sowohl Dr. Earls Frau als auch sein Sohn leiden unter schweren Allergien, die inzwischen mit Ergänzungsmitteln und anderen komplementären Therapien erfolgreich behandelt werden. Diese Heilmittel können wirksam sein, wenn man weiß, wie sie sicher und effektiv anzuwenden sind.

Dr. Smith hat mehr als fünfzig Jahre lang an Allergien gelitten. In den vergangenen dreißig Jahren hat sie natürliche Heilverfahren angewendet.

Zunächst werden wir Ihnen erklären, was eine Allergie ist und weshalb sie sich zu einer Epidemie entwickelt hat, deren rasante Ausbreitung in der Geschichte einzigartig ist. Hätten Sie vor hundert Jahren gelebt, dann hätten Sie höchstwahrscheinlich keine allergischen Symptome, und dieses Buch wäre völlig überflüssig!

Am Beginn des 20. Jahrhunderts war eine Allergie eine rätselhafte und seltene Erkrankung, die nur sehr wenige Menschen betraf. Nur wenige Generationen später sind Allergien so weit verbreitet wie eine normale Erkältung. Trotz der zunehmenden Bemühungen der Ärzteschaft, die Allergieepidemie unter Kontrolle zu bringen, verschlimmert sie sich weiter. Der Prozentsatz der US-Bevölkerung, die auf eines oder mehrere Allergene positiv getestet wurde, liegt bei 55 Prozent.

Fünfzehn Millionen US-Amerikaner haben Lebensmittelallergien. Jedes 13. Kind leidet an einer Lebensmittelallergie, und die Kosten dieser Allergien bei Kindern betragen jährlich 25 Milliarden Dollar. Laut einer vom US-Gesundheitsministerium 2013 veröffentlichten Studie stiegen die Lebensmittelallergien bei Kindern zwischen 1997 und 2011 um 50 Prozent an. Lebensmittelallergien sind in den USA inzwischen so weit verbreitet, dass – wenn man Kinder und Erwachsene zusammenzählt – alle drei Minuten ein Patient wegen einer Reaktion aufgrund einer Lebensmittelallergie in der Notaufnahme landet. Allergische Reaktionen sind jährlich für über 200.000 Notaufnahmen verantwortlich. Acht Lebensmittel führen zu 90 Prozent aller allergischen Reaktionen: Milch, Eier, Erdnüsse, Baumnüsse, Soja, Weizen, Fisch und Meeresfrüchte.

Auch die früher seltenen Innenraumallergien nehmen zu, einschließlich Allergien gegen Hausstaubmilben, Schimmel und Haustiere. Kein Wunder!

Heutzutage verbringen die Menschen 90 Prozent ihrer Zeit in geschlossenen Räumen. Auch am Arbeitsplatz greifen Allergien um sich. Die Allgegenwart neuer chemischer Stoffe und schlecht belüfteter „krank machender Gebäude" hat neue Allergien ausgelöst.

Ein Beispiel: Fast zwölf Prozent aller im medizinischen Bereich Tätigen, die Latexhandschuhe tragen (um die Ausbreitung von HIV und anderen Infektionen zu verhindern), haben schwere Allergien gegen diesen Stoff entwickelt! Neue Arzneimittel bringen neue Allergien hervor. Etwa drei Prozent aller Krankenhauspatienten erleiden eine schwere allergische Reaktion auf ein neues Medikament.

Wir haben dieses Buch geschrieben, um Ihnen einen Gesamtüberblick über die Ursachen der allergischen Erkrankungen zu geben und Sie zu informieren, wie Sie Ihre Allergien sowohl mit alternativen als auch herkömmlichen Mitteln behandeln können.

*Die Allergie-Bibel* ist in drei Abschnitte unterteilt.

In Teil 1 wird das Allergieproblem untersucht. Die sechs Kapitel von Teil 1 konzentrieren sich auf die Allergieepidemie und ihre Ursachen, auf Lebensmittelallergien und die Behandlung von Asthma, auf Allergien, die Sie vielleicht am Arbeitsplatz entwickeln, auf Umweltallergien, auf allergische Reaktionen auf Latex sowie auf Hauterkrankungen wie zum Beispiel Ekzeme und Dermatitis.

In Teil 2 konzentrieren wir uns auf einfache Veränderungen des Lebensstils, die Sie vornehmen können, um trotz Ihrer Allergie ein gutes Leben führen oder die allergischen Reaktionen lindern zu können. In den vier Kapiteln dieses Teils geht es darum, Ihre Wohnung und Ihren Arbeitsplatz allergikergerecht zu machen, sowie um das Zusammenleben mit Haustieren und das Reisen als Allergiker.

In Teil 3 stellen wir Allergiebehandlungen, Ergänzungsmittel, Medikamente und alternative Heilmethoden vor. Im ersten Kapitel dieses Abschnitts werden 60 Ergänzungsmittel gegen Allergien und Asthma aufgelistet, die wir als die besten für die Linderung der durch Allergien ausgelösten Erkrankungen betrachten. Sie werden die Vorzüge jedes dieser Ergänzungsmittel erfahren und lernen, wie sie einzusetzen sind. Im nächsten Kapitel geht es um Medikamente gegen Allergien und Asthma, sowohl die frei verkäuflichen als auch die verschreibungspflichtigen. Sie werden für jedes Medikament den Markennamen sowie den Wirkstoff finden, den Medikamententypus, die empfohlene Einnahme sowie die wichtigsten Nebenwirkungen. Im letzten Kapitel konzentrieren wir uns auf alternative Behandlungsmethoden, die Ihnen helfen können, Allergiesymptome zu lindern – wie zum Beispiel Yoga, Akupunktur, Homöopathie, Hypnotherapie und Atemtherapie.

Wir haben uns bemüht, Ihnen Antworten auf Fragen bezüglich der am meisten verbreiteten Allergien zu geben. Allergien, die Ihnen den Tag verderben können, Allergien, aufgrund derer Sie sich elend fühlen, sodass Sie am liebsten im Bett bleiben würden. Dafür haben wir Verständnis. Wenn Sie die Abschnitte dieses Buches lesen, die Sie oder Ihren Angehörigen betreffen, werden Sie hoffentlich zu dem Schluss gelangen, dass die meisten Allergien unter Kontrolle gebracht, gelindert und in einigen Fällen sogar ganz überwunden werden können. Bei schweren Allergien sollten Sie jedoch immer Ihren Arzt konsultieren. Aber wenn auch Sie selbst Verantwortung für Ihre Gesundheit übernehmen, wird Ihnen vielleicht klar, dass die richtige Behandlung durchaus in Reichweite ist.

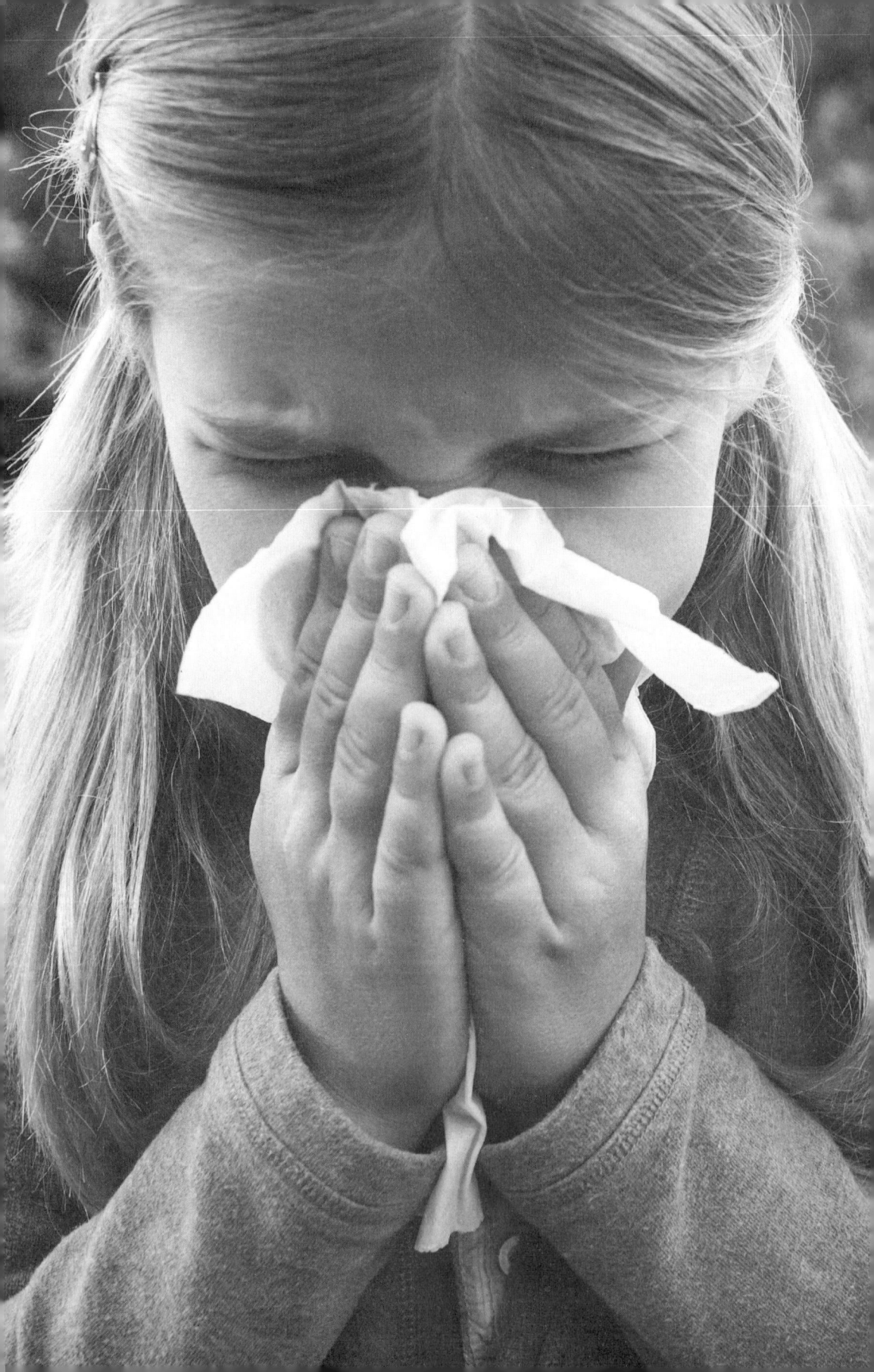

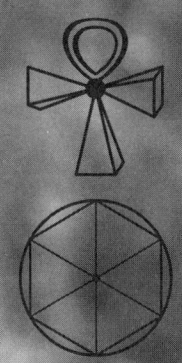

# TEIL I
## DAS ALLERGIEPROBLEM

# KAPITEL 1 –
# DIE ALLERGIEEPIDEMIE

Allergische Erkrankungen greifen weiter um sich. Forschungen belegen, dass die Fälle von Krankheiten, wie zum Beispiel Asthma, Heuschnupfen, Lebensmittel-allergien und Ekzeme, zunehmen. Mehr als 50 Millionen US-Amerikaner sind gegen *irgendetwas* allergisch. Was ist eine Allergie genau? Warum steigen die Zahlen an? *Eine Allergie ist eine Überreaktion des Immunsystems auf eine normalerweise harmlose Substanz, wie zum Beispiel Blütenstaub, Weizen, Tierhaare/-schuppen oder eine Chemikalie.* Die auslösende Substanz kann durch Mund oder Nase eingeatmet werden, sie kann geschluckt werden oder Kontakt mit der Haut haben. Im Gegensatz zu einer Infektion ist eine Allergie nicht ansteckend und wird nicht von Mensch zu Mensch übertragen.

Zunächst einmal kursieren zahlreiche Irrtümer in Bezug auf Allergien, die wir gern ausräumen wollen. Der erste ist, dass die meisten Menschen ihre *Symptome* mit ihren *Allergien* verwechseln. So können Sie zum Beispiel, wenn Ihre Nase juckt und läuft, der Meinung sein, dass Ihre Allergie etwas mit Ihrem Atmungssystem zu tun hat. Oder wenn Sie Hautausschläge bekommen, könnten Sie denken, dass Sie ein Hautproblem haben. Oder falls Sie an Lebensmittel-allergien leiden, könnten Sie Ihre Symptome auf ein schwaches Verdauungssystem zurückführen. In Wahrheit haben alle Allergien, ungeachtet dessen, wo und wie sie sich äußern, nur eine Ursache – Ihr Immunsystem. Wenn Sie an einer Allergie leiden, dann haben Sie ein Problem mit Ihrem Immunsystem.

## EINE ALLERGIE IST EINE STÖRUNG DES IMMUNSYSTEMS

Wo befindet sich Ihr Immunsystem, und warum ist es allergieanfällig? Ihr Immunsystem ist insofern einzigartig, als es nicht einfach mit einem bestimmten Organ in Verbindung gebracht werden kann, so wie zum Beispiel Ihr Herz mit Ihrem Herz-Kreislauf-System oder Ihr Gehirn mit Ihrem Nervensystem zusammenhängt. Das liegt daran, dass Ihr Immunsystem sich nicht an einer bestimmten Körperstelle befindet – es ist überall im Körper. Ihr Immunsystem ist eine Ansammlung von Milliarden spezialisierter Zellen, die Ihren Körper in verschiedenster Weise schützen. Immunzellen finden sich in der Haut, in der Lunge, in den Augen, den

## DAS LEAKY-GUT-SYNDROM

Dieses Syndrom ist eine Erkrankung, bei der die Darmschleimhaut durchlässiger ist als gewöhnlich und zu Allergien führen kann, aber auch zu einer Vielzahl von Problemen, wie zum Beispiel einer mangelhaften Nährstoffaufnahme, Infektionen, Empfindlichkeiten gegenüber chemischen Stoffen sowie Autoimmunerkrankungen. Zu einem Leaky-Gut-Syndrom kommt es, wenn zwischen den Zellen des Darms (der Eingeweide) Lücken entstehen, sodass Bakterien, Toxine, Medikamente und vor allem teilweise verdaute Nahrungspartikel in den Körper eindringen können.

**Die Symptome des Leaky-Gut-Syndroms sind vielfältig. Dazu zählen:**

- Magen-Darm-Beschwerden
- Bauchschmerzen
- Blähungen
- Durchfall
- Gasbildung
- Verstopfung

**Neurologische Probleme:**

- Ängste
- Gedächtnisschwäche
- Stimmungsschwankungen
- Verwirrtheit
- Atembeschwerden:
- Asthma
- Kurzatmigkeit

**Allgemeine Probleme:**

- Abgeschlagenheit
- Gelenkschmerzen, chronische
- Immunschwäche
- Blasenentzündungen, wiederholte

**Das Leaky-Gut-Syndrom kann viele Ursachen haben. Dazu zählen:**

- Alkohol und Koffein
- Antibabypille
- Arzneimittel (das breite Spektrum der Antibiotika)
- Lebensmittelallergien
- Nährstoffmangel
- Nicht steroide entzündungshemmende Arzneimittel (NSAIDs)
- Pilzinfektion
- Prednison
- Schwermetalle, giftige
- Stress
- Umweltgifte
- Verdauungsenzymen, Mangel an
- Salzsäuremangel im Magen
- Zucker, raffinierter

Eine gesunde Ernährung kann zur Vermeidung des Leaky-Gut-Syndroms beitragen und helfen, dass sich der Darm erholen kann, wenn das Syndrom aufgetreten ist. Darüber hinaus können auch diverse Nahrungsergänzungsmittel die Darmgesundheit verbessern.

Nasenlöchern und in der Schleimhaut der inneren Organe, wie zum Beispiel Ihrem Darm. An allen diesen Stellen können allergische Reaktionen auftreten.

Die Aufgabe des Immunsystems besteht darin, den Körper vor Giften und Pathogenen zu schützen, die eine Krankheit auslösen könnten. Ihre Immunzellen sollen zwischen harmlosen Substanzen und fremden Substanzen unterscheiden, die dem Körper ernsthaft Schaden zufügen können. Im Falle einer Allergie sind Ihre Immunzellen verwirrt.

Sobald Ihre Immunzellen mit einer fremden Substanz, auch als Antigen bezeichnet, in Berührung kommen, wie zum Beispiel einem Bakterium oder Virus, produzieren sie bestimmte Proteine, Antikörper (oder Immunglobuline) genannt, die das Protein markieren, sodass auch die anderen Immunzellen wissen, dass sie es angreifen müssen. Ist ein Antikörper gegen ein bestimmtes Antigen produziert, sind die Immunzellen für immer auf der Hut vor diesem Antigen. Sobald Sie das nächste Mal mit diesem Antigen in Kontakt kommen, greift Ihr Körper dieses sogleich an. Das ist der Grund, warum Sie Windpocken oder Masern, wenn Sie die Krankheiten einmal durchgemacht haben, nicht mehr bekommen, weil Ihr Körper bereit ist, sofort zuzuschlagen, wenn die Viren erneut auftauchen.

Die Antikörper-/Antigen-Reaktion funktioniert sehr gut, wenn es um echte Feinde wie das Windpockenvirus geht, doch wenn Sie allergisch sind, wendet sie sich gegen Sie. Bei einer Allergie produzieren Ihre Immunzellen Antikörper gegen Substanzen, die Ihnen gar nicht schaden. Genau genommen ist es die Reaktion Ihres Körpers auf Substanzen, die Ihnen Schwierigkeiten bereitet, nicht die Substanz selbst. Wenn Sie beispielsweise gegen Pollen allergisch sind, beginnt Ihr Immunsystem jedes Mal, wenn Sie mit Pollen in Berührung kommen, einen bestimmten Antikörper auszuschütten, der IgE genannt wird und bei allen allergischen Reaktionen eine Rolle spielt. IgE stimuliert spezielle Zellen, Mastzellen genannt, zur Ausschüttung von Histamin, einem chemischen Stoff, der für die Verdauung und die Erweiterung der Blutgefäße maßgeblich ist, aber allergische Reaktionen hervorrufen kann, wenn er im Überfluss vorhanden ist. Es ist diese Ausschüttung von Histamin, die für Ihre laufende Nase, Ihre juckenden und tränenden Augen und Ihr allgemeines Gefühl von Unwohlsein verantwortlich ist (Histamin stimuliert auch die Schmerzrezeptoren).

Damit ist die allergische Reaktion aber nicht beendet. Während einer allergischen Reaktion kurbelt Ihr Immunsystem auch die Produktion anderer Zellen an, der Leukotriene, Prostaglandine und anderer Allergie-Mediatoren, die Entzündungen hervorrufen. Die ständige Belastung durch Entzündungen kann gesundes Gewebe und gesunde Organe schädigen und richtet im Fall von Asthma insbesondere in Ihrer Lunge großen Schaden an. Und was die Sache noch ver-schlimmert, ist, dass Entzündungen die Bildung schädlicher chemischer Stoffe fördern, freie Radikale genannt, die in Ihrem ganzen Körper weitere Schädigun-gen hervorrufen können.

Zwar verwenden wir die Begriffe Allergie und Asthma häufig in einem Atem-zug, aber es handelt sich um zwei verschiedene Probleme. Asthma kann zwar durch eine Allergie ausgelöst werden, doch es handelt sich um eine chronische Entzündung der Atemwege. Charakteristisch für diese Krankheit sind verschlos-sene Atemwege. Dazu kommt es, weil die Bronchien entzündet, verengt und mit Schleim verstopft sind.

Während eines Asthmaanfalls können die Atemwege so verengt sein, dass der Betroffene buchstäblich nach Luft ringt. Asthma kann zwar erfolgreich behandelt werden, dennoch kann es lebensbedrohlich sein, und eine medizinische Kontrolle ist immer erforderlich. Eine Asthmaattacke kann, wie bereits erwähnt, durch ein Allergen, wie zum Beispiel Blütenstaub, ausgelöst werden, oder aber durch Sport, kalte Luft oder chemische Stoffe, wie Zigarettenrauch oder Luftverschmutzung, oder aber durch eine allergische Reaktion auf einen Lebensmittelzusatzstoff.

## SOLLTEN SIE SICH TESTEN LASSEN?

Jedes Mal, wenn eine Katze in Ihre Nähe kommt, müssen Sie niesen; Ihr Hals kratzt, wenn Sie eine Erdnuss gegessen haben; Ihre Augen fangen jeden Mai zu Beginn der Heuschnupfensaison an zu tränen. Manchmal ist die Frage, ob Sie allergisch sind, leicht zu beantworten, aber manchmal kann es komplizierter sein. Vielleicht haben Sie Symptome, aber kennen die Ursache nicht, insbesondere dann, wenn Sie gegen etwas wie Hausstaubmilben (mikroskopisch kleine Insekten im Hausstaub) und Schimmel allergisch sind, was ganzjährig Reaktionen hervorrufen kann.

Falls Sie allergische Symptome feststellen, sollten Sie mit Ihrem Arzt oder Heilpraktiker darüber sprechen. Ihr Hausarzt überweist Sie möglicherweise an einen Allergologen, einen Facharzt für die Behandlung von Allergien. Wenn Sie diesen Weg einschlagen, empfehlen wir Ihnen, einen Arzt aufzusuchen, der er-nährungsorientiert und bereit ist, auch andere Behandlungsmethoden als nur Medikamente in Ihre Therapie zu integrieren. Manche Patienten entscheiden sich dazu, sich von einem naturheilkundlichen Arzt behandeln zu lassen, der so-wohl eine schulmedizinische als auch eine naturheilkundliche Ausbildung ab-solviert hat. Manche von Ihnen haben vielleicht das Glück, einen Komplementärmediziner aufsuchen zu können, einen Arzt, der sowohl schulmedizinische als auch alternative Therapien einsetzt.

Vielleicht finden Sie und Ihr Arzt durch eine gute Anamnese bereits die Ursache des Problems. Falls sich Ihre Symptome zum Beispiel nach einem mit Gartenarbeit verbrachten Nachmittag verschlimmern, ist naheliegend, an eine Pollenallergie zu denken. Verschlimmern sich Ihre Symptome dagegen im Winter, ist das ein deutlicher Hinweis, dass Sie womöglich an einer Hausstaub- und Schimmelallergie leiden.

Je nach Schwere der Symptome werden Sie eventuell die genaue Ursache identifizieren müssen, damit Sie das Problem behandeln können. Falls Sie einfach nur allgemeine Allergiemedikamente einnehmen (wie zum Beispiel ein Antihistaminikum oder ein abschwellendes Mittel), ist es weniger wichtig, das genaue Allergen zu kennen, doch wenn Sie eine Immuntherapie machen (Antiallergiespritzen), dann muss Ihr Arzt das jeweilige Antigen kennen.

Manche Allergien, insbesondere Lebensmittelallergien, können lebensbedrohlich sein. Deshalb müssen Sie, wenn Sie an einer möglicherweise schweren Lebensmittelallergie leiden – falls Sie beispielsweise auf Erdnüsse oder Milchprodukte allergisch reagieren –, große Anstrengungen unternehmen, um diese Nahrungsmittel zu vermeiden. Möglicherweise dürfen Sie sich nicht einmal mit Menschen, die diese Nahrungsmittel essen, im gleichen Raum aufhalten! Aber bevor Sie Ihr ganzes Leben auf den Kopf stellen, um sich der Allergie anzupassen, sollten Sie definitiv wissen, dass dies auch zwingend notwendig ist.

Ein Allergietest kann konkrete Antworten liefern. Es gibt zwei Arten von Allergietests, die in einer Arztpraxis durchgeführt werden – der Hauttest und der Bluttest. Ein drittes Testverfahren – der Lebensmittel-Ausschlusstest – kann in manchen Fällen zu Hause vorgenommen werden.

## DER HAUTTEST

Die meisten Allergologen verwenden einen einfachen Hauttest, um zu bestimmen, ob Sie allergisch sind. Ein verdünntes Extrakt des Allergens (Pollen, Hausstaubmilben, Schimmel oder Lebensmittel) wird entweder durch einen winzigen Schnitt in Ihre Haut aufgetragen (Prick-Test) oder in die oberste Hautschicht injiziert (Intrakutantest), gewöhnlich am Rücken oder Arm. Falls Sie gegen die Substanz allergisch sind, wird die Stelle, die mit dem Allergen in Kontakt gekommen ist, gerötet und gereizt, schwillt an oder es bilden sich Quaddeln. Die Reizung ist ein Hinweis darauf, dass Ihr Körper IgE-Antikörper gegen das Antigen gebildet hat, aber es bedeutet nicht notwendigerweise, dass diese bestimmte Substanz der Auslöser für Ihr Problem ist. Der Nachteil des Hauttests besteht darin, dass Sie, wenn Sie gegen eine Substanz hochallergisch sind, in seltenen Fällen einen anaphylaktischen Schock erleiden und sogar sterben könnten, sobald Sie auch nur mit einer winzigen Menge dieser Substanz in Berührung kommen. Dies trifft insbesondere auf Lebensmittelallergien zu. Es kommt zwar selten vor, aber das Risiko besteht. Darüber hinaus können die Testergebnisse auch ungenau sein, wenn Sie zu Ekzemen und Hautausschlägen neigen, weil Ihre Haut dann ohnehin schon gereizt ist.

### DER BLUTTEST

Eine weitere Möglichkeit ist der Bluttest (Radio-Allergo-Sorbent-Test, bzw. RAST). Dem Patienten wird eine Blutprobe entnommen und auf IgE-Antikörper gegen das bestimmte Antigen getestet. Dieser Test ist nicht so exakt wie der Hauttest, aber er ist risikofrei, weil der Patient nicht mit dem Antigen in Berührung kommt. Bluttests können außerdem den Hinweis auf eine Lebensmittelunverträglichkeit liefern.

Nicht jeder muss sich einem Allergietest unterziehen. Wenn Ihre Symptome schwach beziehungsweise gleichbleibend sind und Sie sich recht sicher sind, wodurch sie hervorgerufen werden, können Sie selbst mit einem Desensibilisierungsprogramm beginnen, das heißt, allergische Reaktionen verhindern und Schritte unternehmen, um Ihre Wohnung oder Ihren Arbeitsplatz allergikergerecht zu machen. Haben Sie jedoch schwere und chronische Symptome und wissen nicht mit Sicherheit, wodurch diese verursacht werden, dann halten wir es für eine gute Idee, einen Allergietest durchführen zu lassen. Doch wir empfehlen Ihnen, einen ernährungsorientierten Arzt aufzusuchen, der bereit ist, alle Behandlungsoptionen auszuprobieren, und der Ihnen nicht nur ein Rezept ausschreibt und Sie damit wegschickt.

### DER LEBENSMITTEL-AUSSCHLUSSTEST

Die dritte Art des Allergietests – der Ausschlusstest – kann in den meisten Fällen zu Hause durchgeführt werden. Falls Sie vermuten, dass ein bestimmtes Nahrungsmittel Ihr Problem verursacht, streichen Sie es ein paar Tage lang von Ihrem Speiseplan und verzehren es dann wieder, um zu sehen, ob die Symptome erneut auftreten. Gehen Sie vorsichtig vor!

**Wichtig:** Dieser Test eignet sich aufgrund der Gefahr eines anaphylaktischen Schocks nicht für Menschen mit schweren Allergien.

In manchen Fällen kann dieser Test auch im Krankenhaus durchgeführt werden, wenn der Patient eventuell sofort behandelt werden muss (siehe Kapitel 2, Seite 28ff., „Symptome von Lebensmittelallergien").

## WAS EINE ALLERGIE NICHT IST

Über Allergien kursiert ein weiteres Missverständnis, das korrigiert werden muss: Eine Allergie ist keine Unverträglichkeit. Millionen Menschen vertragen zum Beispiel keine Milchprodukte, weil ihnen ein Enzym fehlt, um diese richtig verdauen zu können. Dieser Zustand wird als Laktoseintoleranz bezeichnet. Millionen andere können kein Getreide essen, weil sie ein in den meisten Getreidesorten enthaltenes Protein, Gluten genannt, nicht verdauen können – dieser Zustand heißt Glutenintoleranz. Die Symptome können zwar ähnlich sein, doch bei keinem dieser Probleme handelt es sich wirklich um eine Allergie. In Wahrheit ist eine Allergie eine sehr spezifische Immunreaktion, die mit der Bildung von IgE-Antikörpern einhergeht.

## VERSCHIEDENE ALLERGIEN

Die meisten Allergien sind zwar nicht lebensbedrohlich, aber auch kein banales Problem. Die häufigsten Allergene sind:

- Arzneimittel, frei verkäufliche
- Arzneimittel, rezeptpflichtige
- Baumnüsse
- Blütenpollen
- Eier
- Erdnüsse
- Fisch und Meeresfrüchte
- Giftefeu
- Hausstaubmilben
- Milch
- Soja
- Tierhaare/-schuppen
- Weizen

Allergien können vor allem dazu führen, dass die Betroffenen sich elend fühlen. Tatsächlich sind allergische Symptome in den Vereinigten Staaten für mehr als 3,8 Millionen versäumte Arbeits- und Schultage jährlich verantwortlich. Und Allergien verursachen hohe wirtschaftliche Kosten. Wir geben jährlich mehr als 4,5 Milliarden Dollar für Arztbesuche und Medikamente aus. Darüber hinaus können Allergien unsere Gesundheit möglicherweise durch Prozesse gefährden, die noch nicht ganz erforscht sind. So legen zum Beispiel einige Studien den Schluss nahe, dass unerkannte Lebensmittelallergien mit zahlreichen Krankheiten in Verbindung stehen könnten, wie zum Beispiel mit der chronisch obstruktiven Lungenerkrankung (COPD, chronische Bronchitis und Lungenemphysem), mit der rheumatoiden Arthritis (einer Autoimmunerkrankung, bei der die Immunzellen die Gelenke angreifen), mit der Aufmerksamkeits-Defizit-Störung (ADHS) bei Kindern und sogar mit Migräne.

Erstaunlicherweise könnten sogar auch Ihre Gedanken und Taten von allergischen Reaktionen gesteuert werden. Die Wissenschaft hat begonnen, einen Zusammenhang zwischen Allergien und einer Reihe von mentalen und emotionalen Symptomen herzustellen. Zu diesen Symptomen zählen:

- Angstzustände
- Aufmerksamkeits-Defizit-Störung (ADHS)
- Depression
- Desorientiertheit
- Epilepsie
- Gedächtnisverlust
- Gefühlsausbrüche
- Legasthenie

- Lethargie
- Panikattacken
- Paranoia
- Reizbarkeit
- Stimmungsschwankungen
- Unruhe
- Verwirrtheit
- Weinerlichkeit
- Zwangsverhalten

Allergische Rhinitis, der medizinische Begriff für die verstopfte und juckende Nase, die durch Heuschnupfen hervorgerufen wird, ist eine der Hauptursachen der wiederkehrenden Sinusitis beziehungsweise Nasennebenhöhleninfektion, einer Entzündung der Sinusmembranen, an der Millionen Menschen leiden und die gewöhnlich zu einer Operation führt, die das Problem allerdings häufig nicht behebt. Wir erzählen Ihnen dies nicht etwa, um Ihnen Angst einzujagen, sondern um Ihnen klarzumachen, warum es wichtig ist, Ihre Allergien unter Kontrolle zu bringen.

## WARUM NEHMEN ALLERGIEN DERART ZU?

Zwar steht zweifelsfrei fest, dass die Fälle von Allergien dramatisch zunehmen, dennoch bleiben Allergien weiter ein medizinisches Rätsel. Niemand weiß, warum manche Menschen Allergien entwickeln und andere nicht.

### DIE GENE

Selbstverständlich spielen die Gene eine Rolle. Manche Allergien, insbesondere Lebensmittelallergien, scheinen in manchen Familien gehäuft aufzutreten. Falls eines Ihrer Elternteile allergisch ist, liegt die Wahrscheinlichkeit, dass auch Sie eine Allergie – aber nicht notwendigerweise die gleiche – entwickeln, bei 20 bis 50 Prozent. Sind beide Elternteile allergisch, liegt die Wahrscheinlichkeit, dass auch Sie gegen irgendetwas allergisch sein werden, bei 75 Prozent.

## IST ES EINE ERKÄLTUNG, DIE GRIPPE ODER EINE ALLERGIE?

Das wird sich mit der Zeit herausstellen! Zu Beginn kann es sehr schwierig sein zu sagen, ob es sich um eine Erkältung oder eine Allergie handelt. Beide Krankheiten beginnen zwar mit einer juckenden Schnupfennase und Kratzen im Hals, aber der weitere Verlauf ist unterschiedlich. Hier finden Sie Anhaltspunkte, um die Erkrankungen auseinanderhalten zu können.

Tabelle: Haben Sie eine Erkältung, die Grippe oder eine Allergie?

| Symptome | Erkältung | Grippe | Allergie |
|---|---|---|---|
| **Dauer** | 3 bis 14 Tage | mehrere Tage bis Wochen | Wochen |
| **Durchfall** | | gelegentlich | |
| **Erbrechen** | | manchmal | |
| **Erschöpfung** | | stark | |
| **Fieber** | selten | 38 bis 39 Grad | |
| **Halsschmerzen** | gewöhnlich | manchmal | manchmal |
| **Husten** | leicht bis moderat | häufig | gelegentlich |
| **Juckende Augen** | selten | selten | häufig |
| **Kopfschmerzen** | manchmal | häufig | manchmal |
| **Laufende Nase** | häufig | häufig | häufig |
| **Müdigkeit** | gelegentlich | 2 bis 3 Wochen lang | gelegentlich |
| **Niesen** | gelegentlich | manchmal | gewöhnlich |
| **Schmerzen** | gering | häufig und stark | |
| **Verstopfte Nase** | gewöhnlich | manchmal | gewöhnlich |

Schauen Sie sich Ihre Taschentücher an! Falls Sie an einer Allergie leiden, ist das Nasensekret flüssig und klar. Haben Sie eine Erkältung, ist das Nasensekret zähflüssig und kann gelb bis grünlich sein, was auf eine Infektion hinweist.

Doch die genetische Veranlagung allein kann die rasante und beispiellose Zunahme der Allergien im Laufe der vergangenen hundert Jahre nicht erklären. Unsere Gene haben sich nicht verändert, aber unsere Allergieanfälligkeit ist eindeutig angestiegen.

Die Wissenschaftler machen alles Mögliche für die Allergieepidemie verantwortlich, von veränderten Wetterbedingungen aufgrund der Erderwärmung, die die Belastung durch Pollen und Luftverschmutzung erhöhen, was das Atemsystem schwächt, bis hin zur Belastung durch chemische Zusatzstoffe in der Nahrung, die das Immunsystem vor große Herausforderungen stellen. Die eigentliche Ursache für die Zunahme der Allergien ist wahrscheinlich eine Kombination aus mehreren Faktoren.

## WANN IST ES EINE ERKÄLTUNG?

Eine richtige Erkältung dauert in der Regel sieben bis zehn Tage, und die Symptome lassen etwa ab dem fünften Tag nach. Eine Allergie kann man für immer haben, ohne dass eine Verbesserung der Symptome festzustellen ist. Wenn Sie leichtes Fieber haben, dann handelt es sich wahrscheinlich um eine Erkältung.

Falls Sie allem Anschein nach jedes Jahr etwa zur gleichen Zeit eine Erkältung bekommen, könnte dies ein Anzeichen für eine saisonale Allergie sein. Sollten Sie an einer saisonalen Allergie leiden, verschlimmern sich die Symptome, sobald Sie sich im Freien aufhalten oder das Fenster öffnen. Und selbst wenn gerade nicht Heuschnupfenzeit ist, könnte es sich um eine allergische Reaktion auf ein Allergen im Haus handeln, wie zum Beispiel Staub, Schimmel oder ein Haustier.

Lassen die Symptome nach zwei Wochen noch immer nicht nach und fühlen Sie sich elend, dann sollten Sie Ihren Arzt aufsuchen, egal, ob Sie an einer Allergie oder einer Erkältung leiden. (Sollten Sie sich plötzlich sehr krank fühlen oder hohes Fieber bekommen, dann rufen Sie Ihren Arzt natürlich sofort an.)

Ein Allergietest wird Aufschluss geben, ob Sie an einer Allergie leiden und wogegen Sie allergisch sind (siehe Seite 15ff.,"Sollten Sie sich testen lassen?").

## BELASTUNG DURCH CHEMIKALIEN

Der gestiegene Kontakt mit chemischen Stoffen steht auf unserer Liste der möglichen Schuldigen ganz oben. Die Menge der in die Umwelt freigesetzten neuen chemischen Stoffe übersteigt unsere Vorstellungskraft. Laut Aussage der US-Umweltschutzbehörde wurden in nur einem Jahr (2015) in den USA knapp 2 Milliarden Kilogramm giftiger Chemikalien, einschließlich 33 Millionen Kilogramm nachgewiesener Karzinogene, in die Umwelt freigesetzt. Was geschieht, wenn diese Chemikalien in unseren Körper eindringen? Der Körper besitzt ein ausgeklügeltes System zur Entgiftung gefährlicher chemischer Stoffe, aber der Körper kann überfordert wer-

### SIND WIR ZU SAUBER?

Diese Theorie wird als Hygiene-Hypothese bezeichnet. Manche Wissenschaftler sind der Meinung, dass der exponenzielle Anstieg der Allergiehäufigkeit im vergangenen Jahrhundert zum Teil auf unseren Sauberkeitsfimmel zurückzuführen ist! Und zwar aus folgendem Grund: Vor Beginn des 20. Jahrhunderts, als die meisten Menschen auf Bauernhöfen beziehungsweise in ländlichen Gemeinden lebten, pflegten Kleinkinder auf Lehmböden oder in Höfen herumzukrabbeln, auf denen es vor Mikroorganismen nur so wimmelte. Im Gegensatz dazu sind die heutigen Kinderzimmer antiseptisch und blitzblank geschrubbt. Zwar würde allein der Gedanke, dass Babys Schmutz essen, die meisten Eltern heute in helle Aufregung versetzen, aber Tatsache ist, dass viele Forscher die Meinung vertreten, Schmutz enthalte nützliche Bakterien, die mit dem Immunsystem zusammenwirken sollen. Darüber hinaus brachte der frühe und regelmäßige Kontakt sowohl mit nützlichen als auch schädlichen Bakterien den Immunsystemen der Kinder bei, zwischen Freund und Feind zu unterscheiden. Weil die Immunsysteme der Kinder diese wertvollen Lektionen heute nicht mehr aus erster Hand lernen können, sind sie nicht mehr in der Lage, zwischen Gut und Böse zu unterscheiden, und werden allergieanfällig. Damit wollen wir nicht etwa vorschlagen, dass Sie Babys mit Schmutz füttern – es gibt sauberere Möglichkeiten, unseren Körpern nützliche Bakterien zuzuführen (siehe „Probiotika" auf Seite 228ff.).

Wir verschlimmern dieses Problem, indem wir kleinen Kindern Antibiotika verabreichen, vor allem wenn sie diese nicht wirklich benötigen. Antibiotika töten nicht nur sowohl nützliche als auch schädliche Bakterien ab, sondern beeinträchtigen die normale Immunfunktion, wenn sie zu häufig eingenommen werden.

den, was negative Auswirkungen auf sämtliche Organe und auch auf das Immunsystem zur Folge haben muss. Tatsächlich vermuten manche Wissenschaftler, dass die ständige Giftbelastung das Immunsystem zur Übersteuerung veranlassen kann, wodurch allergische Reaktionen und Autoimmunerkrankungen ausgelöst werden.

## VERBESSERTE HYGIENE UND IMPFHÄUFIGKEIT

Darüber hinaus vermuten viele Forscher aufgrund der Tatsache, dass eine unverhältnismäßig große Zahl wohlhabender Menschen an Allergien leiden, dass die

Manche Kritiker der modernen Medizin behaupten, auch Impfungen im Kindesalter gegen Krankheiten, wie zum Beispiel Masern, Mumps, Keuchhusten und Windpocken, seien für den Anstieg der Allergien verantwortlich. Sie erklären, dass wir durch die Impfung der Kinder ihrem Immunsystem die Erfahrung vorenthalten, Krankheiten zu bekämpfen, und damit „gelangweilte" Immunzellen schaffen, die dann später harmlose Substanzen angreifen. Darüber hinaus würden Impfungen spezielle, für Allergien verantwortliche Immunzellen überstimulieren. Dies ist unter Wissenschaftlern ein hitzig diskutiertes Thema, aber Tatsache ist, dass vor der Impf-Ära der Tod aufgrund von Kinderkrankheiten an der Tagesordnung war. Heutzutage sterben nur wenige Babys oder Kleinkinder. Falls die Verhinderung von grausamen Krankheiten, wie zum Beispiel der Kinderlähmung, in späteren Jahren mit Heuschnupfen erkauft wird, sei's drum!

Besorgte Eltern können ihre Kinder vor zu vielen modernen Eingriffen schützen, indem sie ihnen nur dann Antibiotika geben, wenn es absolut notwendig ist, und indem sie im häuslichen Bereich nicht ständig antibakterielle Reinigungsprodukte verwenden. Diese Produkte sind eigentlich für den Gebrauch in Krankenhäusern gedacht, um die dort Arbeitenden vor schweren Infektionen, wie zum Beispiel Staphylokokken, zu schützen, nicht für die alltägliche Nutzung. Der übermäßige Einsatz dieser Produkte kann auf lange Sicht eine schädliche Wirkung auf die Immunfunktion haben und zu Problemen wie Allergien und Autoimmunerkrankungen beitragen. Außerdem werden diese Produkte uns nicht vor Infektionskrankheiten schützen. Ironischerweise ist die Gefahr, sich eine Antibiotika-resistente Infektion einzufangen, die lebensbedrohlich sein kann, umso größer, je mehr wir diese Produkte nutzen.

gleichen Maßnahmen, die zur dramatischen Verlängerung der Lebenserwartung geführt haben, wie zum Beispiel die verbesserte Hygiene und die Impfungen im Kindesalter, die normalen Immunfunktionen unbeabsichtigt gestört haben, sodass die Immunzellen auf normalerweise harmlose Substanzen überreagieren (siehe Kasten auf Seite 22f.).

## ANTIBIOTIKA

Die Überbelastung durch Antibiotika ist ein weiterer möglicher Allergieauslöser. Werden Antibiotika zu häufig eingesetzt, können sie die Immunfunktion beeinträchtigen, indem sie die Fähigkeit der Immunzellen, miteinander zu kommunizieren, stören. Und dies kann zu der Art von Verwirrung führen, die die Zellen veranlasst, harmlose Substanzen anzugreifen. Außerdem töten Antibiotika nicht nur schädliche Keime ab, sondern auch nützliche Bakterien, die den Darm besiedeln und die normale Immunfunktion gewährleisten. Mit zahlreichen Studien wurde nachgewiesen, dass Menschen mit einer Autoimmunerkrankung (bei der das Immunsystem fälschlicherweise das Körpergewebe angreift) in der Regel einen niedrigen Spiegel nützlicher Darmbakterien aufweisen.

# ALLERGIEBEHANDLUNGEN

Die Allergieepidemie hat eine Multi-Milliarden-Dollar-Industrie hervorgebracht, die Medikamente, Ergänzungsmittel und andere hochmoderne Produkte zur Kontrolle von Allergiesymptomen bereitstellt. Die Standardbehandlungen von Allergien – Spritzen, Antihistaminika und Nasensprays – wirken zwar, aber nur bis zu einem bestimmten Punkt. Und jeder an einer Allergie Leidende weiß, dass diese Behandlungen mit Nachteilen verbunden sind.

## ANTIHISTAMINIKA

Zunächst können viele häufig eingesetzte Antihistaminika unangenehme Nebenwirkungen haben und zum Beispiel zu einem trockenen Mund und Herzrasen führen, weshalb sie für Menschen mit Herzerkrankung, Bluthochdruck oder Diabetes nicht geeignet sein können. Das Hauptproblem bei Antihistaminika ist jedoch, dass sie die Nutzer schläfrig und weniger wachsam machen.

Tatsächlich wurde mithilfe einer Studie, die in den *Annals of Internal Medicine* veröffentlicht wurde, festgestellt, dass eines der in den USA gebräuchlichen frei verkäuflichen Antihistaminika, Benadryl (siehe Anmerkung 1, Seite 300), die Fähigkeit von Autofahrern, ein Fahrzeug zu steuern, so stark beeinträchtigte, dass die Fahrer sich ebenso gut betrunken hinter das Steuer hätten setzen können. Zwar führt die neueste Generation von Allergiemedikamenten, wie zum Beispiel Clarinex® und Telfast®, wahrscheinlich weniger zu Schläfrigkeit, aber sie sind teuer, werden in den Vereinigten Staaten von vielen Krankenkassen nicht erstattet und sind ihrerseits möglicherweise mit Nebenwirkungen verbunden – wie zum Beispiel Schwindelgefühle und Schlafstörungen.

## DESENSIBILISIERUNG

Anti-Allergiespritzen beziehungsweise Immuntherapien sind bei vielen Betroffenen wirksam, aber nicht bei allen. Spritzen werden vorwiegend gegen Umweltallergien, wie zum Beispiel Pollen, eingesetzt. Bei jeder Behandlung wird eine winzige Menge des Allergens unter die Haut gespritzt – nicht genug, um eine allergische Reaktion auszulösen, aber genug, um das Immunsystem zu warnen, dass der Körper mit einer neuen Substanz konfrontiert wird. Im Laufe der Zeit sollte der Körper gegen das Allergen desensibilisiert sein, sodass er nicht mehr darauf reagiert und es angreift. Doch Anti-Allergiespritzen sind mit

### IST LACHEN DIE BESTE MEDIZIN?

Spielen Ihre Allergien verrückt? Laut einem japanischen Forscher könnte ein Arzt seinen Allergiepatienten durchaus eine Dosis Lachen verschreiben! Ein Allergologe aus Kyoto untersuchte sechsundzwanzig Patienten mit atopischer Dermatitis beziehungsweise Hautausschlägen, die von Allergenen wie Haustieren, Staub und Pollen ausgelöst wurden. Nachdem die Patienten sich das Video von *Moderne Zeiten* angeschaut hatten, dem urkomischen Film mit Charlie Chaplin in der Hauptrolle, zeigten sie bei einem Standard-Hauttest signifikant geringere allergische Reaktionen als vor der Filmvorführung. Warum? Der Forscher vermutet, dass Lachen Stress hervorragend abbaut, und es ist bekannt, dass Stress die normale Immunfunktion beeinträchtigen kann. Es handelt sich also um eine Behandlungsmethode, die absolut sicher ist und mit keinerlei Nebenwirkungen verbunden ist. Probieren Sie aus, ob sie bei Ihnen funktioniert!

Nachteilen verbunden. Sie sind teuer und unbequem, weil sie von einem Arzt verabreicht werden müssen, und es kann mehrere Jahre dauern, bis die volle Wirkung erreicht ist.

## NASENSPRAYS

Asthma und schwere Allergien werden häufig mit Steroiden behandelt, die in Form von Inhalatoren oder Nasensprays verabreicht werden. Bei ganz schweren Fällen wird manchmal die orale Einnahme verordnet. Zwar lindern sie die Symptome, zumindest vorübergehend, doch die langfristige Nutzung von Steroiden kann besonders gravierende Nebenwirkungen haben, einschließlich einer geschwächten Immunfunktion, die die Infektanfälligkeit erhöht und zu Knochenschwund oder sogar zu Gedächtnisverlust führen kann.

Das Problem bei all diesen herkömmlichen Therapien besteht darin, dass sie lediglich die Symptome behandeln, nicht aber das zugrunde liegende Problem, das die Allergie auslöst. Der naturheilkundliche Ansatz bei der Behandlung von Allergien und Asthma ist anders und unserer Erfahrung nach langfristig sehr wirksam. Wir erkennen zwar an, dass es wichtig ist, die Symptome unter Kontrolle zu halten, dennoch sind wir der Meinung, dass es von gleicher Bedeutung ist, im Körper Verhältnisse zu schaffen, die ihn allergieresistent machen. Damit meinen wir, dass unser Ziel darin besteht, die Symptome zu lindern und den Kontakt mit Giften, die die Immunfunktion schwächen, zu reduzieren und zugleich das Immunsystem zu stärken, damit die Wahrscheinlichkeit geringer wird, dass es sich einer Allergie geschlagen geben muss.

Wir wollen damit nicht etwa sagen, dass Sie Ihre Medikamente wegwerfen sollten, keineswegs! Aber wir hoffen, dass Sie diese im Laufe der Zeit immer seltener einnehmen müssen, und dass Sie Ihre Symptome schließlich mit einfachen naturheilkundlichen Therapien in den Griff bekommen können, die keine Nebenwirkungen haben und tatsächlich häufig neben der Allergiekontrolle viele Vorzüge mit sich bringen. Eine ausführlichere Beschreibung der pharmazeutischen Mittel, die zur Behandlung von Allergien und Asthma eingesetzt werden, finden Sie in Kapitel 12.

## DIE ALTERNATIVEN

Immer mehr Allergiker lehnen die Vorstellung ab, dass sie starke Medikamente einnehmen müssen, um ihre Symptome unter Kontrolle zu halten, und wenden sich alternativen Methoden zu, um ihre Symptome zu behandeln und vor allem, um diese zu *verhindern*. Sie geben viele Millionen Dollar für antiallergische Ergänzungsmittel aus, auch für pflanzliche Heilmittel, wie zum Beispiel Quercetin, Brennnesseln und MSM (Methyl-Sulfonyl-Methan). Diese Ergänzungsmittel haben nicht die gleichen gravierenden Nebenwirkungen wie herkömmliche Medikamente, sind aber erstaunlich wirksam. In Kapitel 11, Seite 173ff., finden Sie eine Liste der 60 wirksamsten Ergänzungsmittel gegen Allergien und Asthma sowie Informationen, wie sie am besten anzuwenden sind.

Allergiker investieren auch viel Geld in Haushaltsprodukte, wie zum Beispiel Hightech-Staubsauger, Luftreiniger, allergikerfreundliche Waschmittel und Bettzeug, um ihre Wohnung, ihren Arbeitsplatz und sogar ihre Autos „allergikergerecht" zu machen!

Sie setzen auf nicht pharmazeutische Behandlungsmethoden, wie zum Beispiel Akupunktur, Hypnose, Homöopathie und andere Formen alternativer Therapien. Leider ist es für die meisten Betroffenen reine Glückssache, ob sie die richtige alternative Allergiebehandlung finden. Es liegen nur wenige gesicherte Informationen darüber vor, welche dieser Produkte und Behandlungen tatsächlich wirksam und welche reine Geldverschwendung sind. Außerdem wissen die Menschen nicht wirklich, wie diese Produkte effektiv einzusetzen sind.

# ZUSAMMENFASSUNG

Wie jeder Allergiker weiß, kann eine Allergie beträchtliche Auswirkungen auf den Lebensstil haben. Sie kann Ihre Aktivitäten im Freien einschränken, Sie davon abhalten, auswärts essen zu gehen, und Sie sogar zögern lassen, Freunde und Verwandte zu besuchen. In manchen Fällen kann sie sogar Ihre Berufswahl einschränken. Wir haben dieses Buch geschrieben, um Allergikern zu helfen, ihr Leben so genussvoll und unbeeinträchtigt und dabei so medikamentenfrei wie nur möglich führen zu können.

In diesem Buch finden Sie Antworten auf Ihre Fragen im Hinblick auf Allergieprodukte und alternative Heilmittel. Sie werden die besten Methoden zur Kontrolle Ihrer Innenraumallergien, Umweltallergien, Lebensmittelallergien und Hautallergien kennenlernen. Unser Ziel ist, Ihnen die gesicherten, aktuellen und wissenschaftlich fundierten Informationen an die Hand zu geben, die Sie benötigen, um Ihre Allergiesymptome selbst erfolgreich behandeln oder die ärztliche Behandlung optimieren zu können.

# KAPITEL 2 – LEBENSMITTELALLERGIE UND -UNVERTRÄGLICHKEIT

Leiden Sie an einer Lebensmittelallergie? Wie die meisten Menschen werden auch Sie zweifellos eine Reihe von Nahrungsmitteln kennen, die Ihnen nicht bekommen und die Sie vermuten lassen, dass Sie dagegen allergisch sein könnten. Zwar sind viele Menschen der Meinung, dass sie an einer Lebensmittelallergie leiden, doch eine echte Lebensmittelallergie kommt relativ selten vor. Bis zu 15 Millionen US-Amerikaner denken, sie hätten eine Lebensmittelallergie, aber tatsächlich ist das lediglich bei drei bis vier Prozent der US-Bevölkerung der Fall.

## WAS IST EINE ECHTE LEBENSMITTELALLERGIE?

Ähnlich wie Pollen- oder Hausstauballergien sind Lebensmittelallergien das Ergebnis einer unangemessenen Reaktion des Immunsystems. Wenn Sie mit dem betreffenden Lebensmittel in Berührung kommen, produziert Ihr Immunsystem den Allergie-Antikörper IgE, der wiederum die Ausschüttung von Histamin durch die Mastzellen stimuliert. Im Gegensatz zu Umweltallergien, bei denen das Allergen über die Nase oder durch Hautkontakt aufgenommen wird, können Lebensmittelallergien noch gravierender sein, weil das Nahrungsmittel dadurch, dass es verdaut wird, jede Stelle Ihres Körpers erreicht.

### SYMPTOME

Die Symptome einer Lebensmittelallergie können sich von Mensch zu Mensch unterscheiden, je nach Schwere der Allergie. Die Symptome können sehr schwach sein – ein leichtes Kratzen im Hals, ein paar Mal Niesen, schon ist es vorbei – oder sehr schwer ausfallen und bis hin zum anaphylaktischen Schock reichen. Manchmal tritt die Allergie sofort auf und verursacht schon in dem Augenblick, in dem Sie das betreffende Nahrungsmittel verzehren, ein Jucken im Mund oder Hals. Manchmal zeigen sich die Symptome erst später.

Weil das Nahrungsmittel verdaut wird, kommen andere Körperstellen mit dem Allergen in Kontakt, das dort neue Symptome auslöst, wie zum Beispiel Erbrechen, Durchfall oder Magenschmerzen. Da das abgebaute Nahrungsmittel vom Körper durch den Blutkreislauf absorbiert wird, kann das Allergen in schweren Fällen zu einem plötzlichen Absinken des Blutdrucks führen. Erreicht das Allergen die Lunge, kann es Atemwegsbeschwerden hervorrufen, wie zum Beispiel Niesen und Keuchen – oder sogar einen Asthmaanfall auslösen. Wenn das Allergen schließlich im ganzen Körper zirkuliert und die Haut erreicht, kann der Allergiker mit Nesselausschlägen oder einem Ekzem reagieren. In der Regel lassen die Symptome nach wenigen Minuten (oder Stunden) nach, und in den meisten Fällen geht es Ihnen dann wieder gut. Bei stark allergischen Menschen ist das jedoch nicht der Fall. Sie können sehr schwer erkranken und in seltenen Fällen aufgrund des Kontakts mit dem Allergen sogar sterben.

Die Menge des allergenen Lebensmittels, die notwendig ist, um eine Reaktion auszulösen, variiert von Mensch zu Mensch. Auch die Schwere der Symptome reicht von schwach bis lebensbedrohlich. Doch im Allgemeinen führt eine Lebensmittelallergie zu einem oder mehreren der folgenden körperlichen Anzeichen:

- Abgeschlagenheit
- Anämie
- Anaphylaxie
- Atembeschwerden
- Augen, gerötete
- Augen, juckende und tränende
- Augenringe, dunkle
- Blutdruck, niedriger
- Brustschmerzen
- Durchfall
- Ekzeme
- Falten unter den Augen
- Flüssigkeitseinlagerung
- Gasbildung
- Hautausschläge
- Haut, juckende
- Heiserkeit
- Herzrasen
- Husten, anhaltender

- Juckreiz, analer
- Kopfschmerzen
- Lebensmittelgelüste
- Magenkrämpfe
- Mundgeschwüre
- Mundwinkel, Einrisse
- Muskelschmerzen
- Nesselsucht
- Ohrengeräusche (Tinnitus)
- Rückenschmerzen
- Schniefen und Niesen
- Schwindelgefühle
- Sodbrennen
- Spannungskopfschmerzen
- Übelkeit
- Unterleibsschmerzen
- verstopfte Nase
- Wasserlassen, häufiges
- Zittern

## KREUZKONTAMINATION

Bei schweren Allergien brauchen Sie das betreffende Nahrungsmittel nicht einmal zu sich zu nehmen, um eine allergische Reaktion auszulösen. Schon der Verzehr eines Nahrungsmittels, das im selben Topf gekocht wurde wie eine Speise, die Ihr Allergen enthielt, oder das in derselben Lebensmittelfabrik verarbeitet wurde wie ein Produkt mit Ihrem Allergen (oder das auf einem Schneidebrett mit Ihrem Allergen in Berührung gekommen ist), könnte bei Ihnen eine allergische Reaktion auslösen. Dies wird als Kreuzkontamination bezeichnet. Selbst das Einatmen von Dämpfen eines Allergens kann bei sehr allergischen Menschen Probleme verursachen. Wir sind der Meinung, dass eine schwere Lebensmittelallergie als eine potenziell lebensbedrohliche Erkrankung behandelt werden sollte.

Falls Sie an einer schweren Lebensmittelallergie leiden, sollten Sie sich von einem sachkundigen Arzt behandeln lassen. Vielleicht müssen Sie ständig eine Allergie-Notausrüstung (eine Epinephrin-Spritze) bei sich haben, um sich im Notfall selbst behandeln zu können. Außerdem ist es wichtig, dass Sie sich über Lebensmittelallergien gründlich informieren und sich kundig machen, wie Sie Ihrem Allergen aus dem Weg gehen können.

# LEBENSMITTELUNVERTRÄGLICHKEIT

Zahllose Menschen leiden an einer anderen Krankheit, die als Lebensmittelunverträglichkeit oder -empfindlichkeit bezeichnet wird. Die Symptome sind nicht so leicht zu identifizieren, weil sie verzögert oder verdeckt auftreten können. Dieser Zustand kann viele Jahre anhalten, ohne diagnostiziert zu werden. Wenn diese Menschen ein bestimmtes Nahrungsmittel zu sich nehmen, können sie viele der gleichen Symptome entwickeln, die für eine allergische Reaktion charakteristisch sind, aber nicht die IgE-Histaminausschüttung stimulieren. Doch eine Lebensmittelunverträglichkeit kann ebenso ernst sein wie eine Allergie und sogar eine Art anaphylaktischen Schock auslösen. Manche Nahrungsmittel verursachen eher Probleme als andere.

Zwar sind Lebensmittelunverträglichkeiten mit vielen der gleichen Symptome verbunden wie Lebensmittelallergien, doch die Mehrzahl der Beschwerden konzentriert sich auf den Magen-Darm-Trakt, weil es sich um ein Verdauungsproblem handelt. Falls Sie nach dem Essen eines oder mehrere der folgenden Symptome feststellen, leiden Sie möglicherweise an einer Unverträglichkeit:

- ▸ Durchfall
- ▸ Erbrechen
- ▸ Gasbildung, Krämpfe oder Blähungen
- ▸ Kopfschmerzen
- ▸ Magenschmerzen
- ▸ Reizbarkeit oder Nervosität
- ▸ Sodbrennen
- ▸ Übelkeit

## LAKTOSEINTOLERANZ

In den Vereinigten Staaten sind mehr als 50 Millionen Menschen laktoseintolerant – das heißt, ihnen fehlt ein Enzym, das zum Abbau von Laktose, dem in Milch und anderen Molkereiprodukten vorhandenen Zucker, erforderlich ist. Wenn diese Menschen Molkereiprodukte zu sich nehmen, leiden sie häufig an allergieähnlichen Magenbeschwerden, bilden jedoch keine Antikörper gegen Milchproteine und entwickeln keine Atemprobleme oder Hautausschläge, die für Allergien typisch sind.

Viele von Laktoseintoleranz Betroffene können jedoch laktosereduzierte Molkereiprodukte konsumieren oder Ergänzungsmittel des Enzyms einnehmen, um die Verdauung von Laktose zu erleichtern. Ein einfacher Bluttest kann nachweisen, ob Sie laktoseintolerant sind (siehe „Sollten Sie sich testen lassen?", Seite 15ff.).Im Gegensatz dazu müssen Menschen, die tatsächlich gegen Milch allergisch sind, Milch in jeder Form vermeiden und könnten sogar auf Nahrungsmittel allergisch reagieren, die auch nur kleine Mengen Milchproteine enthalten. Die Herausforderung besteht darin zu lernen, wie man ausreichend Kalzium für die Knochengesundheit zu sich nehmen und zugleich Beschwerden vermeiden kann.

## GLUTENUNVERTRÄGLICHKEIT

Glutenunverträglichkeit (auch Zöliakie genannt) ist ein weiteres Paradebeispiel für einen Gesundheitszustand, der einer Lebensmittelallergie ähneln kann, aber keine Allergie ist. Gluten ist ein Protein, das in nahezu allen Getreidesorten enthalten ist – in Weizen, Roggen und Gerste. Wenn Menschen, die an Glutenunverträglichkeit leiden, glutenhaltige Produkte essen, attackieren die Immunzellen dieses Protein auf die gleiche Weise, wie sie ein bösartiges Virus oder Bakterium attackieren würden, was eine entzündliche Reaktion auslöst, die die Darmschleimhaut zerstören und zu schwerer Unterernährung führen kann.

Zu den Symptomen einer Glutenunverträglichkeit zählen die gleichen Magen-Darm-Beschwerden, die mit Lebensmittelallergien verbunden sind, aber in Wahrheit handelt es sich nicht um eine echte Allergie – sie löst nicht die klassische und für die Allergie typische IgE-Histaminausschüttung durch die Mastzellen aus.

Wenn bei Ihnen eine Glutenunverträglichkeit vorliegt, produziert Ihr Organismus einen speziellen Antikörper – den Gliadin-Antikörper –, der nur Gluten attackiert.

Falls Sie an Glutenunverträglichkeit leiden, wird bei Ihnen der Verzehr *jeder* Getreidesorte zu Problemen führen.

Das ist bei einer Allergie nicht der Fall. Falls Sie gegen eine Getreidesorte allergisch sind, wie zum Beispiel gegen Weizen, können Sie möglicherweise andere Getreidesorten, wie zum Beispiel Hafer, konsumieren. (Aber gehen Sie vorsichtig vor – in manchen Fällen können Menschen, die gegen eine Getreidesorte allergisch sind, auch auf andere allergisch reagieren!) Es ist möglich, sowohl allergisch gegen Weizen als auch glutenintolerant zu sein, und die Betroffenen leiden schrecklich, bis sie jedes glutenhaltige Getreide von ihrem Speiseplan streichen.

## UNVERTRÄGLICHKEIT VON CHEMISCHEN ZUSATZSTOFFEN

Viele Menschen entwickeln eine Unverträglichkeit gegenüber chemischen Zusatzstoffen in Lebensmitteln, wie etwa das in der asiatischen Küche verwendete Gewürz Mononatriumglutamat, oder gegen Lebensmittelfarbstoffe, aber es handelt sich nicht notwendigerweise um echte Allergien. Nichtsdestotrotz können diese Stoffe Beschwerden und gesundheitliche Probleme hervorrufen.

Zwar gibt es signifikante Unterschiede zwischen einer Lebensmittelallergie und einer Lebensmittelunverträglichkeit, aber auch viele Ähnlichkeiten. Weder die Lebensmittelallergie noch die -unverträglichkeit ist etwas Gutes, und die beste Lösung für beide Erkrankungen besteht darin, das Lebensmittel oder den Lebensmittelbestandteil, der Ihnen Probleme bereitet, zu meiden. (Obwohl es sinnvoll sein kann, Umweltallergien zu behandeln, wie zum Beispiel eine Pollenallergie, wird bei Lebensmittelallergien eine Desensibilisierungstherapie nicht empfohlen.)

Deshalb wurde dieses Kapitel geschrieben, um Menschen mit einem der beiden Probleme – einer Lebensmittelallergie oder -unverträglichkeit – zu helfen, ihre Krankheit sicher und effektiv zu behandeln.

# DIAGNOSE LEBENSMITTELALLERGIE

Woher wissen Sie, welche Lebensmittel Ursache Ihrer Probleme sind? Manchmal liegt es auf der Hand. Falls Sie beispielsweise jedes Mal, wenn Sie Erdbeeren essen, Hautausschläge bekommen, ist klar, dass Sie gegen Erdbeeren allergisch sind.

Manchmal ist die Antwort jedoch nicht so eindeutig. Falls Sie etwa an allgemeinen Allergiesymptomen leiden, wie beispielsweise an Hautausschlägen, Magenproblemen oder Atembeschwerden, und der Verdacht einer Lebensmittelallergie besteht, wissen Sie möglicherweise nicht, welches spezielle Nahrungsmittel in Ihrer Kost das schuldige ist. Sie können Ihrem Arzt nicht sagen: „Ich glaube, ich habe eine Lebensmittelallergie" und vom Arzt erwarten, dass er sofort weiß, welches Nahrungsmittel Ihre Probleme verursacht. Sie müssen selbst ein wenig Detektivarbeit leisten.

## FÜHREN SIE EIN ERNÄHRUNGSTAGEBUCH

Der erste Schritt besteht darin, Ihren Nahrungsverzehr genau zu protokollieren. Schreiben Sie alles so genau und detailliert auf wie nur möglich:

▸ Falls Sie nach dem Essen eine allergische Reaktion feststellen, achten Sie darauf aufzuschreiben, was Sie gegessen haben, wann Sie es gegessen haben und wie viel Zeit nach dem Verzehr verging, bis die Reaktion aufgetreten ist.

▸ Haben Sie etwas gegessen, was Sie womöglich noch nie verzehrt haben? Wurde das Lebensmittel anders zubereitet? Könnte es sein, dass das Nahrungsmittel von etwas, wogegen Sie allergisch sind, kreuzkontaminiert worden ist?

▸ Ist noch jemand anderes in Ihrem Haushalt oder in dem Restaurant erkrankt? Falls Sie nicht an der gleichen Allergie wie andere Familienmitglieder leiden, könnte das ein Hinweis darauf sein, dass das Problem von einem verdorbenen Lebensmittel verursacht wurde und nicht von einer Allergie.

▸ Haben Sie ein Antihistaminikum eingenommen? Antihistaminika lindern die durch eine allergische Reaktion hervorgerufenen Hautausschläge.

▸ Haben Sie gegessen, bevor Sie Sport getrieben haben? Manche Menschen erleben allergische Reaktionen auf bestimmte Lebensmittel, wenn sie diese vor dem Sport zu sich nehmen. Wenn Sie aber keinen Sport machen, nachdem Sie diese Lebensmittel gegessen haben, verursachen diese keine Probleme.

▸ Selbst wenn Sie sorgfältig Tagebuch führen, muss Ihr Arzt eventuell andere Arten von Allergietests durchführen, um diagnostizieren zu können, dass Sie an einer Lebensmittelallergie leiden.

## DIE ELIMINATIONSDIÄT

Vielleicht empfiehlt Ihnen der Arzt, die sogenannte Eliminationsdiät zu machen. Sie ist ganz einfach einzuhalten, erfordert allerdings ein wenig Geduld (siehe „Sollten Sie sich testen lassen?", Seite 15 ff.). Falls Sie für schwere allergische Reaktionen anfällig sind, das heißt, wenn die Gefahr eines anaphylaktischen Schocks besteht oder Ihr Organismus zu heftigen Reaktionen auf Allergene neigt, sollten Sie die Eliminationsdiät nur unter medizinischer Beobachtung durchführen. Sonst könnte die Gefahr eines anaphylaktischen Schocks bestehen, wenn Sie das Lebensmittel wieder in Ihre Kost integrieren.

## HAUTTEST

Der Hauttest ist ein Standardverfahren, mit dem Allergologen untersuchen, ob Sie gegen ein bestimmtes Lebensmittel allergisch sind (siehe „Sollten Sie sich testen lassen?", Seite 15 ff.). Allerdings ist der Hauttest nicht immer korrekt, insbesondere dann nicht, wenn Sie eine empfindliche Haut haben. Vielleicht fällt der Hauttest positiv aus, ohne dass Sie jemals eine allergische Reaktion auf das Lebensmittel haben werden! Der Nachteil des Hauttests besteht darin, dass er bei sehr empfindlichen Personen schwere allergische Reaktionen hervorrufen kann.

## BLUTTEST

Bluttests ermitteln das Vorhandensein von speziellen Nahrungs-IgE in Ihrem Blut, allerdings sind auch diese Tests nicht absolut aussagekräftig (siehe „Sollten Sie sich testen lassen?", Seite 15 ff.). Der Vorteil der Bluttests ist, dass kein Risiko für verschiedene allergische Reaktionen besteht, weil Sie mit dem Allergen nicht in Berührung kommen. Darüber hinaus kann mit einem Bluttest nach Allergien auf viele verschiedene Lebensmittel gesucht werden, wohingegen ein Hautpflastertest jeweils nur ein Allergen testen kann.

Falls Sie unsicher sind, ob Sie gegen ein bestimmtes Lebensmittel allergisch sind, verlassen Sie sich auf den gesunden Menschenverstand. Sollte der Test bei einem bestimmten Allergen positiv ausfallen und Sie sich besser fühlen, wenn Sie dieses Lebensmittel von Ihrem Speiseplan streichen, dann ist die Wahrscheinlichkeit hoch, dass Sie an einer echten Allergie leiden. Selbst wenn der Test auf ein Allergen nicht positiv ausfällt, sollten Sie ein Lebensmittel, das Ihnen nicht bekommt, einfach nicht essen. Achten Sie darauf, nicht zu viele

Lebensmittel von Ihrem Speiseplan zu streichen – schließlich wollen Sie keine Ernährungsdefizite hervorrufen. Falls Sie auf sehr viele Lebensmittel empfindlich reagieren, könnte bei Ihnen ein Verdauungsproblem vorliegen und Sie sollten Ihren Arzt aufsuchen.

## DIE ÜBLICHEN VERDÄCHTIGEN

Das Frustrierende an Allergien im Allgemeinen und an Lebensmittelallergien im Besonderen ist die Tatsache, dass Sie buchstäblich gegen alles allergisch sein können. Angesichts der großen Vielfalt der heutzutage täglich verzehrten Lebensmittel und der Allgegenwart von chemischen Zusatzstoffen in den Nahrungsmitteln scheint es nahezu unmöglich zu sein, ein bestimmtes Allergen auszumachen. Die gute Nachricht ist, dass die überwältigende Mehrzahl der Lebensmittelallergien in der westlichen Welt – über 90 Prozent – von sieben gebräuchlichen Nahrungsmitteln ausgelöst werden. Wie Sie an der Liste unten erkennen, ist die schlechte Nachricht, dass diese Lebensmittel in der normalen US-amerikanischen Kost allgegenwärtig sind.

▶ Eier
▶ Erdnüsse
▶ Fisch und Meeresfrüchte (Krabben, Hummer, Salz- und Süßwasserfische, Austern, Muscheln, Jakobs- und Miesmuscheln)
▶ Milch (Sahne, Butter, Milchpulver, Hüttenkäse und Joghurt)
▶ Nüsse (Cashewkerne, Pekannüsse, Mandeln und Walnüsse)
▶ Soja (Tofu, Sojamilch und Tempeh)
▶ Weizen (Brot, Weizenkeime, Weizenstärke und Mehl)

Das bedeutet aber nicht, dass Sie nicht gegen andere Nahrungsmittel allergisch sein könnten, aber falls Sie unter Symptomen einer Lebensmittelallergie leiden, sind eines oder mehrere dieser Lebensmittel mögliche Verursacher. Es scheint naheliegend zu sein, dass die beste Strategie darin besteht, ein Lebensmittel einfach zu meiden, wenn Sie dagegen allergisch sind.

Leider ist das leichter gesagt als getan. Selbst wenn Sie sich größte Mühe geben, Ihr Allergen zu meiden, kann es an den unwahrscheinlichsten Orten und in den unwahrscheinlichsten Formen auftauchen. So wird Sojaprotein oder Weizenprotein häufig als Füllstoff in Würsten oder Frühstücksfleisch verwendet – und auf dem Etikett steht dann einfach „texturierte Eiweißstoffe". Und es gibt zahlreiche Formen von Milchnebenprodukten, die übliche Zutaten in allen möglichen Lebensmitteln sind, von Waffeln über Kuchenmischungen bis hin zu sogenannten milchzuckerfreien Kaffeeweißern.

Die US-Behörde für Lebens- und Arzneimittel (FDA) gestattet den Lebensmittelherstellern, ihre Zutaten hinter Hunderten verschiedener chemischer Bezeichnungen zu verbergen, die dem Verbraucher nicht geläufig sind. Der US-Kongress und die FDA versuchen, neue Regelungen einzuführen, die die Lebensmittelhersteller zwingen würden, die häufigsten Allergene in klar verständlicher Sprache aufzulisten. Deshalb können Sie, falls Sie nicht wissen, wie ein Lebensmitteletikett genau zu entziffern ist, nie erkennen, ob es Soja, Weizen, Eier oder ein anderes potenzielles Allergen enthält.

## BEI ZWEIFEL RUFEN SIE DEN HERSTELLER AN!

Manche, aber nicht alle Lebensmittelhersteller geben auf dem Etikett deutlich an, dass ihr Produkt Allergene enthalten kann oder in einer Fabrik verarbeitet wurde, in der auch allergieauslösende Lebensmittel hergestellt werden. Doch bei vielen Produkten werden die Zutaten einfach ohne diesen Warnhinweis aufgelistet. Wenn Sie an einer schweren Allergie gegen eine der herkömmlichen Zutaten leiden, ist es dringend ratsam, zuerst den Hersteller zu fragen, bevor Sie irgendwelche verarbeiteten Lebensmittel verzehren, selbst wenn die Lebensmittel, die Sie kaufen, allem Anschein nach überhaupt nichts mit Ihrem Allergen zu tun haben.

Seien Sie misstrauisch, wenn Sie auf dem Etikett vage Bezeichnungen wie „natürliche Aromen" lesen. Sie müssen genau wissen, was in dem Produkt enthalten ist. Stellen Sie konkrete Fragen. Sagen Sie zum Beispiel: „Ich bin gegen Baumnüsse sehr allergisch. Enthält Ihr Produkt irgendein Lebensmittelnebenprodukt, in dem irgendwelche Nüsse enthalten sind?" Außerdem sollten Sie sich nach einer möglichen Kreuzkontamination erkundigen. Wurde das Lebensmittel in einer Fabrik hergestellt, in der auch Nahrungsmittel verarbeitet werden, die Ihr Allergen enthalten könnten?

Die großen Lebensmittelhersteller sind für Ihre Fragen offen – deshalb geben die meisten ihre Telefonnummer auf dem Etikett an. Sie wollen nicht, dass die Menschen wegen ihrer Produkte gesundheitliche Probleme bekommen. Falls die Antwort Sie nicht befriedigt, verzichten Sie lieber darauf, das Produkt zu kaufen.

Falls Sie in Restaurants oder bei anderen Leuten essen, kann das Essen kreuzkontaminiert sein. Darüber hinaus können kreative Köche bei ihren Speisen unerwartete Zutaten verwenden. In New York kam es zu einem besonders traurigen Zwischenfall, als eine junge Frau mit einer schweren Erdnussallergie in einem schicken Restaurant ein Chili bestellte und nur wenige Minuten, nachdem sie es gegessen hatte, an einem anaphylaktischen Schock starb. Ohne dass sie es wusste, hatte der Koch beim Abschmecken ein wenig Erdnussbutter hinzugefügt, um das Aroma zu verbessern! Wer hätte gedacht, dass ein Teller Chili Erdnüsse enthalten würde?

Die Moral der Geschichte ist, dass Sie immer auf der Hut sein müssen, wenn Sie an einer schweren Lebensmittelallergie leiden.

Frische, unverarbeitete Nahrungsmittel, die Sie bei sich zu Hause zubereiten, werden Ihnen am wenigsten Schwierigkeiten bereiten. Die Wahrscheinlichkeit ist gering, dass Nahrungsmittel im natürlichen Zustand versteckte Chemikalien oder geheimnisvolle Zutaten enthalten. Selbstverständlich haben viele von uns weder Zeit noch Lust, alles selbst zuzubereiten, deshalb setzen wir auf kommerziell verarbeitete Lebensmittel. Damit Sie sich vor unerwünschtem Kontakt mit Ihrem Allergen schützen können, müssen Sie zum informierten Verbraucher werden. Die folgenden Abschnitte werden Ihnen die Informationen darüber liefern, wie Sie mit jeder der üblichen Lebensmittelallergien zurechtkommen.

## FALLS SIE AUF MILCH ALLERGISCH REAGIEREN

Milchprodukte werden gewöhnlich in vielen Lebensmitteln verwendet. Zu den Milchprodukten, die man meiden sollte, zählen Butter, künstliches Butteraroma, Buttercreme, Hüttenkäse, Milchpulver, Kondensmilch, alle Sorten Käse, Creme, Sauerrahm, Sauerrahmtrockenmasse, Joghurt, Eiscreme und Sorbets (Sorbets enthalten häufig Milch oder Sahne, doch natürliche Fruchtsorbets sind gewöhnlich ohne Milch zubereitet) sowie milchzuckerfreie Kaffeeweißer, die Milchtrockenmasse enthalten.

Seien Sie sich bewusst, dass auch in einigen Margarinesorten Milchtrockenmasse nachzuweisen ist.

Wenn Sie erkennen, wo eventuell Milchprodukte verwendet werden und was Sie tun können, um ihnen aus dem Weg zu gehen, können Sie sich oder Ihrem Kind jede Menge Unbehagen ersparen. Die folgenden Vorschläge könnten hilfreich sein:

### MUTTERMILCH IST HYPOALLERGEN

Babys, die auf Kuhmilch allergisch reagieren, sind gegen Muttermilch nicht allergisch. Allerdings können Babys durch die Ernährung der Mutter mit einem potenziellen Allergen in Kontakt kommen, das seinen Weg in die Muttermilch findet. Wenn die Familiengeschichte nahelegt, dass ein Baby gegen Kuhmilch oder ein anderes Lebensmittel allergisch sein wird, ist es am besten, die Mutter streicht das betreffende Lebensmittel von ihrem Speiseplan, solange sie stillt.

### LESEN SIE DIE ETIKETTEN

Milch- oder Milchnebenprodukte sind übliche Zutaten für Süßwaren (vor allem Pralinen), Backwaren, Puddingmischungen und andere verarbeitete Lebensmittel. Selbst in einigen Thunfischsorten findet man Kasein, ein Milchprotein, und Hühnerbrühe sowie Sojakäse enthalten Milchtrockenmasse oder Milchnebenprodukte. Molke, ein weiteres Milchprotein, ist eine gebräuchliche Lebensmittelzutat, die in vielen Proteinpulvern und Energieriegeln enthalten ist. Manchmal ist auf dem Etikett klar vermerkt, dass ein Produkt Milch oder Sahne enthält, manchmal aber nicht. Und dann werden verwirrende chemische Begriffe verwendet, wie zum Beispiel Milchalbumin-Phosphat, Labkasein, Laktose, Hydrolysat und Malz.

### MILCHERSATZ

Falls Sie nicht gegen Soja allergisch sind, ist Sojamilch eine gute Option, aber auch Reismilch und Mandelmilch. Manche Naturheilkundige preisen Ziegenmilch als gute Alternative für Kuhmilch an, aber sie enthält in Wahrheit ähnliche Proteine und könnte die gleichen Beschwerden hervorrufen.

### MILCHZUCKERFREI IST NICHT UNBEDINGT MILCHZUCKERFREI

Manche angeblich milchzuckerfreie Kaffeesahne und andere Produkte enthalten Milchtrockenmasse. Lesen Sie die Etiketten, und falls Sie unsicher sind, wenden Sie sich an den Hersteller.

### FÜR ALLERGIKER EIGNEN SICH LAKTOSEREDUZIERTE PRODUKTE NICHT

Laktosereduzierte oder laktosefreie Produkte, die manchmal für Menschen, die keine Milch vertragen, als „sicher" angepriesen werden, sind für Menschen mit Milchallergie nicht sicherer als normale Milchprodukte. Doch diese Produkte könnten für Menschen, die laktoseintolerant sind, akzeptabel sein. Allerdings könnte in Fällen von schwerer Laktoseintoleranz selbst eine winzige Menge Restlaktose eine unerwünschte Reaktion auslösen.

## UND WAS IST MIT DEM KALZIUM?

Milchprodukte sind eine gute Kalziumquelle, aber nicht die einzige. Lachs in der Dose (nur der mitsamt Gräten) ist ein hervorragender Kalziumlieferant. Grünes Blattgemüse, wie zum Beispiel Grünkohl und Brokkoli, sowie mit Kalzium angereicherter Orangensaft sind ebenso gute Kalziumquellen wie Mandeln und Paranüsse. Mit Kalzium angereicherte Sojamilch (falls Sie nicht gegen Soja allergisch sind) und Reismilch sind ebenfalls eine gute Wahl. Wenn Sie auf der sicheren Seite sein wollen, können Sie auch ein Kalzium-Ergänzungsmittel einnehmen.

## AKZEPTABLER MILCHERSATZ

Beim Backen können Sie die im Rezept angegebene Milch durch die gleiche Menge Wasser, Sojamilch oder Saft ersetzen. Der aus Sojamilch hergestellte Sojajoghurt kann anstelle des in Rezepten angegebenen Sauerrahms oder Frischkäses verwendet werden.

## SIND KOSCHERE PRODUKTE IN ORDNUNG?

Laut den koscheren Speisevorschriften der gläubigen Juden ist der Verzehr von Milch- zu Fleischprodukten ein absolutes Tabu. Genau genommen sollen Milch und Fleisch gar nicht miteinander in Berührung kommen, was Menschen, die die koscheren Speisevorschriften einhalten, dazu zwingt, getrenntes „Milch"- und „Fleisch"-geschirr sowie -töpfe bereitzuhalten.

Deshalb ist koscheres Essen klar gekennzeichnet, um den Verbraucher zu warnen, ob es sich um Fleisch oder Molkereiprodukte handelt beziehungsweise ob es entweder mit Milch oder Fleisch verzehrt werden kann, weil es sich um ein neutrales Lebensmittel handelt. Zunächst sagen die Buchstaben „K" oder „U" dem Verbraucher, dass ein Produkt koscher ist. Der Zusatzbuchstabe „D" weist deutlich darauf hin, dass ein Produkt Milch oder Milchprodukte enthält. Die Buchstaben „DE" bedeuten, dass ein Produkt mit Geräten hergestellt wurde, mit denen auch Milchprodukte verarbeitet wurden. Produkte, die mit Parve oder OU gekennzeichnet sind, weisen darauf hin, dass ein Produkt milch- und fleischfrei ist. Doch laut den jüdischen Speisevorschriften sind in einem Parve-Lebensmittel winzige Mengen Milchprodukte aufgrund versehentlicher Kontamination (bis zu einem Sechstel des gesamten Lebensmittels) zugelassen, und obwohl es sich zwar um eine minimale Menge handeln kann, könnte diese bei Menschen mit schwerer Milchallergie Symptome auslösen, von jemandem, der nur an einer leichten Milchallergie leidet, aber vertragen werden.

Falls Sie gerne kochen: In koscheren Kochbüchern findet sich eine wunderbare Vielzahl an milchfreien Rezepten und Menüvorschlägen. Achten Sie aber darauf, milchfreie Zutaten zu verwenden.

### WERDEN SIE VEGETARIER

Suchen Sie auf Lebensmitteletiketten nach der Bezeichnung „vegan". Es bedeutet, dass das Produkt keinerlei tierische Produkte (wie zum Beispiel Milch) enthält und für strenge Vegetarier geeignet ist.

### WENN SIE AUSWÄRTS ESSEN GEHEN ...

Falls Sie an einer Lebensmittelallergie leiden, achten Sie darauf, den Kellner über Ihre Allergie zu informieren, bevor Sie bestellen. Sagen Sie ihm oder ihr: „Ich bin gegen Milch (oder ein anderes Lebensmittel) allergisch, und selbst geringe Mengen davon können mich krank machen. Ich muss Speisen meiden, die Milchprodukte enthalten, wie zum Beispiel Butter oder Sahne, deshalb muss ich wissen, wie die Gerichte zubereitet werden, bevor ich eines bestelle."

Wenn Sie eine schwere Allergie haben, sollten Sie in Erwägung ziehen, im Voraus bei dem Restaurant anzurufen und sich zu erkundigen, ob es möglich ist, dass der Koch ein Gericht zubereitet, das Ihr Allergen nicht enthält. In vielen der besseren Restaurants wird man sich bemühen, Ihren Bedürfnissen nachzukommen. Seien Sie sich des Problems einer Kreuzkontamination bewusst. Sollten Sie gegen ein Lebensmittel so allergisch sein, dass selbst der geringste Kontakt die Gefahr eines anaphylaktischen Schocks birgt, würden wir Ihnen davon abraten, auswärts essen zu gehen, es sei denn, Sie sind absolut sicher, dass Sie mit Ihrem Allergen nicht in Berührung kommen werden.

Je nach Art Ihrer Lebensmittelallergie werden Sie manche Restaurants grundsätzlich meiden müssen. Falls Sie zum Beispiel eine schwere Milchallergie haben, könnte die französische Küche, in der viel Butter und Sahne verwendet wird, nichts für Sie sein. Wenn Sie an einer Erdnussallergie leiden, empfiehlt es sich, die asiatische Küche zu meiden, bei der in vielen Speisen Erdnüsse verwendet werden und Erdnussöl zum Braten genutzt wird, das bei manchen Menschen eine allergische Reaktion auslösen könnte. Andererseits wird in der asiatischen Küche meist keine Milch verwendet, wodurch diese Restaurants für jemanden mit einer Milchallergie eine gute Wahl sein könnten.

### WARNUNG VOR ARZNEIMITTELN

Manche Medikamente und Vitamine enthalten als Füllstoffe Laktose oder Kasein, die möglicherweise nicht auf dem Etikett vermerkt sind. Nehmen Sie keinerlei Medikamente ein, ohne Ihren Arzt oder Apotheker in der Roten Liste nachsehen zu lassen, in der sämtliche Inhaltsstoffe aufgeführt sind. Nutzen Sie nur Vitaminprodukte, auf deren Etikett ausdrücklich „milchfrei" vermerkt ist.

## WENN SIE GEGEN EIER ALLERGISCH SIND

Suchen Sie auf den Lebensmitteletiketten nach eihaltigen Zusätzen. Eier werden für Produkte verwendet, die Albumin (Eiweiß), Eipulver, Eiersatz (es sei denn, es ist ausdrücklich als „eifrei" gekennzeichnet), in Mayonnaise, Meringuen, Eieralbumin, Eierlikör, Cremes und so weiter enthalten. Bei jedem Produkt, das mit den Buchstaben „ovo" beginnt, ist Misstrauen angesagt, weil dies gewöhnlich bedeutet, dass es von einem Eierprodukt stammt (wie zum Beispiel Ovomucin, Ovomucoid oder Ovovitellin). Die nichtssagenden Zutaten „Protein" und „natürliche Aromen" könnten bedeuten, dass ein Produkt Eier enthält (und wer weiß, was sonst noch alles!).

### WO SIE VORSICHTIG SEIN MÜSSEN

Eier und Eiweiße werden gewöhnlich für Backwaren, Kuchenmischungen, Tiefkühlkost, „Arme Ritter", Waffeln, Brezeln, Muffins und zahlreiche andere Produkte verwendet. Backwaren mit einer glänzenden Glasur wurden in jedem Fall mit Ei bestrichen. Die meisten Ei-Ersatzprodukte wurden nicht so entwickelt, dass sie den Bedürfnissen von Menschen entsprechen, die auf Eier allergisch reagieren. Sie sind für Menschen gedacht, die den Fett- und Cholesterinkonsum einschränken müssen. Deshalb enthalten viele Ei-Ersatzprodukte Eiweiß und sind damit fett- und cholesterinärmer als ganze Eier, aber sie sind genauso allergieauslösend wie Eigelb.

Falls Sie Suppen in Dosen oder Tiefkühlkost verwenden, sollten Sie bedenken, dass kommerziell hergestellte gekochte Nudeln Eier enthalten oder während der Verarbeitung mit Eierprodukten in Berührung gekommen sein könnten. Frische und getrocknete italienische Pasta wird gewöhnlich ohne Eier hergestellt, aber lesen Sie die Zutatenliste sorgfältig, um sicherzugehen. Nudelfertiggerichte, wie zum Beispiel Lasagne, können Ei-Käse-Mischungen enthalten. Auch für Hackbraten und Fleischbällchen wird häufig Ei verwendet, um das Fleisch zu binden. Selbst der weiße Schaum auf dem Latte macchiato könnte etwas Ei enthalten, ebenso wie einige Eiscremesorten. Bedenken Sie, dass auch Salatdressings häufig rohe Eier enthalten, obwohl viele Köche hervorragende Dressings ohne Ei zubereiten können. Bevor Sie außer Haus also irgendein Gericht bestellen, fragen Sie vorsichtshalber nach.

### VEGETARISCH IST GUT

Lebensmittel, die als „vegetarisch" gekennzeichnet sind, dürfen keine Eier oder andere tierische Produkte enthalten. Einige Sorten vegetarischer Lasagne sind wirklich gut und werden mit Sojaprodukten anstelle von Eiern und Molkereiprodukten zubereitet.

Tofu ist ein wunderbarer Ersatz. Tofu (Bohnenquark) kann in vielen Rezepten die Eier ersetzen. Versuchen Sie, in Ihrem Lieblingseiersalat anstelle von Eiern zerdrückten Tofu zu verwenden. Achten Sie darauf, eifreie Mayonnaise zu nehmen. In fast allen Naturkostläden finden Sie mehrere Sorten eifreie Mayonnaise. Weicher Tofu kann verquirlt werden und ein gutes Omelett ergeben.

### GRIPPEIMPFUNG

Der Grippeimpfstoff wird meist mithilfe von Zellkulturen auf bebrüteten Hühnereiern hergestellt und könnte für Menschen mit Eierallergien nicht geeignet sein. Die auf Eiern basierende Impfstoffherstellung wird für Grippeimpfungen und Nasensprays eingesetzt. Doch bei anderen Impfstoffen scheint es keine Probleme zu geben. Falls Sie an einer Eierallergie leiden, sprechen Sie mit Ihrem Arzt, bevor Sie sich gegen Grippe impfen lassen.

## FALLS SIE GEGEN SOJA ALLERGISCH SIND

Die Sojabohne, die reich an krebsbekämpfenden Verbindungen ist, zählt zu den gesündesten Lebensmitteln überhaupt, nicht jedoch für Menschen, die darauf allergisch reagieren. Leider ist es auch eines der Lebensmittel, die man am schwierigsten meiden kann. Sojabohnen werden in zahlreichen Lebensmitteln als Nachahmung von Fleischprodukten verarbeitet von Tofu (Bohnenquark), über Sojaöl, Sojamilch und Sojakäse bis hin zu Sojamehl. Verarbeiteten Lebensmitteln wird häufig Sojaprotein zugefügt, um den Proteingehalt zu erhöhen. In kommerziell hergestellten Lebensmitteln ist Soja ein häufig verwendeter Bestandteil, von Salatdressings über tiefgekühlte Gerichte, Wurst und Frühstücksfleisch bis hin zu Brühen und Suppen sowie Backwaren. Selbst Ihre Vitamin-E-Kapsel kann Sojaöl enthalten!

### DIE SUCHE NACH SOJA

Auch hier bleibt Ihnen nichts anderes übrig, als die Etiketten zu lesen. Meiden Sie Produkte, die hydrolisierte Sojaproteine, Lezithin (aus Sojaöl extrahiert), Miso (eine salzige Würze, die zur Aromatisierung von Brühen und Suppen verwendet wird), Pflanzenöl (es könnte Sojaöl sein), Sojasoße, Tempeh, texturierte Pflanzenproteine, natürliche Aromen, Gemüsebrühe oder Gemüsestärke enthalten. (Manche Allergiker können zwar Produkte mit Sojaöl oder Lezithin tolerieren, doch Sie sollten diese lieber meiden, wenn Sie nicht absolut sicher sind, dass Sie diese Inhaltsstoffe vertragen.)

### VEGETARISCHES IST FÜR SIE NICHT GEEIGNET

Zahlreiche vegetarische Produkte enthalten viel Soja. Solange ein Produkt nicht ausdrücklich als sojafrei gekennzeichnet ist, sollten Sie es nicht verwenden. Achten Sie darauf, die Zutatenliste gründlich zu lesen.

### HÜTEN SIE SICH VOR ANDEREN POTENZIELLEN ALLERGENEN

Falls Sie auf Soja allergisch reagieren, könnten Sie auch gegen Erdnüsse, grüne Erbsen, Kichererbsen, Limabohnen, Roggen-, Weizen- und Gerstenmehl allergisch sein.

## FALLS SIE GEGEN WEIZEN ALLERGISCH SIND

Weizen, der häufig als Grundnahrungsmittel bezeichnet wird, ist ein Hauptbestandteil der westlichen Ernährung. Außerdem ist er eines der verbreitetsten Allergene. Getreidesorten, wie zum Beispiel Weizen, sind in der menschlichen Ernährung relativ neu und wurden erst während der vergangenen zehntausend Jahre konsumiert.

Viele ernährungsorientierte Ärzte sind der Meinung, dass sich das menschliche Verdauungssystem mit einer getreidefreien Kost entwickelt hat und dass wir nicht dazu geschaffen sind, die Menge an Getreide zu verzehren, die wir heutzutage zu uns nehmen.

Darüber hinaus essen die meisten Menschen Getreide in Form von verarbeitetem, raffiniertem Weißmehl, das keine der nützlichen Nährstoffe wie etwa Vollkorngetreide enthält, zum Beispiel Kleie und die B-Vitamine. Tatsächlich behaupten viele Ernährungswissenschaftler und vorausschauende Ärzte, die getreidehaltige Kost sei die Ursache vieler heutiger Gesundheitsprobleme, von Fettleibigkeit über Diabetes bis hin zu Herz-Kreislauf-Erkrankungen.

## MEIDEN SIE WEIZEN

Falls Sie gegen Weizen allergisch sind, sollten Sie jede Form von Weizen meiden, auch Vollkornweizen. Das kann eine gewaltige Aufgabe sein, es sei denn, Sie bereiten Ihr Essen immer selbst zu. Weizen wird, ebenso wie Soja, zahllosen Produkten beigemengt und verarbeiteten Lebensmitteln häufig zugefügt. Selbstverständlich besteht der Pizzaboden aus Weizenmehl, und Brot sowie die meisten Backwaren werden mit Weizenmehl hergestellt.

Vielleicht ist Ihnen aber nicht klar, dass die Hühnerbrust auf Ihrem Sandwich mit Weizensemmelbröseln paniert wurde (und selbst wenn sie nicht paniert wurde, könnte sie vor dem Braten in Weizenmehl gewendet worden sein) und dass Ihrem Lieblingssalatdressing als Bindemittel Weizenprotein zugefügt wurde.

Tiefgekühlte oder verpackte Fertigprodukte, wie zum Beispiel Waffeln, Pfannkuchen und French Toast werden in der Regel aus Weizenmehl hergestellt. Auch Ihre Lieblingspasta enthält wahrscheinlich Weizenmehl. Der im Restaurant um die Ecke angebotene Hackbraten enthält zweifelsfrei Semmelbrösel, ebenso die meisten Wurstsorten. Selbst die tiefgekühlten brotfreien und kohlenhydratarmen Gerichte könnten irgendeine Form modifizierter, aus Weizenmehl hergestellter Lebensmittelstärke enthalten.

## LESEN SIE DIE ETIKETTEN

Das Wort Weizen werden Sie selten auf einem Etikett lesen, aber wenn Sie die folgenden Zutaten sehen, könnte das Produkt Weizen enthalten: Weizenkleie, Weizenkeime, Semmelbrösel, Bulgur, Couscous, zermahlene Cracker, Mehl mit hohem Glutengehalt, proteinreiches Mehl, Weizengluten, Weizenstärke, Sojasoße, Stärke, natürliche Aromen, Weizenschrotmehl, Grieß, hydrolisiertes Pflanzenprotein, Pflanzengummi, Pflanzenstärke, Hartweizengrieß, Nudeln oder Seitan.

## HÜTEN SIE SICH VOR NEUEN GETREIDESORTEN

In den vergangenen Jahren wurden zwei alternative Getreidesorten immer beliebter: Dinkel und Kamut. Doch viele Menschen mit Weizenallergie könnten auch gegen dieses Getreide allergisch sein. Andererseits wird Buchweizen gewöhnlich vertragen, solange Sie ihn nicht mit Pasta vermischen. Dieses nach Nuss schmeckende getreideähnliche Nahrungsmittel ist genau genommen kein Getreide, sondern eine Frucht. Buchweizen ist in Osteuropa und Teilen von Asien beliebt, und er ist sogar glutenfrei.

## SCHUTZ DER KINDER!

In der Vergangenheit haben Kinderärzte jungen Eltern geraten, stark allergie-auslösende Nahrungsmittel wie Molkereiprodukte, Eier, Erdnüsse und Fisch erst nach dem ersten Geburtstag in die Kost ihres Kindes zu integrieren. Jüngere Forschungsergebnisse haben jedoch nachgewiesen, dass es keinen Grund gibt, die Einführung dieser stark allergenen Nahrungsmittel über den vierten bis sechsten Lebensmonat hinauszuzögern. Diese Studien legen den Schluss nahe, dass das Hinauszögern der Fütterung dieser Nahrungsmittel die Gefahr, dass Ihr Kind Allergien entwickelt, möglicherweise erhöhen könnte.

Diese neuen Untersuchungen empfehlen einen schrittweisen Kontakt mit Nahrungsmitteln, wie zum Beispiel Erdnüssen, damit das Immunsystem eines Kindes aufgebaut werden kann und nicht allergisch reagiert. Noch im Jahr 2000 sprach sich die American Academy of Pediatrics in ihren Richtlinien dafür aus, dass Kindern erst ab einem Alter von drei Jahren mit Erdnussprodukten in Berührung kommen sollten. Die Academy änderte 2008 ihre Einstellung und erklärte, dass keine eindeutigen Beweise vorlägen, dass das Meiden bestimmter Nahrungsmittel bis zum Alter von drei Jahren das Auftreten von Allergien verhindere. Dennoch empfiehlt sie Eltern nach wie vor nicht, dem Kind diese Nahrungsmittel zu früh zu geben.

Bei einer am King's College in London durchgeführten Studie wurden Babys mit einem hohen Allergierisiko untersucht. Es wurde festgestellt, dass die häufige Verabreichung von Erdnusspaste vor dem ersten Geburtstag der Babys deren Risiko, eine Erdnussallergie zu entwickeln, um über 80 Prozent senkte.

Bei dieser Studie wurden Kinder, die vier bis elf Monate alt waren und ein hohes Risiko hatten, eine Erdnussallergie zu entwickeln, in zwei zufällig zusammengesetzte Gruppen unterteilt. Die erste Gruppe wurde regelmäßig mit Lebensmitteln gefüttert, die Erdnüsse enthielten, die zweite Gruppe bekam diese Kost nicht. So wurden die Kinder bis zum Alter von fünf Jahren ernährt. Es stellte sich heraus, dass bei denjenigen Kindern, die Lebensmittel mit Erdnussprodukten konsumiert hatten, die Wahrscheinlichkeit weitaus geringer war, bis zum fünften Geburtstag eine Erdnussallergie zu entwickeln.

Kinderärzte raten Eltern aufgrund der Erstickungsgefahr, Kleinkindern keine ganzen Erdnüsse zu geben, wohl aber kleine Mengen Erdnussbutter und andere erdnusshaltige Lebensmittel. Doch bevor Sie Ihrem Kind irgendetwas füttern, wogegen es allergisch sein könnte, ist es wichtig, dass Sie dies mit Ihrem Kinderarzt abklären.

## DURCH DIE MUTTERMILCH ÜBERTRAGEN

Ärzte waren von der Tatsache verwirrt, dass Babys, von denen nicht bekannt war, dass sie mit Erdnüssen in Berührung gekommen waren, plötzlich eine heftige Reaktion zeigten, als sie zum ersten Mal ein Erdnussprodukt aßen. (Bedenken Sie, dass Ihr Körper bei jeder Allergie zunächst mit dem Allergen in Berührung kommen muss, bevor er die Antikörper bilden kann, die dieses Allergen beim nächsten Kontakt angreifen.) Es stellte sich heraus, dass diese Kinder in der Vergangenheit mit kleinen Erdnussmengen in Kontakt gekommen waren. Denn nimmt eine stillende Mutter Erdnussprodukte zu sich, kann sie das Erdnussprotein mit der Muttermilch an ihr Baby weitergeben, was beim nächsten Kontakt möglicherweise eine allergische Reaktion auslöst.

## PRODUKTE, DIE ES ZU MEIDEN GILT

Wenn Sie an einer Erdnussallergie leiden, sollten Sie alle Arten verarbeiteter Nüsse, Nussriegel und Süßigkeiten meiden, es sei denn, Sie wissen definitiv, dass sie erdnussfrei und für Sie sicher sind. Erdnüsse sind zwar keine Baumnüsse, doch die meisten Allergologen raten Patienten, die gegen Erdnüsse allergisch sind, auch dazu, Baumnüsse zu meiden; das Gleiche gilt für Nussbutter wie zum Beispiel Cashewbutter. Weil Erdnüsse häufig zusammen mit anderen Nüssen verkauft werden, besteht ein hohes Risiko der Kreuzkontamination bei der Herstellung. Apfelbutter ist für Menschen, die einen weichen Brotaufstrich wünschen, aber Nüsse nicht vertragen, eine hervorragende Alternative.

## LESEN SIE DIE ETIKETTEN

Meiden Sie Produkte, die Erdnussbutter, kalt gepresstes Erdnussöl, Nussmischungen, natürliche Aromen, Erdnussmehl, hydrolisiertes Pflanzenprotein, hydroli-

### PASSEN SIE AUF, WEN SIE KÜSSEN …

Laut einer im *New England Journal of Medicine* veröffentlichten Studie kann eine Erdnussallergie dadurch ausgelöst werden, dass man jemanden küsst, der Erdnüsse gegessen hat. Menschen mit Erdnussallergie berichteten davon, einen verräterischen Juckreiz, ein Anschwellen und auch ein Keuchen festgestellt zu haben, nachdem sie jemanden geküsst hatten, der Erdnüsse gegessen hatte. Mindestens ein Allergiker zeigte eine so schwere Reaktion, dass er ins Krankenhaus eingeliefert werden musste.

siertes Gemüseprotein, Marzipan oder Nougat enthalten. (Einige Studien legen den Schluss nahe, dass manche Menschen mit Erdnussallergie zwar Erdnussöl vertragen, nicht aber die kalt gepresste Variante. Am besten ist es, Rückfrage bei Ihrem Allergologen zu halten, bevor Sie irgendein Erdnussprodukt verzehren.)

### AUSWÄRTS ESSEN

Asiatische (thailändische, chinesische und japanische) sowie afrikanische Gerichte können Erdnüsse enthalten, und in diesen Küchen wird zum Braten häufig Erdnussöl verwendet. Chinesische Köche verschließen Frühlingsrollen häufig mit Erdnussbutter. Am besten meidet man diese Küchen beziehungsweise bereitet erdnussfreie Versionen dieser Gerichte zu Hause zu. Hüten Sie sich vor Chili-Gerichten! Wie bereits erwähnt, nutzen manche Köche Erdnussbutter zum Binden. Bevor Sie in ein Restaurant gehen, rufen Sie dort an und vergewissern Sie sich, dass es erdnussfreie Gerichte für Sie gibt.

### REISETIPPS

Aus Rücksicht gegenüber allergischen Passagieren servieren manche Fluggesellschaften auf ihren Flügen keine Nussmischungen mehr. Wenn schon der geringste Kontakt mit Erdnüssen bei Ihnen ein Problem darstellt, rufen Sie im Voraus bei der Airline an und vergewissern Sie sich, dass der Flug erdnussfrei sein wird. Bedenken Sie jedoch, dass Sie keine Kontrolle darüber haben, ob andere Passagiere Erdnussprodukte mit an Bord bringen oder nicht.

### WÄHLEN SIE WEIZENFREIE PRODUKTE

Wenn Sie verpackte Lebensmittel kaufen, müssen Sie davon ausgehen, dass diese einige Weizenprodukte enthalten, es sei denn, auf dem Etikett ist ausdrücklich „weizenfrei" vermerkt. Das heißt aber nicht, dass Sie nie wieder Brot oder eine Waffel essen dürfen. Viele Naturkostläden und Supermärkte bieten inzwischen fantastische weizen- und glutenfreie Produkte an, von Brot bis hin zu Bagels.

Beispielsweise offerieren Hersteller von Tiefkühlkost zahlreiche weizen- und glutenfreie Produkte, die ganz köstlich sind. Sie werden auch andere Sorten verträglicher Brotprodukte in den Regalen neben anderen Backwaren – oder im Tiefkühlregal – finden. Reines Roggenbrot ist eine gute Wahl, doch manche Sorten könnten Weizenmehl enthalten. Lesen Sie die Etiketten, oder fragen Sie Ihren Bäcker. Erfreulich ist auch, dass Menschen mit Weizenallergie und Glutenunverträglichkeit Reis und Reisnudeln gut vertragen, solange diese keinerlei Weizenmehl enthalten und wirklich nur aus Reismehl hergestellt wurden.

## REAGIEREN SIE AUCH AUF ANDERES GETREIDE?

Menschen, die gegen Weizen allergisch sind, könnten auch auf anderes Getreide empfindlich reagieren, wie zum Beispiel auf Gerste, Bulgur und sogar Hafer. Falls Sie Getreide essen, seien Sie auf der Hut. Stopfen Sie sich nicht mit Getreide voll – der übermäßige Verzehr eines Nahrungsmittels könnte eine Lebensmittelunverträglichkeit auslösen. Untersuchungen haben ergeben, dass kommerziell hergestellte Haferprodukte mit Weizen, Gerste oder Roggen kontaminiert sein können. Falls Sie an einer Weizenallergie leiden, gibt dies Anlass zu Sorge.

## WENN SIE GEGEN ERDNÜSSE ALLERGISCH SIND

Trotz ihres Namens sind Erdnüsse keine Nüsse, sondern Gemüse und gehören der gleichen Nährstofffamilie an wie Sojabohnen, Linsen, Kidneybohnen und dergleichen. Von allen diesen Nahrungsmitteln lösen Erdnüsse am häufigsten Allergien aus. Sie sind diejenigen, die am häufigsten zu schweren allergischen Reaktionen führen, insbesondere bei Kindern. Das Erdnussallergen ist so stark, dass manche Allergiker schon darauf reagieren, wenn sie sich im gleichen Raum, im gleichen Flugzeug oder sogar im gleichen Stadion aufhalten, in dem Erdnüsse konsumiert werden. Tatsächlich kann selbst ein kleiner Rückstand Erdnussprotein auf einem Tisch oder einem Sitz im Stadion ausreichen, um bei sehr empfindlichen Menschen einen anaphylaktischen Schock auszulösen.

### ERDNUSSFREIE BASEBALLSTADIEN

Dank dem Netzwerk „Food Allergy & Anaphylaxis", einem Interessenverband für Eltern allergischer Kinder, können manche Kinder mit schwerer Erdnussallergie in Connecticut inzwischen zu Baseballspielen gehen. Die Gruppe nahm mit dem Baseballteam von Connecticut Kontakt auf und fragte an, ob man dort bereit wäre, einen Stadionabschnitt zu reservieren, in dem nichts gegessen werden darf, weil das für junge Allergiker sicherer wäre. Der Eigner stimmte zu. Vor den Spielen reinigen die Eltern die Sitze und Geländer des betreffenden Abschnitts, um sicherzustellen, dass jegliche Erdnussüberreste verschwunden sind. Und ein spezieller Sicherheitsdienst hält Menschen, die Verpflegung dabei haben, und Essensverkäufer von diesem allergenfreien Stadionabschnitt fern. Überall in den USA werden in Stadien inzwischen ähnliche essensfreie Bereiche eingerichtet.

Angesichts der Tatsache, dass eine Erdnussallergie lebensbedrohlich sein kann, müsste man meinen, dass die Lebensmittelhersteller sich ernsthaft darum bemühen, erdnusshaltige Nahrungsmittel klar zu kennzeichnen. Das ist aber nicht der Fall! Erdnüsse sind eine verbreitete Lebensmittelzutat und werden häufig als Aromastoffe in Süßigkeiten, Eiscreme und Keksen verwendet. Selbst wenn ein Produkt keine Erdnüsse enthält, könnte es in einer Fabrik hergestellt worden sein, in der auch Erdnüsse verarbeitet werden. Wenn Sie also gegen Erdnüsse stark allergisch sind, müssen Sie besonders wachsam sein und kontaminierte Lebensmittel meiden.

Backwaren können ein ernstes Problem darstellen. Jüngst rief ein Hersteller von Keksen mit Schokostückchen das Produkt freiwillig zurück, weil es Erdnussaromastoffe enthielt, die auf dem Etikett nicht aufgeführt waren und bei ahnungslosen Verbrauchern schwere allergische Reaktionen auslösten. Wir empfehlen Ihnen, sich an den Hersteller zu wenden, bevor Sie Backwaren verzehren, es sei denn, auf der Verpackung steht ausdrücklich „erdnussfrei".

## FALLS SIE GEGEN BAUMNÜSSE ALLERGISCH SIND

Wenn Sie an einer Baumnussallergie leiden, dürfen Sie keine Mandeln, Cashewkerne, Paranüsse, Kastanien, Haselnüsse, mit Hickoryholz geräucherte Nüsse, Pistazien, Walnüsse, Pinienkerne, Macadamianüsse und Pekannüsse essen – das heißt alle Baumnüsse und Nussbuttersorten sind für Sie tabu. Wenn Sie eine Baumnussallergie haben, ist es ratsam, auch Erdnüsse zu meiden, aber Sie müssen nicht ganz so wachsam sein, auch winzige Mengen Erdnüsse zu meiden, wie diejenigen mit einer echten Erdnussallergie. Etwa 35 Prozent der auf Erdnüsse allergischen US-amerikanischen Kinder leiden auch an einer Baumnussallergie oder werden eine solche entwickeln. Viele Menschen mit Nussallergien vertragen jedoch Kokosnüsse, aber erkundigen Sie sich bei Ihrem Allergologen.

### NUSSÖLE
Verwenden Sie Olivenöl anstelle von Nussölen. Meiden Sie Produkte, die Nussöle enthalten.

### BACKWAREN UND KONFEKT
Falls Sie eine Vorliebe für Süßes haben, ist die Allergie besonders problematisch. Nussextrakte sind übliche Aromaverstärker in Backwaren, Schokolade, Süßigkei-

ten, Keksen und Eiscreme. Produkte, die mit dem nichtssagenden Begriff „natürliche und künstliche Aromen" versehen sind, könnten Nussextrakte enthalten. Lesen Sie die Etiketten sorgfältig, und rufen Sie den Hersteller an, wenn Sie Zweifel haben. Das aus Mandeln bestehende Marzipan wird häufig bei der Herstellung von Keksen verwendet, deshalb fragen Sie vor dem Kauf von Backwaren am besten nach einer Zutatenliste.

### AUSWÄRTS ESSEN
Pesto, ein beliebtes Nahrungsmittel der italienischen Küche, wird mit Pinienkernen zubereitet, deshalb bleiben Sie lieber bei den Tomaten- oder Sahnesoßen, wenn Sie in italienischen Restaurants essen. (Muskatnuss, ein für Sahnesoßen häufig verwendetes Gewürz, stellt für Menschen mit Nussallergie kein Problem dar.) Und bedenken Sie, dass im „Waldorf-Salat" Walnüsse enthalten sind und dass „Fisch almondine" mit Mandeln paniert wird. Nüsse können in den unwahrscheinlichsten Speisen auftauchen, deshalb erkundigen Sie sich beim Kellner, ob ein Gericht Nüsse enthält, bevor Sie es bestellen.

## FALLS SIE GEGEN FISCH ODER MEERESFRÜCHTE ALLERGISCH SIND

Fischallergien können ziemlich schwere Formen annehmen und bei empfindlichen Menschen zu einem anaphylaktischen Schock führen. Deshalb ist es äußerst wichtig, dass Sie Ihrem Allergen aus dem Weg gehen.

Menschen, die gegen Fische allergisch sind, sind nicht notwendigerweise gegen Meeresfrüchte allergisch und umgekehrt. Doch wenn Sie gegen eine Fischart allergisch sind, wie zum Beispiel Seezunge, Lachs oder Thunfisch, ist die Wahrscheinlichkeit hoch, dass Sie auch auf die anderen allergisch reagieren. Die herkömmliche Empfehlung lautet, diese zu meiden. Das Gleiche gilt für andere Fischsorten.

Falls Sie gegen Krustentiere, wie zum Beispiel Garnelen und Hummer, allergisch sind, sollten Sie auch auf den Verzehr ihrer engen Verwandten, den Krabben, verzichten. Und wenn Sie auf Muscheln, beispielsweise auf Austern, allergisch reagieren, sollten Sie alle anderen ebenfalls meiden, einschließlich Venus-, Mies- und Jakobsmuscheln. Falls Sie gegen Meeresfrüchte sehr allergisch sind, müssen Sie bedenken, dass das Protein beim Kochen in die Luft gelangen und eine allergische Reaktion auslösen kann. Menschen mit starker Muschelallergie sollten nicht an gemeinsamen Meeresfrüchte-Dinnern teilnehmen, wo dampfende Töpfe mit Hummer auf dem Herd stehen!

Es ist eher unwahrscheinlich, dass Fischprodukte in Backwaren oder tiefgekühlten Gerichten enthalten sind (es sei denn, es handelt sich um ein Gericht mit Meeresfrüchten), deshalb ist mit einer Fischallergie in mancherlei Hinsicht leichter zurechtzukommen als mit einer Weizenallergie.

### FISCHRESTAURANTS SIND TABU

Wenn Sie an einer schweren Fischallergie leiden, sollten Sie Fischrestaurants aufgrund der Gefahr einer Kreuzkontamination grundsätzlich meiden. Auch in asiatischen Restaurants wird viel Fisch zubereitet, deshalb könnten sie für einen Menschen mit schwerer Fischallergie nicht die beste Wahl sein.

### HÜTEN SIE SICH VOR SARDELLEN

Sardellen sind winzige Sardinen. Falls Sie gegen Plattfische allergisch sind, sollten Sie keine Pizza mit Sardellen essen und ein sardellenfreies Dressing für Ihren „Caesar-Salat" bestellen.

### WÄHLEN SIE VEGETARISCHES

Als vegetarisch gekennzeichnete Lebensmittel sollten keinerlei tierische Produkte enthalten, auch keine Fische oder Fischnebenprodukte.

### KOSCHER HEISST OHNE MUSCHELN

Falls Sie gegen Muscheln allergisch sind, sollten Sie Fischgerichte in einem koscheren Restaurant essen. Die jüdischen Speisevorschriften verbieten jeden Fisch ohne Flossen (also Muscheln und Weichtiere). Auch tiefgekühlte koschere Fischgerichte werden Sie vertragen.

### KREBSFLEISCHIMITAT (SURIMI)

Krebsfleischimitat könnte andere Arten von Krustentieren enthalten. Lesen Sie das Zutatenetikett, oder rufen Sie vor dem Verzehr den Hersteller an, um sicherzugehen.

### WAS IST MIT FISCHÖLKAPSELN?

Falls Sie gegen Fisch allergisch sind, ist es ratsam, dass Sie Omega-3-Fettsäuren nicht in Form von Fischöl zu sich nehmen, sondern beispielsweise in Form von Leinöl.

# NICHT SO HÄUFIG, ABER GENAUSO GEFÄHRLICH

Die Gesetzgebung verlangt von Lebensmittelherstellern, Nahrungsmittel zu kennzeichnen, die häufig Allergien auslösen (siehe Anmerkung 2, Seite 300). Doch für Menschen, die gegen andere, weniger häufig allergieauslösende Nahrungsmittel allergisch sind, könnte es schwieriger sein, diese ausfindig zu machen und ihnen aus dem Weg zu gehen.

## FALLS SIE GEGEN SULFITE ALLERGISCH SIND

Sulfite sind schwefelhaltige Konservierungsmittel, die verwendet werden, um Lebensmittel, insbesondere Obst und Gemüse, frisch aussehen zu lassen, um braune Flecken auf Garnelen oder Hummer zu vermeiden, um bei der Fermentierung das Bakterienwachstum in Wein und Bier zu verhindern und um Lebensmittelstärken zu bleichen (siehe Anmerkung 3, Seite 300).

Sulfite werden sogar genutzt, um die Stabilität und Wirksamkeit bestimmter Medikamente zu gewährleisten. Zwar hat die Food and Drug Administration Sulfite als „allgemein gesundheitlich unbedenklich" eingestuft, beziehungsweise mit dem GRAS-Siegel versehen, doch etwa ein Prozent der US-Bevölkerung ist gegen Sulfite allergisch.

Menschen mit Asthma haben ein besonders hohes Risiko, eine schwere allergische Reaktion auf Sulfite zu entwickeln, die sich in Keuchen, Atemnot sowie Kopfschmerzen äußert. Deshalb sollte kein Asthmatiker mit Sulfit behandelte Lebensmittel verzehren. Einige Wissenschaftler sind sogar der Meinung, eine Sulfitallergie könnte in Wahrheit Asthma *auslösen*. Auch wenn Sie auf Sulfite nicht allergisch reagieren, sollten Sie sämtliche Nahrungsmittel meiden, die Sulfite oder andere Konservierungsstoffe enthalten. Die FDA untersagte 1986 den Einsatz von Sulfiten bei Rohwaren in Salatbuffets, wo nichts ahnende Verbraucher häufig mit Sulfiten in Berührung kamen.

Sulfite werden gewöhnlich als Konservierungsmittel in Bier, Wein, Obst- und Gemüsesäften, Gemüsekonserven und vielen verarbeiteten Lebensmitteln verwendet. Geschälte und geschnittene Kartoffeln (nicht mehr frisch) könnten mit Sulfiten besprüht sein, um braune Flecken zu verhindern, und könnten in Restaurants für die Zubereitung von Kartoffelrösti und Pommes frites genutzt werden.

Überlegen Sie, ob Sie nicht lieber eine frische Ofenkartoffel bestellen. Auch in Trockenobst findet man häufig Sulfite.

### LESEN SIE DIE ETIKETTEN SORGFÄLTIG

Sulfite werden auf den Etiketten verarbeiteter Lebensmittel aufgelistet. Die beste Strategie ist, die Etiketten sorgfältig zu lesen. Vermeiden Sie, Lebensmittel in großen Mengen einzukaufen (wie zum Beispiel Trockenobst), es sei denn, Sie wissen mit Sicherheit, dass die Waren sulfitfrei sind. Viele Naturkostläden bieten ungeschwefelte Produkte an, aber verlassen Sie sich nicht auf die Aussage des Ladenbesitzers, sondern bitten Sie darum, das Originaletikett auf der Packung zu Gesicht zu bekommen. Wenn Sie Garnelen oder Hummer essen, stellen Sie sicher, dass diese keine Sulfite enthalten. Falls Sie selbst einkaufen, erkundigen Sie sich auf dem Fischmarkt. Manche Naturkostläden bieten schwefelfreie Meeresfrüchte an. Wenn Sie auswärts essen, erkundigen Sie sich beim Koch. Sollten Sie keine klare Antwort erhalten, bestellen Sie lieber etwas anderes. Übrigens: Eine Sulfitallergie bedeutet nicht, dass Sie keinen Wein trinken dürfen – es gibt schwefelfreie Bioweine, die einfach köstlich sind. Ein guter Weinhandel sollte einige schwefelfreie Produkte auf Lager haben.

## FALLS SIE GEGEN MAIS ALLERGISCH SIND

Die Maisallergie ist nicht so weitverbreitet wie die in diesem Kapitel beschriebenen Allergien gegen andere Lebensmittel, aber wenn sie auftritt, kann sie schwere Formen annehmen. Darüber hinaus könnte es schwer werden, Mais aus dem Weg zu gehen. Ich spreche hier nicht von Maiskolben, den Cornflakes oder Maischips. Die meisten verarbeiteten Lebensmittel – vom Müsli über die Tomatensoße und das Mineralwasser bis hin zu tiefgekühlten Pommes frites – enthalten irgendeine Form von Maissirup oder Maisstärke. In den Vereinigten Staaten ist Maissirup tatsächlich das am häufigsten genutzte Süßungsmittel. Das Problem wird durch die Tatsache verschärft, dass Maisstärke und Maisfolgeprodukte in zahllosen Lebensmitteln als Bindemittel genutzt werden. Falls Sie gegen Mais allergisch sind, werden Sie wahrscheinlich sämtliche verarbeiteten Lebensmittel und Getränke meiden müssen, es sei denn, Sie wissen mit Sicherheit, dass sie keinen Mais enthalten.

### LESEN SIE DIE ETIKETTEN SORGFÄLTIG

Sobald Sie anfangen, die Zutatenangaben zu lesen, werden Sie erstaunt sein, wo Maisprodukte überall auftauchen. Zutaten wie Dextrose, Maltodextrin, fruktosehaltiger Maissirup, modifizierte Stärke, Backpulver, Karamell, Sirup, natürliche Aromen und natürliche Süßstoffe können bedeuten, dass ein Produkt Mais enthält. Auch für die Herstellung von Arzneimitteln, Vitaminen, Hautpflegeprodukten und Körperpuder können Maisprodukte genutzt werden. Es gibt so viele maishaltige Lebensmittelzusätze, dass wir Ihnen, wenn Sie an einer schweren Maisallergie leiden, dringend empfehlen, den Hersteller anzurufen, bevor Sie ein verarbeitetes Lebensmittel verzehren.

Bedenken Sie, dass Hersteller die Zutaten häufig verändern, deshalb sollten Sie das Etikett immer lesen, bevor Sie ein Produkt konsumieren, selbst wenn Sie der Meinung sind, auf der sicheren Seite zu sein. Zwar vertragen viele Menschen mit Maisallergie Maisöl, aber bei denjenigen mit einer schweren Allergie ist das eventuell nicht der Fall. Wenn Sie an einer Maisallergie leiden, raten wir Ihnen, mit einem sachkundigen Arzt und Ernährungsberater zusammenzuarbeiten, um gemeinsam einen Speiseplan für Sie aufzustellen.

Verzweifeln Sie nicht, wenn Sie eine Vorliebe für Süßes haben – Mais ist nicht der einzige Süßstoff, der Ihnen zur Verfügung steht. Falls Sie gegen Mais allergisch sind, können Sie problemlos andere Süßungsmittel verwenden, wie zum Beispiel Fruchtsäfte, Honig, Rüben-, und Rohrzucker sowie hundertprozentig natürlichen Ahornsirup. Zum Kochen können Sie Reis- und Kartoffelstärke anstelle von Maisstärke als Bindemittel verwenden, und beim Backen sind Backpulver und Weinstein sichere Triebmittel.

# TIPPS FÜR ELTERN ALLERGISCHER KINDER

Jedem Elternteil fällt es schwer, seinem Kind zu sagen, dass er oder sie das Risiko nicht eingehen darf, den Kuchen beim Geburtstagsfest eines Klassenkameraden zu kosten oder auch nur ein Snack im Haus eines Freundes zu essen. Im besten Fall führt das dazu, dass Sie das Kind in Verlegenheit bringen, im schlimmsten Fall halten die Leute Sie für einen Unmenschen, der seinem Kind jeden Spaß verderben will. Und Sie leben in ständiger Angst davor, dass „wohlmeinende" Freunde und Betreuer sogar versuchen könnten, Ihrem Kind heimlich Snacks zuzustecken in der Annahme, Sie seien überängstlich. Wir haben jedoch festgestellt, dass Menschen Ihre Ängste besser verstehen und sich wahrscheinlich eher an die Lebensmitteleinschränkungen Ihres Kindes halten, wenn Sie sie über die Allergie informieren.

Hier folgen einige Tipps, die Eltern eines allergischen Kindes helfen können, mit den Lebensmittelanforderungen ihres Kindes besser zurechtzukommen und die vielleicht sogar das Risiko senken werden, dass ihr Kind überhaupt eine Lebensmittelallergie entwickelt.

## IHRE ERNÄHRUNG IN DER SCHWANGERSCHAFT

Zwar sind die Ergebnisse umstritten, doch einige Studien legen den Schluss nahe, dass der Verzehr großer Mengen potenziell allergieauslösender Nahrungsmittel (wie zum Beispiel Erdnüsse oder Muscheln) während der Schwangerschaft bei Babys Allergien hervorrufen könnten. Das heißt nicht, dass eine Schwangere eine strenge Diät einhalten sollte – eine gute Ernährung ist der Grundstein einer gesunden Schwangerschaft. Doch wenn im engeren Familienkreis (bei Eltern, Großeltern oder Geschwistern) Lebensmittelallergien vorliegen, scheint es nur vernünftig zu sein, in der Schwangerschaft den übermäßigen Konsum eines einzelnen Nahrungsmittels zu vermeiden, vor allem, wenn dieses bei Kindern höchstwahrscheinlich eine allergische Reaktion auslöst. Angesichts der Tatsache, dass Erdnussallergien zunehmen und eine so große gesundheitliche Bedrohung darstellen, raten wir werdenden Müttern davon ab, Erdnüsse zu essen.

## DAS STILLEN

Muttermilch ist für Babys die beste Milch, basta. Sie ist nicht nur die nährstoffreichste, sondern hilft dem Kind darüber hinaus, ein gesundes, gut funktionierendes Immunsystem aufzubauen, das den Ausbruch von Allergien oder Asthma verhindern könnte. Tatsächlich weisen gestillte Babys eine geringere Rate beider Erkrankungen auf als nicht gestillte. Wenn in Ihrer Familiengeschichte Lebensmittelallergien vorgekommen sind, empfehlen Kinderärzte, ein Baby mindestens bis zu seinem ersten Geburtstag zu stillen (und länger, falls möglich) und das Kind dann schrittweise mit fester Nahrung vertraut zu machen, wobei Sie immer nur ein neues Nahrungsmittel einführen sollten, damit Sie feststellen können, ob eine allergische Reaktion erfolgt. Das Beste ist, unter Aufsicht eines sachkundigen Arztes eine Fütterungsstrategie für Ihr Kind zu erarbeiten.

Babys sind zwar nicht allergisch gegen die Milch ihrer Mutter, allerdings können sie gegen die Proteine allergisch sein, die sie über die Muttermilch aufnehmen. Deshalb ist es für stillende Mütter ratsam, auf Lebensmittel zu verzichten, auf die andere Familienmitglieder eventuell allergisch reagieren. Es empfiehlt sich auch hier, Erdnüsse und Muscheln zu meiden, zwei Nahrungsmittel, die potenziell lebensbedrohliche allergische Reaktionen hervorrufen können. Achten Sie darauf, was Sie essen. Wenn Sie sehen, dass Ihr Baby Koliken bekommt oder sich unwohl fühlt, nachdem Sie ein bestimmtes Nahrungsmittel gegessen haben, verzichten Sie in Zukunft darauf! Ein Ekzem (Hautausschlag) ist ein weiterer Hinweis darauf, dass Ihr Kind eine Lebensmittelallergie haben könnte. Falls Sie nicht stillen können, fragen Sie Ihren Arzt nach Spezialnahrung mit einem geringen Allergierisiko.

## MILCHALLERGIE

Falls Ihr Kind gegen Milch allergisch ist, oder falls Ihr Arzt dies vermutet, ist auf Soja basierende Säuglingsnahrung eine Option. Doch etwa 25 Prozent der Kinder, die gegen Milchprodukte allergisch sind, reagieren auch auf Soja allergisch. Und falls Ihr Arzt besorgt ist, dass eine Sojaallergie vorliegen könnte, kann er oder sie eine Spezialsäuglingsnahrung mit geringem Allergierisiko verordnen.

## INFORMIEREN SIE SICH

Wenn Ihr Kind allergisch ist, müssen Sie Experte für Lebensmittelallergien ganz allgemein und seiner Lebensmittelallergie im Besonderen werden. Zum Glück gibt es einige fantastische, von Eltern allergischer Kinder erstellte Websites, die spezielle Informationen über die Probleme bei der Vermeidung des Allergens Ihres Kindes bieten. Auf diesen Websites werden vor allem verträgliche Produkte aufgelistet, die keine Allergene enthalten. Außerdem wird dort vor Produkten gewarnt, die eventuell auf dem Etikett nicht aufgeführte Allergene enthalten können.

## INFORMIEREN SIE DIE BETREUER IHRES KINDES

Es ist wichtig, dass die Großeltern, die Babysitter und die Eltern seiner Freunde verstehen, was eine Lebensmittelallergie ist und warum der Verzehr bestimmter Nahrungsmittel Ihrem Kind schaden kann. Sie sollten unbedingt eine Liste mit den Nahrungsmitteln, die Ihr Kind nicht essen sollte, an Ihrem Kühlschrank aufhängen. Sorgen Sie dafür, dass genügend allergenfreie Lebensmittel im Haus sind, damit Betreuer Ihrem Kind einen Snack geben können, falls es Hunger bekommt. Wenn Ihr Kind häufig bei einem Freund zu Besuch ist, sollten Sie sich erkundigen, ob Sie ein paar sichere Snacks für Ihr Kind dort lagern können.

## BENACHRICHTIGEN SIE ERZIEHER UND LEHRER

Falls Ihr Kind eine schwere Allergie hat – beispielsweise gegen Erdnüsse –, müssen Sie seinen Lehrer, aber auch das Verwaltungspersonal der Schule informieren. Die meisten Schulen wissen erschreckend wenig über Allergien bei Kindern Bescheid. Es reicht nicht aus, das Problem einfach einem einzelnen Lehrer mitzuteilen. Ihr Kind könnte auch außerhalb des Klassenzimmers eine allergische Reaktion haben, insbesondere in Bereichen, in denen Essen ausgeteilt wird. Es ist entscheidend, dass alle Betreuer Ihres Kindes in der Schule, vom Personal in der Cafeteria bis zur Schulkrankenschwester, Bescheid wissen, was zu tun ist, falls

Ihr Kind versehentlich mit dem Allergen in Kontakt kommt. Folgende Fragen müssen geklärt werden:

▸ Sollte Ihr Kind ein Antihistaminikum einnehmen, falls es Zeichen einer allergischen Reaktion zeigt?

▸ Wie ist sein Arzt zu erreichen?

▸ Trägt Ihr Kind eine Epinephrin-Spritze bei sich und wann soll diese eingesetzt werden?

▸ Wer ist für die Aufbewahrung der Medikamente Ihres Kindes in der Schule verantwortlich?

▸ Ein paar in die Planung investierte Minuten können im Notfall kostbare Minuten sparen, bis Ihr Kind die richtige Behandlung erhält, und diese Minuten könnten ihm das Leben retten. Empfehlenswert ist auch, dass Ihr Kind an einer Halskette oder an einem Armband eine Alarmmarke mit sich trägt, um Menschen auf seine Allergie aufmerksam zu machen.

▸ Vermitteln Sie Ihrem Kind nicht das Gefühl, benachteiligt zu sein. Zum Glück tauchen auf den Supermarktregalen und in Naturkostläden immer mehr allergenfreie Produkte auf. Es ist möglich, wohlschmeckende milchfreie, weizenfreie und glutenfreie Kekse oder Muffins zu finden. Falls Ihr Kind keine normale Eiscreme essen kann, könnte es vielleicht Fruchtsorbet oder mit Soja hergestelltes Eis beziehungsweise einen „Milchshake" aus Reismilch vertragen. Wenn Ihr Kind keinen Geburtstagskuchen aus Weizenmehl essen kann, backen Sie ihm einen Kuchen mit Reis- oder Kartoffelmehl. Auch mehlfreie Kuchen können absolut köstlich sein. Einige ausgezeichnete mehlfreie Kuchenrezepte finden sich in jedem koscheren Kochbuch. Beim Passahfest im Frühjahr verzichten Juden auf den Verzehr von gesäuertem Brot, was die Nutzung von Produkten wie Hefe und Backpulver untersagt, die Brot oder Kuchen „aufgehen" lassen und diesen Lebensmitteln ihre Textur verleihen. Einfallsreiche Köche der koscheren Küche haben sich ein paar wunderbare Alternativen einfallen lassen, bei denen kein Mehl verwendet wird und die deshalb kein Gluten enthalten.

▸ Es gibt Licht am Ende des Tunnels. Viele Kinder entwachsen ihren Lebensmittelallergien, und das ist der Grund, warum es mehr allergische Kinder als allergische Erwachsene gibt. Darüber hinaus wird Ihr Kind, wenn es älter wird, immer besser in der Lage sein, seinen Nahrungsverzehr zu kontrollieren, und besser verstehen, welche Konsequenzen der Konsum der falschen Nahrungsmittel haben kann. Und damit wird Ihnen eine schwere Last von den Schultern genommen werden.

# GENETISCH VERÄNDERTE LEBENSMITTEL (GMOS)

Wenn Sie gegen Mais sehr allergisch sind, achten Sie darauf, die Lebensmitteletiketten genau zu lesen, um sicherzustellen, dass sie keine maishaltigen Produkte oder Zusätze enthalten. Tatsächlich vermeiden Sie verarbeitete Lebensmittel und konsumieren jede Menge frisches Gemüse, um zu verhindern, dass Sie versehentlich Mais essen. Aber nachdem Sie einen Salat mit Tomatenscheiben verzehrt haben, erleiden Sie plötzlich eine Allergieattacke, gerade so als hätten Sie Mais zu sich genommen. Sie fragen sich: „Wie konnte das nur passieren?" Später finden Sie heraus, dass die Tomaten gentechnisch verändert – das heißt genmanipuliert – waren, um sie gegenüber einem bestimmten Pilz, der Tomaten befällt, widerstandsfähiger zu machen. Leider stammte das der Tomate beigefügte pilzresistente Gen von einer neuen Maissorte! Dieses hypothetische Szenario hat sich in Wahrheit so nicht abgespielt ... noch nicht.

Es ist das Albtraumszenario, das von Gegnern der gentechnischen Veränderung beziehungsweise Genmanipulation der Lebensmittel an die Wand gemalt wird. Bei der genetischen Veränderung kommen verschiedene Techniken zum Einsatz, mit deren Hilfe vorhandene Gene in einer Obst- oder Gemüsepflanze verändert oder Gene von einer Spezies auf eine andere übertragen werden, um den Plan der Natur zu „verbessern". Angenommen, eine bestimmte Pflanzenart ist gegen den Befall durch ein Bakterium oder ein Insekt resistent oder besitzt einen hohen Vitamingehalt, dann könnte diese gute Eigenschaft auf eine andere Pflanzenart übertragen werden.

Das ist nichts Neues – die gegenseitige Befruchtung von Pflanzen, um erwünschte Effekte zu bewirken, wird schon lange praktiziert –, allerdings hatten die Pflanzenzüchter nur einen begrenzten Genpool zur Verfügung, aus dem sie sich bedienen konnten. Dank der neuen Gentechnik und Biotechnologie ist es inzwischen möglich, tierische und pflanzliche DNA zu verknüpfen und damit Hybride zu erzeugen, die es in der Natur niemals geben würde. Beispielsweise kann man im wahren Leben keine Maispflanze mit einer Tomatenpflanze kreuzen, ebenso wie Sie keine Katze mit einem Hund kreuzen können. Doch in der Welt der Lebensmitteltechnologie kann eine Tomatenpflanze gentechnisch so verändert werden, dass sie Gene einer Maispflanze enthält und trotzdem noch immer wie eine Tomatenpflanze aussieht und riecht.

Man kann sich also die Frage stellen: Wenn Wissenschaftler eine bessere Tomate entwickeln, wo ist das Problem? Befürworter behaupten, dass es gar kein Problem gibt und dass die Gentechnik den Menschen nutzen wird, weil sie unter anderem herzhafteres Getreide produziert, das weniger Pestizide benötigt, und sogar Nahrungsmittel erzeugt, die nährstoffhaltiger sind als die natürlich produzierten. Die Befürworter heben in der Tat hervor, dass ein großer Teil der Produkte in den Geschäften heute das Ergebnis von Biotechnologie ist und dass Lebensmittelhersteller für ihre Produkte bereits heute gentechnisch veränderte Pflanzen verarbeiten.

Doch es bleiben einige ungelöste Probleme, die Anlass zur Sorge geben. Erstens wissen wir nicht, wie sich der Verzehr gentechnisch veränderter Lebensmittel langfristig auswirken wird. Zweitens fürchten wir, dass die nächste Generation biotechnisch veränderter Nahrungsmittel so viele sonderbare und nicht verwandte Gene enthalten wird, dass sie Allergikern das Leben schwer machen könnte. Die Frage lautet: Wenn man ein Gen – oder Protein – von einer Pflanzenart auf eine andere, nicht verwandte überträgt, überträgt man dann auch ein Allergen? Angesichts der Tatsache, dass einige stark allergische Menschen auf eine winzige Menge des Allergens reagieren können, lautet die Antwort wahrscheinlich Ja, insbesondere bei stark allergieauslösenden Lebensmitteln wie Erdnüssen und Mais.

Die FDA wird dank der vorgeschlagenen neuen Kennzeichnungsvorschriften die Lebensmittelhersteller zwingen, Verbraucher auf die Tatsache aufmerksam zu machen, dass eine gentechnisch veränderte Frucht oder Gemüsesorte ein potenzielles Allergen enthalten könnte. Das Problem besteht darin, dass die Lebensmittelindustrie in der Vergangenheit die Kennzeichnung normaler Lebensmittel nicht wirklich ernst genommen hat. Warum sollten wir erwarten, dass sie es mit der Kennzeichnung gentechnisch veränderter Nahrungsmittel besser machen wird? Und was geschieht, wenn ein gentechnisch verändertes Lebensmittel, wie etwa eine Tomate, zur Herstellung einer verpackten Tomatensoße verwendet wird? Wer soll dieses Nahrungsmittel zurückverfolgen, um festzustellen, woher es tatsächlich stammt?

Die Gentechnik wirft noch weitere Fragen auf. Ist es möglich, dass der Pollen gentechnisch veränderter Pflanzen auf andere Äcker geweht wird, möglicherweise sogar auf Bioäcker oder auf das Land von Bauern, die sich bemühen, gen-

## LEBENSMITTEL AN DEN SELTSAMSTEN ORTEN

Aus Mais, Erdnüssen oder Soja gewonnene Pflanzenöle sind verbreitete Weichmacher, die für Hautlotionen, Rasiercremes und sogar Lippenstifte verwendet werden. Falls Sie sehr allergisch gegen eines dieser Öle sind, erkundigen Sie sich beim Hersteller, bevor Sie eines dieser Produkte nutzen.

technikfreie Pflanzen anzubauen? Das führt zu weiteren Fragen: Wie werden die Menschen auf diese neue Pollenart reagieren? Was ist mit Tieren, die mit diesen Pflanzen in Berührung kommen? Wie wird sich die Gentechnik auf das Insektenleben auswirken – und letztlich auf die gesamte Nahrungskette?

Bei einer an der Cornell Universität durchgeführten alarmierenden Studie starben Monarchfalter, nachdem sie Pollen gentechnisch veränderter Maispflanzen gefressen hatten, der auf ihre wichtigste Nahrungsquelle, nämlich Schwalbenwurzgewächse, herabgefallen war. Der Mais war so verändert worden, dass er ein starkes Herbizid produzieren sollte, welches entwickelt wurde, um gefräßige, die Maispflanzen zerstörende Raupen fernzuhalten. Doch dies hatte die unbeabsichtigte Folge, dass auch harmlose Raupen vernichtet wurden, die sich zu Monarchfaltern entwickelt hätten. Ein weiterer beunruhigender Gedanke: Was ist, wenn dieser gentechnisch veränderte Mais tatsächlich zur Entwicklung einer resistenten Insektenart führt, die durch das Pestizid im Mais nicht mehr unter Kontrolle gehalten werden kann?

Dank des Drucks einiger Verbrauchergruppen verarbeiten viele große Hersteller in ihren Produkten generell keine gentechnisch veränderten Zutaten. Zumindest sollten die Verbraucher wählen können, und die Lebensmittelhersteller sollten gezwungen werden, Produkte, die gentechnisch veränderte Lebensmittel oder Zusätze enthalten, zu kennzeichnen. Unter dem Strich bleibt festzuhalten, dass noch viele Untersuchungen erforderlich sind, bevor wir die schöne neue Welt der gentechnisch veränderten Lebensmittel willkommen heißen können.

# ZUSAMMENFASSUNG

Sobald festgestellt wurde, dass ein bestimmtes Lebensmittel eine Lebensmittelallergie auslöst, besteht die wirksamste Strategie darin, den Verzehr dieses Lebensmittels zu vermeiden. Doch es ist wichtig, weiterhin eine gesunde, nahrhafte Kost zu sich zu nehmen.

Fragen Sie Ihren Arzt, welche Lebensmittel, die Sie mit den notwendigen Nährstoffen versorgen, er Ihnen empfiehlt und wie Sie sich vor unbeabsichtigtem Kontakt mit dem betreffenden Allergen schützen können.

Im folgenden Kapitel wird es um spezielle Auslöser von Asthma gehen, die den Zustand verschlechtern könnten. Außerdem finden Sie, falls Sie oder ein Familienmitglied an Asthma leiden, Vorschläge, die dazu beitragen, trotz der Asthmaerkrankung ein gutes Leben führen zu können.

# KAPITEL 3 –
# GUT LEBEN MIT ASTHMA

An einem heißen, schwülen Sommertag wird in den Nachrichten gemeldet, dass in den großen Ballungszentren der Vereinigten Staaten Ozonalarm ausgerufen wurde.

Ozon entsteht, wenn das Sonnenlicht auf die Abgase von Verbrennungsmotoren der Dieselmaschinen, Lastwagen und Autos trifft. Die Nachrichtensprecherin stellt fest, dass Ozon für die Gesundheit der Menschen ein ernstes Problem darstellt, und berichtet, dass Ozon, wenn Sie an Allergien oder Atemwegsprobleme leiden, Ihren Zustand verschlechtern und zu einem Engegefühl in der Brust, zu Kratzen im Hals sowie zu Husten führen und bei manchen Menschen sogar Asthma auslösen könnte. Ihr Rat: Versuchen Sie, zu Hause zu bleiben, bis der Alarm aufgehoben wird. Wenn man diesen Bericht hört, muss man sich fragen, ob es denn ein Wunder ist, dass jeder fünfte US-Amerikaner – darunter viele Kleinkinder – an Asthma leidet und nach Luft schnappt?

## WAS IST ASTHMA?

Asthma ist eine chronische entzündliche Erkrankung der Atemwege. Ein Asthmaanfall ist durch die Verengung der Atemwege gekennzeichnet, die die Atmung erschwert. In den USA wird bei etwa sieben Prozent der Kinder Asthma diagnostiziert, doch etwa doppelt so viele Kinder können asthmaähnliche Symptome aufweisen, ohne die Diagnose Asthma gestellt zu bekommen. Auch als Erwachsener kann man Asthma entwickeln, allerdings kommt dies bei Frauen häufiger vor als bei Männern. Asthma kann in leichter Form auftreten – so leicht, dass es selten aufflammt und für Jahre ganz verschwinden kann –, oder es kann gravierend und in manchen Fällen sogar tödlich sein. Bleibt ein schwerer Fall unbehandelt, kann das Asthma im Laufe der Zeit das feine Lungengewebe zerstören, was noch ernstere Probleme hervorruft, wie zum Beispiel die chronisch obstruktive Lungenerkrankung (COPD). Zu den Symptomen zählen Husten, Keuchen und ein Engegefühl in der Brust.

Fazit: Wenn Sie einen Asthmaanfall erleiden, bekommen Sie nicht genügend Sauerstoff in Ihre Lunge und letztlich auch nicht in den übrigen Körper.

# MÖGLICHE AUSLÖSER

Das früher seltene Asthma hat sich seit dem Ende des 20. Jahrhunderts zu einem zunehmenden Problem der Volksgesundheit entwickelt, und es plagt uns auch im 21. Jahrhundert weiter. Warum kam es zu diesem plötzlichen und dramatischen Anstieg? Auch wenn es auf diese Frage nicht nur eine Antwort gibt, gilt die außerordentliche Zunahme der Luftverschmutzung, insbesondere aufgrund des gestiegenen Verkehrsaufkommens, als wahrscheinliche Ursache. Ozon ist ein besonders starker Reizstoff für die Lunge und einer, dem man nur schwer aus dem Weg gehen kann. Auch eine Allergie kann zu Asthma führen – vor allem, wenn sie unbehandelt bleibt. Der gestiegene Kontakt mit neuen chemischen Stoffen und Giften in der Umwelt sowie in den Lebensmitteln kommt als Auslöser ebenfalls infrage.

Auch die genetische Veranlagung gilt als Faktor. Ein Kind mit einem asthmatischen Elternteil hat eine 20-prozentige Wahrscheinlichkeit, selbst ebenfalls Asthma zu entwickeln; bei einem Kind, dessen Eltern beide asthmatisch sind, liegt die Wahrscheinlichkeit sogar bei 50 Prozent. Doch die Genetik scheint das gehäufte Auftreten von Asthma in den vergangenen Jahren nicht zu erklären – Fakt ist, dass sich unsere Gene in den vergangenen hundert Jahren nicht verändert haben, deshalb sind die Gene wahrscheinlich nicht die Hauptschuldigen.

Wahrscheinlicher ist, dass irgendetwas in der Umwelt, in der Ernährung oder im Lebensstil Gene aktiviert, die die Menschen für Asthma besonders anfällig machen. Folgende mögliche Trigger könnten einen Asthmaanfall auslösen:

- Allergene in der Luft (Pollen)
- Aromastoffe (Salicylate, natürliche Aromen, Aspartam, Natriumglutamat und hydrolysiertes Pflanzenprotein)
- Aspirin
- Betablocker
- Essensgerüche, starke
- Farbe, frische
- Haushaltsreiniger
- Kohlendioxid (durch Kochen oder Erhitzen mit Gas)
- Konservierungsstoffe
- Lebensmittelallergien
- Lebensmittelzusätze (Lebensmittelfarben)
- Sport
- Stabilisatoren und Emulgatoren (Knorpeltang und pflanzliches Gummi)
- Stress, emotionaler
- Tabakrauch
- Tierhaare/-schuppen

Die meisten Menschen mit leichtem Asthma lernen ganz von allein, mit ihrer Krankheit umzugehen, und suchen nur selten medizinische Hilfe. Doch jeder, der an schwerem Asthma leidet, muss von einem sachkundigen Arzt behandelt werden. Wenn das Asthma Ihre Lebensqualität einschränkt, wenn Ihre Symptome sich verschlimmern oder wenn Sie häufig Asthmaanfälle haben und Ihre Symptome nicht unter Kontrolle bringen können, müssen Sie sich Hilfe suchen.

Die übliche medikamentöse Behandlung – mithilfe von Inhalationsgeräten und dergleichen – kann dazu beitragen, die Symptome in den Griff zu bekommen und Leben zu retten. Wir wollen Menschen auf keinen Fall ermuntern, ihre Medikamente abzusetzen, wenn sie diese benötigen, aber Arzneimittel sind mit Nachteilen verbunden. Häufig ist es möglich, die Symptome durch geringe Veränderungen im Lebensstil und bei der Ernährung unter Kontrolle zu bringen.

Unser Ziel besteht darin, den Menschen zu helfen, den Bedarf starker Medikamente, die auch entsprechende Nebenwirkungen haben können, zu verringern. Um diesem Ziel näher zu kommen, müssen die Menschen verstehen, wie sich die Umwelt, ihre Ernährung und ihr Lebensstil auf ihre Asthmasymptome auswirken. Sie müssen in der Lage sein, die speziellen Auslöser zu identifizieren, die ihr Asthma verschlimmern können, wodurch die Patienten immer stärker auf Arzneimittel angewiesen sind. Je besser Sie über Ihr Problem Bescheid wissen, desto eher werden Sie in der Lage sein, sich um sich selbst zu kümmern, und desto weniger wahrscheinlich ist es, dass Sie ganz von Medikamenten abhängig werden.

## DER ZUSAMMENHANG MIT DER UMWELTVERSCHMUTZUNG

Eine Untersuchung der University of California mit kalifornischen Kindern enthüllte jüngst eine erstaunliche Statistik: In Ortschaften mit der höchsten Smogbelastung war die Wahrscheinlichkeit, dass besonders sportbegeisterte Kinder Asthma entwickelten, um das *Dreifache* höher im Vergleich zu untrainierten Kindern. Die Wissenschaftler untersuchten über 3.500 Kinder im Alter von neun bis sechzehn Jahren, die in den vergangenen fünf Jahren kein Asthma gehabt hatten. Acht Prozent der Kinder dieser Gruppe betrieben drei oder mehr Sportarten. Kinder, die ihren Sport in Gebieten mit hoher Ozonbelastung betrieben, wiesen signifikant höhere Asthmaraten auf als Kinder, die gar keinen Sport machten.

Mit anderen Worten: Die fittesten Kinder hatten ein größeres Risiko, Asthma zu entwickeln! Doch bei Kindern, die mehr als drei Sportarten betrieben, war kein vermehrtes Auftreten von Asthma zu verzeichnen, wenn sie in Gebieten mit geringer Ozonbelastung wohnten. Die Forscher stellten die These auf, dass die sportlichen Kinder, die in belasteten Gebieten wohnen, große Mengen Ozon in ihre Lunge aufnehmen, weil sie während des Trainings schnell und tief Luft holen. Im Gegensatz dazu sind unsportliche Kinder, die vor dem Fernseher sitzen oder sich mit Videospielen beschäftigen, nicht der gleichen Menge Ozon ausgesetzt.

Die Studie soll nicht etwa implizieren, dass Sport eine Ursache von Asthma sei, allerdings gibt es eine Erkrankung, die unter dem Begriff Belastungsasthma beziehungsweise sport-bedingtes Asthma bekannt ist und auf die wir später eingehen werden. Das Ergebnis dieser Studie ist, dass Sie sich der Luftverschmutzung bewusst und an Tagen mit Ozonwarnung vorsichtig sein müssen, wenn Sie in einer ozonbelasteten Region leben. Es ist unklug, an Tagen, wenn die Luftqualität schlecht ist, im Freien intensiv Sport zu treiben, vor allem dann, wenn

## NEGATIV GELADENE IONEN

In der Natur entstehen negative Ionen durch Wasserbewegung und -verdampfung. So sind zum Beispiel Strände und Wasserfälle Orte, an denen man gewöhnlich negative Ionen findet. Falls Sie an Allergien oder Asthma leiden und solche Orte aufsuchen, werden Sie möglicherweise feststellen, dass Ihre Symptome nachlassen.

Luftionisatoren können die Wirkung der negativen Ionen in der Natur nachahmen und Allergikern und Asthmatikern auf zweierlei Wegen helfen: Erstens beseitigen negative Ionen die Luftschadstoffe, die einen Asthmaanfall oder eine allergische Reaktion auslösen können. Werden die negativ geladenen Ionen von einem Luftionisator freigesetzt, ziehen sie positiv geladene Teilchen an, zu denen auch die Allergene und Schadstoffe zählen, wie zum Beispiel Tierhaare/-schuppen, Pollen, Staub, Schimmel und Rauch. Sie verbinden sich, werden schwer und sinken herab, sodass sie problemlos beseitigt werden können, anstatt eingeatmet zu werden. Zweitens wurde mithilfe von Studien nachgewiesen, dass negative Ionen die Wirkung von Allergenen und anderen Schadstoffen auf die Atemwege neutralisieren können. Dadurch fällt das Atmen leichter, und die Aktivität der Flimmerhärchen wird verbessert, wodurch die Schadstoffe herausgefiltert werden.

Sie dadurch gezwungen werden, mehr Asthmamedikamente einzunehmen, insbesondere mithilfe von Inhalationsgeräten. An Tagen, an denen die Luft schlecht ist, trainieren Sie am besten in einer Halle, im Idealfall in einer Halle mit Klimaanlage, die die Luft filtert.

Vielleicht werden einige von Ihnen das Gefühl haben, Sie würden Ihre Gesundheit aufs Spiel setzen, wenn Sie auf Ihre tägliche Joggingrunde oder den Spaziergang verzichten. Tatsache ist, dass Sie Gefahr laufen, sich zu überfordern und Ihre Lunge letztlich schädigen, wenn Sie versuchen, bei starker Luftverschmutzung im Freien Sport zu treiben und zu trainieren. Selbstverständlich können Sie in eine Region ohne Luftverschmutzung ziehen, wenn Sie wollen und die Mittel dafür haben, aber es ist deutlich einfacher, seine Gewohnheiten zu ändern als die Adresse.

Ein weiterer möglicher Schritt besteht darin, dass wir die Gesetzgebung für strengere Luftreinhaltungsbestimmungen unterstützen. Der Gouverneur von Kalifornien hat ein Gesetz unterzeichnet, das im kommenden Jahrzehnt strengere Emissionsstandards für Kraftfahrzeuge vorgibt. Weil 10,9 Prozent der in den USA verkauften Autos in Kalifornien zugelassen werden, könnte dies in den gesamten Vereinigten Staaten tatsächlich zu einer besseren Luftqualität führen.

## BELASTUNGSASTHMA

Die sportliche Betätigung im Freien, insbesondere bei Kälte, kann selbst bei Menschen, die normalerweise nicht an Asthma leiden, Asthmasymptome hervorrufen, wie zum Beispiel Keuchen, Atemnot und Bronchospasmus. Belastungsasthma wird durch die tiefere Atmung während der sportlichen Anstrengung ausgelöst, wodurch die winzigen Zellen in den Bronchien veranlasst werden, sich zusammenzuziehen und damit den Luftstrom zu beschränken. Sollte dies bei Ihnen der Fall sein, teilen Sie es Ihrem Arzt mit. Er oder sie könnte Ihnen vorschlagen, vor dem Training einen Inhalator zu nutzen, um die Luftwege offen zu halten. Versuchen Sie, eine Trainingsmaske über Ihrem Mund zu tragen, um die kalte, trockene Luft anzuwärmen und anzufeuchten. Diese Masken filtern außerdem einige Schadstoffe, was für Ihre Lunge ebenfalls besser ist und eventuell die Notwendigkeit reduzieren könnte, dass Sie Ihr Inhalationsgerät oder Ihre „Notfallmedizin" nutzen müssen.

Noch einmal: Setzen Sie Ihren gesunden Menschenverstand ein! Es könnte ratsam sein, das Joggen ausfallen zu lassen, wenn die Luft besonders trocken und kalt ist. Falls Sie nicht gegen Schimmel oder Chlor allergisch sind, ist das

Schwimmen in einem Hallenbad für Menschen mit Belastungsasthma eine hervorragende Alternative. Es strengt die Lunge nicht so stark an und ist tatsächlich gut für die Bronchien.

## ÜBERPRÜFEN SIE IHREN MEDIZINSCHRANK

Nehmen Sie irgendwelche Medikamente ein, die Ihr Asthma verschlimmern könnten? Zu den Arzneimitteln, die Asthma auslösen, zählen frei verkäufliche Medikamente wie Aspirin, nichtsteroidale entzündungshemmende Medikamente, wie zum Beispiel Ibuprofen, und verschreibungspflichtige Arzneimittel wie ACE-Hemmer und Betablocker, die zur Behandlung von Herzproblemen eingesetzt werden. Bitte bedenken Sie, dass Sie, falls Sie auf Aspirin sensibel reagieren, auch auf Aspirin-Ersatz, wie zum Beispiel Paracetamol, empfindlich reagieren können.

Seien Sie vorsichtig, wenn Sie rezeptfreie Erkältungs- oder Allergiemedikamente kaufen – sie enthalten häufig Aspirin oder Aspirin-Ersatz. Noch einmal: Die beste Strategie ist, die Etiketten sorgfältig zu lesen. Um vor der Einnahme irgendeines Medikaments auf der sicheren Seite zu sein, fragen Sie Ihren Arzt oder Apotheker, ob es sich negativ auf Ihr Asthma auswirken könnte.

## KONSUMIEREN SIE EINE KOST, DIE ASTHMA FÖRDERT?

Ihre Ernährung wirkt sich tief greifend auf Ihre Gesamtgesundheit und sowohl direkt als auch indirekt auf Ihr Asthma aus. Insbesondere eine Kost mit viel raffiniertem Zucker wird sowohl Allergie- als auch Asthmasymptome verstärken, und zwar aus mehreren Gründen. Eine zuckerreiche Ernährung kann die Immunfunktion hemmen und Sie damit für Infektionen anfälliger machen, die häufig Auslöser von Asthmasymptomen sind (siehe entsprechenden Abschnitt). Eine zuckerreiche Kost fördert darüber hinaus Entzündungen, die jede vorliegende Krankheit, einschließlich Asthma, verschlimmern (siehe entsprechenden Abschnitt). Und wenn Sie sich mit Junkfood vollstopfen, konsumieren Sie höchstwahrscheinlich keine gesunden Nahrungsmittel wie Obst und Gemüse, die viele nützliche Antioxidantien enthalten. Diese Antioxidantien reduzieren Entzündungen und verhindern Schädigungen durch freie Radikale, die auch das Lungengewebe angreifen können.

Nahrungsmittel, die raffinierten Zucker enthalten, sind meist auch mit Lebensmittelfarben und -zusätzen belastet, von welchen einige ebenfalls Asthmasymptome auslösen können. Darüber hinaus fördert eine zuckerreiche Kost das

Wachstum von *Candida albicans* im Darm, eine Pilzinfektion, die bei empfindlichen Menschen Asthmasymptome verstärken kann. Zucker kommt in vielen Formen daher, zum Beispiel als:

- Agavensirup oder -nektar
- Ahornsirup
- Dattelzucker
- Fruchtsaftkonzentrat
- Fruktose
- Fruktose, kristalline
- Galaktose
- Gerstenmalz
- Glukose
- Haushaltszucker
- Honig
- Invertzucker
- Kristallzucker
- Laktose
- Maltose (Malzzucker)
- Maissirup mit hohen Fruktosegehalt
- Melasse
- Puderzucker
- Reiszucker
- Rohrsirup
- Rohrzucker
- Rohzucker
- Rübenzucker
- Staubzucker
- Turbinado-Zucker
- Zucker, braun
- Zuckerlösung, eingedickte
- Zucker, weiß
- Zuckerrohrsirup

Das Gleiche gilt für Sulfite, die genutzt werden, um die Farbe und Frische von Lebensmitteln zu erhalten und die häufig auch Wein zugesetzt werden. Für Asthmatiker stellen sie ein besonderes Problem dar.

Essen Sie genügend gute Fette, wie zum Beispiel Omega-3-Fettsäuren, die in fettreichen Süßwasserfischen und in Leinsamen enthalten sind? Diese guten Fette reduzieren Entzündungen und normalisieren die Immunfunktion. Schlechte Fette dagegen, wie zum Beispiel die in vielen verarbeiteten Lebensmitteln enthaltenen Transfette, fördern die Entstehung von Entzündungen und die Bildung freier Radikale. Neben dem Verzehr von Lebensmitteln, die gute Fette enthalten, empfiehlt sich die Einnahme eines Ergänzungsmittels mit essenziellen Fettsäuren, wie zum Beispiel Fischöl. Falls Sie Asthmatiker sind, ist es für Sie besonders wichtig, allen Lebensmittelallergenen aus dem Weg zu gehen, die Ihre Symptome verschlimmern könnten. Bitte lesen Sie das Kapitel über Lebensmittelallergien durch (siehe Seite 28ff.): Sie könnten gegen ein gebräuchliches Lebensmittel allergisch sein, ohne es zu wissen.

Vermeiden Sie zuckerhaltige Fruchtsäfte und Limonaden. Trinken Sie stattdessen täglich acht bis zehn Gläser reines, gefiltertes Wasser, besonders wenn Sie Medikamente einnehmen.

## VERSCHLIMMERT STRESS DIE KRANKHEIT?

Stress – ob positiver oder negativer – kann jede chronische Erkrankung verschlimmern, auch Asthma. Mithilfe von Studien wurde nachgewiesen, dass die Hälfte aller Asthmapatienten bei Aufregung eine Verengung in der Brust feststellen – wenn sie entweder sehr glücklich oder sehr traurig sind. Das soll nicht etwa heißen, dass sich Asthma „nur in Ihrem Kopf abspielt". Tatsache ist, dass starke Emotionen das vegetative Nervensystem stimulieren können, das so automatische Funktionen, wie zum Beispiel den Herzschlag (Sie wissen, wie stark Ihr Herz zu rasen beginnt, wenn Sie sich erschrecken oder nervös sind), den Blutdruck und die Atmung kontrolliert. Einige Forscher sind der Meinung, dass ebenso, wie manche Menschen für Kopfschmerzen oder Magenprobleme anfälliger sind, es auch Menschen gibt, die genetisch so veranlagt sind, dass sie bei großer Aufregung Asthmasymptome entwickeln.

Wenn Sie unter großem Stress stehen, werden Sie wahrscheinlich eher Asthmasymptome haben. Leider sind asthmatische Kinder, deren Familien von Konflikten und Depressionen geplagt werden, anfällig, extrem schweres Asthma zu entwickeln.

Darüber hinaus kann das Leben mit einer chronischen Erkrankung an sich schon sehr viel Stress bedeuten. Tatsächlich haben sich Entspannungsübungen, wie zum Beispiel Atemübungen, Hypnotherapie und sogar Yoga, für Asthmatiker als sehr hilfreich erwiesen, wie wir in Kapitel 13, Seite 286ff., erläutern werden.

# HABEN SIE IHRE UMGEBUNG ALLERGIKERGERECHT GEMACHT?

Falls Allergien Ihr Asthma beeinträchtigen, lohnt es sich, Zeit und Geld zu investieren, um Ihr Zuhause möglichst allergikergerecht zu gestalten. Wenn Sie Allergene, wie zum Beispiel Hausstaubmilben und Pollen, unter Kontrolle halten, können Sie damit schon wesentlich zur Reduktion Ihrer Symptome beitragen. Vermeiden Sie in Ihrer Wohnung den Kontakt mit Dämpfen und reizenden Duftstoffen. Kaufen Sie unparfümierte Produkte, die keine starken chemischen Stoffe enthalten. Und vermeiden Sie, Zigarettenrauch einzuatmen – den Ihrer eigenen Zigaretten oder den von anderen. Tabakrauch ist ein verbreiteter Asthmaauslöser.

Wenn Sie am Arbeitsplatz durch chemische Stoffe gereizt werden, sprechen Sie mit Ihrem Arbeitgeber, um den Kontakt zu minimieren. Lesen Sie in Kapitel 7, Seite 128 ff., um zu erfahren, was Sie unternehmen können, damit es Ihnen am Arbeitsplatz gut geht.

## ZUSAMMENFASSUNG

Wie Sie in diesem Abschnitt erfahren haben, kann man auch mit Asthma ein gutes Leben führen, wenn man Auslöser, wie zum Beispiel Lebensmittelallergien, Zigarettenrauch und Luftverschmutzung, meidet. Falls Sie an Belastungsasthma leiden, versuchen Sie, im Freien eine Trainingsmaske zu tragen. Übermäßiger Stress kann Ihr Risiko für beinahe jede schwere Erkrankung erhöhen, und Asthma bildet in dieser Hinsicht keine Ausnahme. Mildern Sie Ihren Stress mit Lachen, Entspannungstechniken und Atemübungen. Und versuchen Sie, Ihre Umgebung so allergikergerecht wie nur möglich zu machen. Im folgenden Kapitel wird von Allergien am Arbeitsplatz die Rede sein.

# KAPITEL 4
# ALLERGIE GEGEN LATEX
# UND CHEMIKALIEN

Latex ist der Naturkautschuk, der aus der milchigen Flüssigkeit des Gummi-baums, *Hevea brasiliensis*, hergestellt wird. (Manche Produkte, die aus syntheti-schem Gummi angefertigt sind, werden zwar manchmal als Latex bezeichnet, sind es aber in Wahrheit nicht.) Die Latexallergie wurde in den 1970er-Jahren zum ersten Mal identifiziert, und es wird geschätzt, dass bis zu sechs Prozent der Gesamtbevölkerung gegen spezielle Proteine im Naturkautschuk aller-gisch sind. Das Problem ist bei Menschen in bestimmten Berufen besonders weitverbreitet, insbesondere unter Gesundheitsfachkräften. Erst Ende der 1980er-Jahre wurde die Latexallergie als ernstes Gesundheitsrisiko anerkannt, und bis zu zwölf Prozent der Arbeitnehmer im Gesundheitswesen sind davon betroffen.

Warum so viele? Im Jahr 1987 empfahlen die US-Centers for Disease Control als Reaktion auf die AIDS-Epidemie allgemeine Vorsichtsmaßnahmen zur Ver-hinderung der weiteren Ausbreitung von HIV und Hepatitis, die durch Körper-flüssigkeiten, wie zum Beispiel Blut, übertragen werden. In beispielloser Zahl zogen Gesundheitsfachkräfte vor dem Patientenkontakt Wegwerf-Latexhand-schuhe an. Diese Handschuhe waren mit Maisstärke überzogen, um das An- und Ausziehen zu erleichtern. Was als Methode zum Schutz des medizinischen Per-sonals und der Patienten vor Infektionen begann, entpuppte sich für Tausende Gesundheitsfachkräfte als Albtraum – für Ärzte, Zahnärzte, Krankenschwestern und medizinisch-technische Mitarbeiter.

Seit 1988 wurden der US-Food and Drug Administration eintausendsieben-hundert Fälle von Latexallergie gemeldet. Doch wahrscheinlich blieben viele Fälle nicht registriert. Schlimmer noch, die Maisstärke in den Handschuhen, die dem medizinischen Personal das Leben eigentlich erleichtern sollte, hat in Wahrheit dazu beigetragen, das Latex-Allergen durch die Luft zu verbreiten. Im Jahr 2015 wurde geschätzt, dass Latex in mehr als 40.000 Produkten ent-halten ist.

# SYMPTOME

Das häufigste Symptom einer Latexallergie ist ein Hautausschlag im Kontakt-bereich, der recht gravierend werden und Beschwerden wie nach Kontakt mit Giftefeu hervorrufen kann. Zu den weiteren Symptomen zählen:

- Asthma
- Atemnot
- Atemschwierigkeiten und Keuchen
- Durchfall
- Hautausschläge
- Haut, rote und geschwollene
- Lippen und Zunge, angeschwollene
- Nase, juckende
- Nasenschleimhaut, angeschwollene
- Ohnmachten
- Schwindel
- Unterleibsschmerzen

Nach Latexkontakt kam es zu Fällen von anaphylaktischen Schocks. Nehmen Sie die Allergie also nicht auf die leichte Schulter! Es hat diese Fälle tatsächlich ge-geben! Ein Notfallarzt hatte beim Formel-1-Rennen in Detroit, Michigan, Not-dienst, als plötzlich einer der Rettungssanitäter Atemprobleme bekam. Er wurde intubiert und verbrachte drei Tage im Krankenhaus. Er hatte eine anaphylakti-sche Reaktion auf das Latexgummi, aus dem die Reifen der Rennwagen bestehen. Wenn die Autos mit hoher Geschwindigkeit über den Kurs fahren, beginnt sich das Latex von den Reifen zu lösen. Die Luft wurde latexhaltig.

# WER IST GEFÄHRDET?

Menschen mit Krankheiten, die häufige Untersuchungen und Krankhausaufent-halte erforderlich machen, sind ebenfalls stärker gefährdet als die Allgemeinheit. Hinzu kommt, dass Latex in einer Vielzahl von medizinischen Gerätschaften verwendet wird, von Luftschläuchen bis hin zu Gesichtsmasken, die auch die Pati-enten beeinträchtigen können. Kinder mit Spina bifida haben ein extrem hohes Ri-siko für eine Latexallergie; etwa 40 bis 60 Prozent von ihnen entwickeln in jungen Jahren eine solche Allergie. Die aktuellen Statistiken über Menschen, die von Na-turkautschuk-Latex betroffen sind, werden wie folgt in Risikogruppen unterteilt:

- 8 bis 17 Prozent des medizinischen Personals
- 68 Prozent der Kinder mit Spina bifida (aufgrund zahlreicher Operationen; jeder, der sich häufigen OPs unterziehen muss, ist gefährdet)
- Weniger als ein Prozent der US-amerikanischen Gesamtbevölkerung (etwa drei Millionen)

Aber Sie müssen nicht im Krankenhaus arbeiten oder Dauerpatient sein, um mit Latex in Berührung zu kommen. Auch Menschen, die in Fabriken arbeiten, in denen Latexprodukte hergestellt werden, sind gefährdet, ebenso Lebensmittelhändler, die regelmäßig Latexhandschuhe tragen. Sie selbst können auch in Ihrem eigenen Zuhause oder Büro mit Latex in Kontakt kommen. Latex wird in Tausenden gebräuchlichen Dingen verwendet, von Mauspads bis hin zu Schaumkissen in den Sohlen Ihrer Schuhe. Der Griff eines Laufbands im Fitnessstudio könnte aus Latex sein. Ihr Kugelschreiber könnte aus Latex sein. Ihr Badeanzug könnte an der Taille Latex enthalten, um die Stretchfunktion zu gewährleisten. Die Lieblingspuppe Ihres Kindes könnte Latex enthalten. Sogar einige Kondom- und Diaphragmahersteller verwenden Latex, ebenso wie manche Hersteller von Damenbinden.

Nicht jeder muss darauf achten, Latexprodukte zu meiden. Falls Sie nicht regelmäßig mit Latex in Berührung kommen und in der Vergangenheit keine Probleme damit hatten, brauchen Sie sich wahrscheinlich keine Sorgen über den Kontakt mit Latex zu machen. (Selbstverständlich wissen wir, dass man, wenn es um eine Erkrankung wie eine Allergie geht, *niemals nie* sagen darf – allergieanfällige Menschen können jederzeit eine neue Allergie entwickeln.) Bedenken Sie jedoch, dass Menschen mit bestimmten Lebensmittelallergien anfälliger sind, auf Latex allergisch zu reagieren als andere. Das liegt an der Kreuzreaktivität, das heißt, die Proteine, die die allergische Reaktion auf Latex auslösen, ähneln den Proteinen in den Lebensmitteln. Folgende Nahrungsmittel könnten zu einer Kreuzreaktion führen:

| | | |
|---|---|---|
| ▸ Ananas | ▸ Karotten | ▸ Passionsfrucht |
| ▸ Äpfel | ▸ Kartoffeln, rohe | ▸ Pfirsiche |
| ▸ Avocados | ▸ Kastanien | ▸ Pflaumen |
| ▸ Bananen | ▸ Kirschen | ▸ Roggen |
| ▸ Birnen | ▸ Kiwi | ▸ Sellerie |
| ▸ Erdbeeren | ▸ Melonen | ▸ Tomaten |
| ▸ Feigen | ▸ Nektarinen | ▸ Trauben |
| ▸ Haselnüsse | ▸ Papaya | ▸ Weizen |

Bedeutet dies, dass Sie Latex meiden müssen? Falls Sie zur Hochrisikogruppe zählen, ist es in jedem Fall ratsam, Vorsicht walten zu lassen. Doch wenn Sie einer Beschäftigung nachgehen, in der Sie keine Schutzhandschuhe tragen müssen oder anderweitig mit Latex in Berührung kommen, sollten Sie nach Möglichkeit latexfreie Produkte wählen und versuchen, in einer latexfreien Umgebung zu arbeiten. Bedenken Sie: Die gravierendste allergische Reaktion auf Latex ist eine anaphylaktische Reaktion, die tödlich sein kann.

# VERÄNDERUNGEN WURDEN IN ANGRIFF GENOMMEN

Zum Glück ist man sich in den Krankenhäusern der Bedrohung durch Latex bewusst geworden. Viele sind auf latexfreie Handschuhe und Geräte umgestiegen, obwohl der Umstieg lange gedauert hat, weil diese Produkte zum Teil teurer sind. Manche neuere Latexhandschuhe haben einen geringeren Proteingehalt als die alten, deshalb enthalten sie auch deutlich weniger Allergene. Die meisten Hersteller verwenden keinen Maispuder mehr. Manche großen Krankenhauszentren sind inzwischen latexfrei, allerdings ist es schwierig, für eine absolut latexfreie Umgebung zu sorgen. Besucher könnten den Patienten versehentlich Latexspielzeug oder -toilettenartikel, wie zum Beispiel eine Haar- oder Zahnbürste mit Latexgriff oder Kindern sogar einen Luftballon mitbringen. Falls in einem Krankenhaus noch immer Latex verwendet wird, könnten Mitarbeiter und Patienten mit schwerer Latexallergie in latexfreien Zonen innerhalb des Hospitals eingesetzt bzw. verlegt werden. Interessanterweise sind nicht alle im medizinischen Bereich Tätigen gleichermaßen betroffen. Obwohl die Mitarbeiter mit der gleichen Menge Latex in Berührung kamen, wiesen manche Krankenhäuser geringere Raten an allergischen Reaktionen auf als andere. Wieso? Laut Ergebnis einer neuen Studie hatte das medizinische Personal, das in einem Krankenhaus mit der besten Luftzirkulation, das heißt der frischesten Luft, arbeitete, nur halb so viele allergische Reaktionen auf Latex zu verzeichnen wie die Angestellten in einem Krankenhaus, in dem die Luft lediglich umgewälzt wurde. Mit anderen Worten: Je besser die Belüftung, desto sauberer ist die Luft, desto weniger Angestellte kommen mit dem Allergen in Kontakt. Eine gute Belüftung ist häufig der entscheidende Schritt zur Vermeidung von Allergiesymptomen.

# MIT EINER LATEXALLERGIE ZURECHTKOMMEN

Falls Sie vermuten, dass Sie aufgrund des Kontakts am Arbeitsplatz an einer Latexallergie leiden, sollten Sie Ihren Arbeitgeber darüber informieren. Je nach Branche könnte Ihr Arbeitgeber verpflichtet sein, dies zu melden. Selbstverständlich sollten Sie sofort medizinische Hilfe suchen und dafür sorgen, am Arbeitsplatz und zu Hause Sicherheitsvorkehrungen zu treffen.

Wenn Sie gegen Latex allergisch sind, ist Ihre beste Strategie, das Allergen zu meiden. Hier folgen einige Tipps, die Ihnen helfen werden, mit Ihrer Allergie besser zurechtzukommen.

## DAS NOTFALLARMBAND

Achten Sie darauf, stets ein Notfallarmband zu tragen, auf dem steht, dass Sie gegen Latex allergisch sind. Sollten Sie je medizinische Hilfe benötigen, wollen Sie ja nicht versehentlich im Krankenwagen oder Hospital mit Latex in Kontakt kommen. Falls Sie an einer schweren Latexallergie leiden, sollten Sie im Krankenhaus vor Ort und beim Rettungsdienst Bescheid geben, damit bei einem Notfall latexfreie Ausrüstung mitgenommen wird.

## ÜBERPRÜFEN SIE DIE PRODUKTE

Weil so viele Produkte Latex enthalten, rufen Sie den Hersteller an, falls Sie unsicher sind. Lesen Sie die Produktbeschreibungen sorgfältig. Meiden Sie offenkundige Latexprodukte, wie gummibeschichtete Badezimmermatten, Zahnbürsten mit Gummigriff oder Latexmatratzen. Viele Hersteller sind gegenüber den Bedürfnissen der gegen Latex allergischen Verbraucher aufgeschlossen und halten Listen latexfreier Produkte bereit. Manche Produkte werden tatsächlich als „latexfrei" gekennzeichnet. Vorsicht ist in der Küche angesagt: Hier könnte überall Latex enthalten sein, von Aufbewahrungsboxen über gummierte Spülmatten bis hin zu Spülbeckenstöpseln. Ersetzen Sie sämtliche Utensilien mit Gummigriff durch solche mit Holz-, Metall- oder Plastikgriff. Folgende Produkte bestehen ebenfalls häufig aus Latex:

- ▶ Blutdruckmanschetten
- ▶ Druckverbände
- ▶ Elasthan
- ▶ Flaschenverschlüsse
- ▶ Gummibänder
- ▶ Gummikatheter, rote
- ▶ Guttapercha (Abform- und Wurzelfüllungsmaterial)
- ▶ Handschuhe
- ▶ Orthodontische Gummibänder
- ▶ Kofferdamm (Zahnbehandlung)
- ▶ Koosh-Bälle
- ▶ Luftballons
- ▶ Pflaster
- ▶ Schnuller/Flaschensauger
- ▶ Spülhandschuhe
- ▶ Stethoskop-Schlauch
- ▶ Therapiebänder

## KLEIDUNG

Alle elastischen Kleidungsstücke könnten Latex enthalten, von Stiefeln bis hin zu Badeanzügen und Schwimmbrillen. Es gibt jedoch einige Hersteller, die Kleidung für Menschen mit Latexallergie produzieren.

## LATEXFREIES BÜRO

Hüten Sie sich vor Gummibändern, Kugelschreibern, Stapelboxen mit Gummiboden, Radiergummis, Stempelkissen, Mausunterlagen und allem, was nach Gummi *aussieht*. Zum Glück gibt es entsprechende latexfreie Produkte, die Sie stattdessen nutzen können.

## SPIELZEUG

Kinderspielzeug ist für Latexallergiker besonders gefährlich. Alles – von Puppen über Badeenten bis hin zu Bällen – kann Latex enthalten. Manche Spielzeughändler, wie zum Beispiel Toys R Us, haben Kataloge für Kinder mit besonderen Bedürfnissen, in denen speziell aufgeführt wird, ob ein Produkt latexfrei ist. Lesen Sie die Etiketten! Wenn das Spielzeug Latex oder Gummi enthält, dann kaufen Sie es nicht. Und wieder: Falls Sie unsicher sind, rufen Sie den Hersteller an.

## DAS FITNESSSTUDIO

Gymnastikmatten enthalten häufig Latex, ebenso die Griffe von Trainingsgeräten. Falls Sie an einer schweren Latexallergie leiden, kann das Fitnessstudio für Sie ein gefährlicher Ort sein. Wir haben noch nie von einem latexfreien Fitnessstudio gehört, aber vielleicht gibt es tatsächlich welche.

Überlegen Sie, ob Sie sich zu Hause einen Fitnessraum einrichten, aber erkundigen Sie sich bei den Herstellern nach dem Latexgehalt, bevor Sie irgendwelche Dinge bestellen.

## EMPFÄNGNISVERHÜTUNG

Wenn Sie gegen Latex allergisch sind, sollten Sie keine Latexkondome oder Diaphragmen verwenden. Für Männer sind latexfreie Kondome eine Alternative, allerdings schützen diese nicht so effektiv vor HIV und anderen sexuell übertragbaren Krankheiten. Für Frauen sind sogenannte Frauenkondome aus latexfreiem Material eine Option. Sprechen Sie mit Ihrem Arzt über die für Sie beste Methode der Empfängnisverhütung. Übrigens bemerken manche Leute ihre Latexallergie erst dadurch, dass sie nach der Nutzung eines Kondoms oder Diaphragmas eine Hautrötung oder einen Hautausschlag feststellen. Sollte das bei Ihnen der Fall sein, teilen Sie es Ihrem Arzt mit.

# ANDERE ALLERGIEN GEGEN CHEMISCHE STOFFE

Wie wir oben erfahren haben, kann Latex viele gesundheitliche Probleme hervorrufen, doch es gibt in unserer Umgebung zahlreiche andere chemische Stoffe, die ebenso eine ganze Reihe allergischer Reaktionen auslösen können. Chemikalienallergien oder -unverträglichkeiten sind viel verbreiteter, als man glaubt. Wir leben in einer chemischen Umgebung. Wir kommen durch das Wasser, das wir trinken, und die Luft, die wir atmen, mit chemischen Stoffen in Berührung. Chemikalien finden sich an unseren Arbeitsplätzen, in unseren Verkehrsmitteln und unseren Wohnungen. Manche Menschen haben Probleme mit chemischen Dämpfen, die von Teppichen, Möbeln und Wandfarben abgegeben werden. Empfindlichkeiten gegen chemische Stoffe entwickeln in der Regel vor allem diejenigen Menschen, die auch anfällig für andere Arten von Allergien sind und an Asthma, Ekzemen oder Heuschnupfen leiden.

## KOSMETIKA UND KÖRPERPFLEGEPRODUKTE

Auch der Kontakt mit Kosmetika und Körperpflegeprodukten kann allergische Reaktionen auslösen. Chemische Stoffe, gegen die Sie allergisch sein können, findet man in folgenden Produkten:

- Deodorants
- Feuchtigkeitslotionen
- Haarfärbemittel
- Haarpflegeprodukte (Shampoos und Spülungen)
- Hautcremes
- Konservierungsstoffe und
- Nagelpflegeprodukte (Formaldehydharz)
- antibakterielle Mittel
- Papiertaschentücher
- Parfums
- Seifen, auch antibakterielle (Triclosan)
- Sonnenschutzmittel
- Zahnpasta (Triclosan)
- Zusätze zum Binden, Färben und Fetten eines Produkts

### SYMPTOME

Die Stelle, an der sich eine allergische Reaktion auf einen chemischen Stoff zuerst zeigt, ist in der Regel die Haut. Sie können unmittelbar beim Kontakt mit der Substanz allergische Symptome entwickeln oder erst nach 24 bis 48 Stunden oder einer Woche. Auftretende Hautreaktionen, wenn Ihr Körper in Kontakt mit einem Stoff kommt, gegen den Sie allergisch sind, werden als allergische Kontaktdermatitis bezeichnet. Diese tritt auf, wenn Ihr Immunsystem auf chemische Stoffe überreagiert, die gewöhnlich als harmlos gelten. Selbst wenn Sie diese Produkte zuvor genutzt haben und keine Probleme damit hatten, können Sie darauf dennoch eine Reaktion zeigen. Die Symptome sind von Mensch zu Mensch unterschiedlich. Möglich sind:

- Blasen, nässende
- Brennen oder Jucken
- Hautausschläge
- Haut, dunkle, „lederne" und rissige
- Haut, gerötete
- Schwellungen an Augen, Gesicht und Genitalbereich
- Sonnenempfindlichkeit
- Stellen, schuppige

### VORBEUGUNG/BEHANDLUNGEN

Falls Sie auf eine chemische Substanz allergisch reagieren, versuchen Sie, den Kontakt mit dieser Chemikalie zu meiden oder zu minimieren. Doch wenn Sie damit in Berührung kommen, waschen Sie die betreffende Körperstelle sobald wie möglich mit Wasser und Seife ab. Achten Sie darauf, keine anderen Körperstellen zu berühren, bevor Sie sich die Hände gründlich gewaschen haben.

Ist die Reaktion nur leicht, können Sie sich für die Behandlung der betreffenden Stelle ein frei verkäufliches Medikament besorgen, zum Beispiel eine Galmei-Lotion, Antihistaminika oder eine Cortisonsalbe. Tritt keine Besserung ein oder fällt die Reaktion heftig aus, dann sollten Sie Ihren Arzt aufsuchen.

## KLEIDUNG UND SCHMUCK

Eines der in der Welt am meisten verbreiteten Metalle ist Nickelsulfat. Es ist eines der häufigsten Hautallergene, weil es in zahlreichen Dingen, wie zum Beispiel in Schmuck, Jeansnieten, Gürtelschnallen und Reißverschlüssen enthalten ist. Eine Nickelallergie kann an den betroffenen Stellen zu Dermatitis, Ekzemen und Bläschenbildung führen.

Eine Nickelallergie kann, wenn sie sich einmal entwickelt hat, das ganze Leben lang andauern. Sind die Symptome leicht, dann können Sie diese mit einer Hydrocortison-Salbe oder Antihistamin-Kapseln behandeln, die frei verkäuflich sind. Sind die Symptome aber schwerer, werden Sie Ihren Arzt aufsuchen müssen, damit er Ihnen ein Steroidmedikament, eine Steroidcreme oder ein Immunsuppressivum verschreibt. Nehmen Sie diese Allergie nicht auf die leichte Schulter. Eine 48 Jahre alte Patientin, von Beruf Ärztin, bekam eine Zahnklammer über sechs

Zähne im Unterkiefer eingesetzt. Zuvor hatte sie noch nie eine Zahnspange getragen. Ihre Zähne waren immer gerade gewesen, begannen sich jedoch aufgrund des Alterungsprozesses zu verschieben. Sie stand im Krankenhausaufzug, als sie dem Allergologen begegnete, dessen Praxis sich im gleichen Gebäude und auf der gleichen Etage befand wie ihre. Dem Allergologen fiel auf, dass sie nicht lächelte, und das war sehr ungewöhnlich, weil sie eigentlich immer fröhlich war. Sie erzählte ihm, dass sie in letzter Zeit sehr müde sei. Als sie schließlich lächelte, fragte der Allergologe, seit wann sie denn die Zahnspange habe. Er bat sie, mit ihm in seine Praxis zu kommen, und er testete sie auf eine Nickelallergie. Sie war tatsächlich gegen Nickel allergisch. Der Allergologe riet ihr, zum Kieferorthopäden zu gehen und sich die Zahnklammer entfernen zu lassen. Sie befolgte seinen Rat und fühlte sich sofort, noch bevor sie die Praxis des Kieferorthopäden verlassen hatte, deutlich besser und weniger müde.

## HAUSHALTSREINIGER

Formaldehyd ist eine chemische Verbindung, die in vielen Haushaltsreinigern zu finden ist und in den vergangenen Jahren in der Presse viel Aufmerksamkeit erregte. Bei der Nutzung wird ein Gas freigesetzt, das die Atemwege beeinträchtigt. Selbst der Kontakt mit nur sehr geringen Mengen dieser chemischen Substanz kann allergische Reaktionen auslösen.

Diese Reaktionen können diverse Symptome hervorrufen, wie zum Beispiel Kopfschmerzen, Übelkeit, Durchfall und Schwindel. Die Symptome verschlimmern sich mit der Dauer des Kontakts. Antihistaminika und Corticosteroide können leichte Symptome lindern. Sind die Symptome jedoch gravierend, sollten Sie zum Arzt gehen.

# ZUSAMMENFASSUNG

In diesem Kapitel wurde darauf hingewiesen, wie wichtig es ist, allergische Reaktionen auf Latex und andere chemische Stoffe zu erkennen und zu lernen, mit diesen Allergien zurechtzukommen. Im nächsten Kapitel geht es um die Symptome, die durch den Kontakt mit saisonalen Allergenen hervorgerufen werden, sowie um diejenigen Allergene, die eine allergische Nasennebenhöhlenentzündung und allergische Bindehautentzündung hervorrufen. Darüber hinaus werden Maßnahmen vorgestellt, mit denen sich diese Allergien in Schach halten lassen.

# KAPITEL 5 – HEUSCHNUPFEN UND ANDERE SAISONALE ALLERGIEN

Laut Aussage des American College of Allergy and Immunology leiden mehr als 40 bis 60 Millionen US-Amerikaner an Heuschnupfen, allergischer Nasennebenhöhlenentzündung und/oder allergischer Bindehautentzündung. Die Symptome treten bei Frauen häufiger auf als bei Männern. Diese Allergien sind in der Altersgruppe der 19- bis 44-Jährigen am häufigsten. Der Süden der USA ist davon am stärksten betroffen, gefolgt vom Mittleren Wesen, dem Nordosten und dem Westen.

Sie können am ersten Frühlingstag ins Freie treten, einen tiefen Atemzug nehmen – und schon geht es los: Sie fangen an zu niesen, Ihre Nase beginnt zu laufen, auf einmal jucken und tränen Ihre Augen, Sie spüren ein Kratzen im Hals und fühlen sich elend. Sie nehmen an, dass Sie sich erkältet haben, aber Ihr Zustand verbessert sich im Laufe der nächsten Tage nicht – im Gegenteil, er verschlimmert sich. Sie zeigen die vielsagenden Symptome einer Allergie, möglicherweise einer saisonalen Allergie, und je nachdem, wo Sie wohnen und wogegen Sie allergisch sind, können Sie wochen-, monate- oder sogar jahrelang an Ihren Symptomen leiden.

## SYMPTOME

Zu den häufigsten Symptomen einer allergischen Rhinitis (Schnupfen), Sinusitis (Nasennebenhöhlenentzündung) oder Konjunktivitis (Bindehautentzündung) zählen:

- Augenlider, geschwollene und aufgedunsene
- Augen, Mund oder Haut, juckend
- Husten
- Nase, laufende
- Nase, verstopfte
- Müdigkeit (aufgrund von Schlafmangel wegen der verstopften Nase)
- Niesen

Folgende Symptome, die mit einem allergischen Schnupfen verbunden sein können, sind weniger offensichtlich.

- Gedächtnisleistung ist eingeschränkt
- Herabgesetzte Entscheidungsfähigkeit
- Reizbarkeit
- Mögliche Aktivitätseinschränkungen im Tagesverlauf
- Schlafstörungen
- Verminderte Hand-Augen-Koordination

Viele Menschen, die an einem allergischen Schnupfen, an Nasennebenhöhlenentzündung und/oder Bindehautentzündung leiden, reagieren auf einen Auslöser, der ihren Erkrankungsprozess in Gang zu setzen scheint, wie im folgenden Abschnitt erläutert wird.

# URSACHEN

Zwar können Innenraum- und Umweltallergien die gleichen Symptome hervorrufen, doch die versteckten Ursachen sind in den meisten Fällen verschiedene. Die üblichen Verdächtigen von Innenraum- und Umweltallergien sind:

Innenraumallergene
- Haarsprays
- Hausstaubmilben
- Kosmetika
- Parfum
- Putzmittel
- Schimmel
- Seifen
- Tierhaare und -schuppen
- Waschmittel
- Zigarettenrauch

Umweltallergene
- Chlor im Schwimmbad
- Dieselabgase
- Gifteiche
- Giftefeu
- Giftsumach
- Insektenbisse oder -stiche
- Luftschadstoffe wie Ozon
- Pollen
- Schimmel

Es wurde nachgewiesen, dass bei Frauen ein Zustand der Östrogendominanz, bei dem der Körper zu viel Östrogen im Verhältnis zum Hormon Progesteron ausschüttet, eine Ursache für eine allergische Rhinitis, Sinusitis und Konjunktivitis sein kann. Östrogene besitzen eine Rezeptorbindungsstelle an Mastzellen und Basophilen. Wenn Östrogene sich an diese Bindungsstellen heften, erhöhen die Zellen die Produktion von Histamin und Leukotrienen. Die gleiche Reaktion wird auch durch Pollen hervorgerufen. Falls Sie vermuten, dass bei Ihnen eine Östrogendominanz vorliegen könnte, sollten Sie einen Arzt konsultieren, der sich auf Stoffwechselvorgänge und Anti-Aging spezialisiert hat.

# WIE SIE DIE AUSLÖSER MEIDEN

Versuchen Sie, den Auslösern aus dem Weg zu gehen, um Ihre Symptome unter Kontrolle zu halten. Darüber hinaus könnte es hilfreich sein, die vom American College of Allergy and Immunology empfohlenen einfachen Techniken zu befolgen:

▸ Halten Sie bei starker Pollenbelastung die Fenster geschlossen.

▸ Nutzen Sie „milbendichtes" Bettzeug.

▸ Nutzen Sie einen Entfeuchter, um Schimmelbildung zu verhindern.

▸ Tragen Sie bei der Gartenarbeit, beim Rasenmähen und Laubrechen eine Pollenmaske (zum Beispiel eine N95-Atemschutzmaske).

▸ Tragen Sie im Freien eine Brille oder Sonnenbrille, um zu verhindern, dass Blütenstaub in Ihre Augen gelangt.

▸ Vermeiden Sie Fensterventilatoren, die Pollen und Schimmelsporen ins Haus blasen.

▸ Waschen Sie sich die Hände, wenn Sie ein Tier gestreichelt haben.

▸ Zum Putzen der Fußböden verwenden Sie ein feuchtes Tuch oder einen feuchten Wischmopp anstatt trocken Staub zu wischen.

# BEHANDLUNGSMETHODEN

Neben der Vermeidung der Auslöser gibt es verschiedene Möglichkeiten, Ihre Symptome unter Kontrolle zu halten. Abschwellende Mittel, Antihistaminika und Allergiespritzen (Immuntherapie) könnten erforderlich sein. Falls Sie an einer allergischen Bindehautentzündung leiden, stehen verschreibungspflichtige Augentropfen zur Verfügung. Es gibt zwei Arten der Immuntherapie:

▸ Spritzen mit verdünntem Allergenextrakt – bei Erwachsenen kann es drei bis fünf Jahre dauern, bis sich die Wirkung einstellt.

▸ Sublinguale Tabletten – diese Methode wurde 2014 von der FDA für bestimmte Gras- und Ambrosienpollen genehmigt. Mit der Behandlung muss mehrere Monate vor der Pollensaison begonnen werden. Es kann bis zu drei Jahre dauern, bis sich die Wirkung einstellt.

In Teil drei dieses Buches werden Sie die 60 besten Ergänzungsmittel gegen Allergien kennenlernen, die wir für die Linderung von Beschwerden aufgrund von Allergien, wie zum Beispiel der allergischen Rhinitis, Sinusitis und Konjunktivitis, für hilfreich erachten (siehe Seite 173 ff.).

# HEUSCHNUPFEN

Eine der häufigsten Allergien ist der Heuschnupfen, auch Heufieber (allergische Rhinitis) genannt. Allergische Rhinitis tritt in zwei Formen auf:

▸ Saisonale Rhinitis, bei der die Symptome im Frühling, Sommer und Frühherbst auftreten. Gewöhnlich wird sie durch allergische Empfindlichkeit gegen Umweltsubstanzen, Schimmel oder Gras-, Kräuter- oder Baumpollen hervorgerufen.

▸ Ganzjährige Rhinitis, bei der die Symptome jederzeit im Jahr auftreten können. Diese Form wird in der Regel durch Hausstaubmilben, Tierhaare und -schuppen sowie Kakerlaken ausgelöst.

Manche Patienten leiden an beiden Formen der allergischen Rhinitis. Allerdings kann Rhinitis auch nichtallergisch sein. Doch gewöhnlich sind Pollen die Auslöser, nicht etwa Heu, wie der Name vermuten lässt.

## MACHEN SIE AUGENWASCHUNGEN

Falls Ihre Augen jucken, tränen und „allergisch" sind, versuchen Sie es mit einer Augenspülung aus der Heilpflanze Augentrost, die die Symptome lindern und Entzündungen reduzieren kann.

In Reformhäusern und Apotheken erhalten Sie mehrere frei verkäufliche Produkte. Wir haben die Erfahrung gemacht, dass diese bei allergischen Augen hilfreich sind. Es gibt noch ein weiteres altbewährtes Hausmittel, von dem uns ein Augenarzt berichtet hat: Geben Sie einen Viertel Teelöffel hypoallergenes, mildes Babyshampoo ohne Conditioner in eine Tasse sauberes, warmes Wasser. Nehmen Sie mit einem sauberen Waschlappen eine kleine Menge dieser Lösung auf und waschen Sie sich vorsichtig die Innen- und Außenseite Ihrer oberen und unteren Lider aus. Wiederholen Sie dies jeden Morgen und Abend, aber verwenden Sie jedes Mal einen frischen, sauberen Waschlappen.

Dieses einfache Auswaschen eignet sich besonders für Menschen, die dazu neigen, am oberen Lid verkrustete Schleimsekretionen zu bilden. Falls Sie eine Augenentzündung, Eiter, Absonderungen oder irgendwelche Anzeichen einer allergischen Bindehautentzündung feststellen, sollten Sie Ihren Arzt anrufen. Es könnte eine Augeninfektion vorliegen.

## POLLEN

Pollenkörner werden von Pflanzen, Bäumen, Gräsern und Kräutern als Bestandteil der normalen Fortpflanzung gebildet. Sie sind so winzig klein, dass sie mit dem bloßen Auge kaum zu sehen sind, aber sie sind in der Umwelt allgegenwärtig. Vom Wind können sie Hunderte Kilometer weit getragen werden. Eine Pflanze kann während der Zeit der Bestäubung täglich Millionen Pollenkörnchen produzieren. Manche Pflanzen sind selbstbestäubend, das heißt, sie können durch Pollen der eigenen Blüten befruchtet werden. Andere sind Kreuzbestäuber, das bedeutet, der Pollen muss von einer Pflanze auf eine andere übertragen werden, um Samen zu bilden, der schließlich neue Pflanzen hervorbringt. Manche von Ihnen sagen vielleicht: „Ich dachte immer, Bienen sorgen für die Bestäubung." Tatsache ist, dass Insekten nur einige wenige Pflanzenarten bestäuben, in erster Linie diejenigen mit leuchtend farbigen Blüten. Die weniger attraktiven 08/15-Arten müssen allein zurechtkommen.

War Ihr Heuschnupfen in den vergangenen Jahren außergewöhnlich schlimm? Das bilden Sie sich nicht nur ein. Experten sagen voraus, dass sich saisonale Allergien aufgrund der Klimaveränderung verstärken werden. Die globale Erwärmung führt zu kürzeren Wintern mit weniger Schnee, und das bedeutet, dass die Allergiesaison zum Beispiel in vielen Teilen der Vereinigten Staaten länger wird.

In der Regel hat jede Pflanze ihre jährliche Bestäubungszeit. Meist findet die Bestäubung während der warmen Monate zwischen Frühling und Herbst statt. Weil Eis und Schnee die Pollenbildung verhindern, ist diesbezüglich im Winter wenig zu befürchten. Je nachdem, wo Sie wohnen, heißt es: Je kürzer der Winter, desto früher beginnt die Pollensaison; je früher der erste Frost einsetzt, desto kürzer ist die Pollensaison. In der Regel werden Bäume zuerst bestäubt, gefolgt von den Gräsern und als Letztes den Kräutern, und zwar beginnend im Spätsommer bis in den Frühherbst hinein.

Nicht alle Pollenarten sind problematisch – je schwerer der Pollen ist, desto geringer ist die Wahrscheinlichkeit, dass er Probleme hervorruft. Kiefern beispielsweise produzieren schweren Pollen, der auf den Boden fällt und normalerweise nicht vom Wind davongetragen wird. Dagegen bildet Ambrosienkraut, ein im Osten der Vereinigten Staaten verbreitetes Unkraut, sehr leichten Pollen, der sich problemlos ausbreitet und damit die Wahrscheinlichkeit erhöht, dass er in Ihrer Nase, Ihrem Hals oder Ihren Augen landet. Er kann vom Wind Hunderte Kilometer weit getragen werden! Falls Sie gegen Pollen allergisch sind, wird er in Ihren Körper eindringen und die Produktion von Histamin stimulieren, das die eigentliche Ursache Ihrer Symptome ist.

Während der Allergiesaison wird häufig nach der Wettervorhersage auch über die Pollenbelastung berichtet. Der Pollenflug ist eine grobe Messung, wie viel Pollen sich in der Luft befindet. Je stärker der Pollenflug, desto höher ist natürlich die Wahrscheinlichkeit, dass Menschen an allergischen Symptomen leiden. Die Zahl gibt die Pollenkörnchen pro Kubikmeter Luft an, die innerhalb von vierundzwanzig Stunden gemessen wurden, doch der Pollenflug kann sich aufgrund von Wind- und Wetterverhältnissen rasch ändern. Falls Sie gegen Pollen sehr allergisch sind, können Sie nur um Regen beten. Schon leichter Nieselregen wäscht die Pollenkörner buchstäblich vom Himmel und bringt Allergikern die dringend benötigte Linderung. Warme, windige Tage sind am schlimmsten, weil der Pollen vom Wind verbreitet wird.

## VORBEUGUNG/BEHANDLUNG

Wenn Sie an einer Pollenallergie leiden, könnten Sie auf alle möglichen Baum-, Gräser- und Kräuterpollen empfindlich reagieren. Ein Allergietest kann Ihre speziellen Allergene identifizieren, was nützlich ist, falls Sie eine Desensibilisierung in Erwägung ziehen. Weil der Pollen sich in der Luft befindet, ist es absolut unmöglich, Ihrem Allergen aus dem Weg zu gehen. Selbst wenn Sie in Ihrem Garten das ganze Unkraut abtöten und die Bäume und Gräser beseitigen, die Ihnen Probleme bereiten, können Sie dennoch nicht verhindern, das Pollen Hunderte Kilometer zurücklegt und am Ende in Ihrer Nase landet.

### EARLS NOTFALLREZEPT BEI HEUSCHNUPFEN

Ich empfehle die Nutzung eines Anti-Allergie-Kombipräparats, das Folgendes enthält:

- Brennnesseln (330 mg)
- Bromelain (100 mg)
- MSM-Pulver (1.000 mg)
- Quercetin (400 mg)
- Vitamin-C-Zitruskomplex (500 mg)

Suchen Sie nach einem Kombipräparat, das diese Stoffe enthält, oder nehmen Sie jedes Ergänzungsmittel dreimal am Tag separat zu den Mahlzeiten ein. Beginnen Sie mit der Einnahme mindestens einen Monat vor dem Einsetzen der Heuschnupfensaison. Sie können sie bis nach dem ersten Frost ununterbrochen einnehmen.

Die Einnahme der richtigen Ergänzungsmittel kann zur Linderung allergischer Symptome beitragen. Der Trick besteht darin, mit der Einnahme mindestens einen Monat vor dem Einsetzen Ihrer Allergie zu beginnen. Sie können ein Kombipräparat einnehmen, das speziell für saisonale Allergien entwickelt wurde, oder separate Ergänzungsmittel.

## DIE ERNÄHRUNG WÄHREND DER ALLERGIESAISON

Auch das Streichen bestimmter möglicherweise reizender Nahrungsmittel von Ihrem Speiseplan könnte während der Allergiesaison dazu beitragen, Ihre Symptome zu reduzieren. Viele Allergiker stellen zum Beispiel fest, dass Alkoholkonsum ihre Symptome verstärkt. Wenn Sie gegen bestimmte Pflanzen allergisch sind, besteht darüber hinaus die Möglichkeit, dass Sie auch auf Obst- und Gemüsesorten allergisch reagieren, die ähnliche Proteine enthalten. Dieses Phänomen wird als Kreuzreaktion bezeichnet.

### KREUZREAKTION

Menschen, die gegen Gräserpollen allergisch sind, könnten auch Allergien gegen Tomaten, Melonen und Wassermelonen entwickeln. Diejenigen, die auf Ambrosien allergisch reagieren, könnten auch gegen Bananen, Melonen oder Honig allergisch sein. Und Menschen, die eine Weißbirkenallergie haben, könnten auch Allergien gegen Äpfel, Pfirsiche, Kirschen, Karotten, Sellerie und die meisten Nussarten entwickeln.

Ein Allergietest kann helfen, mögliche problematische Nahrungsmittel zu identifizieren. Falls Sie einen Allergietest machen lassen wollen, aber vermuten, dass gewisse Lebensmittel Ihre Symptome verschlimmern könnten, achten Sie genau darauf, was Sie essen. Sie können es einfach durch Eliminierung bestimmter Lebensmittel versuchen, um herauszufinden, welche Nahrungsmittel Ihre allergischen Symptome auslösen. Falls Ihre Reaktionen auf Lebensmittel stark sind oder Ihre allergischen Symptome sich verschlimmern, konsultieren Sie bitte umgehend Ihren Arzt.

### EINE ENTZÜNDUNGSHEMMENDE KOST

Versuchen Sie, während der Hauptallergiesaison eine entzündungshemmende Kost zu essen. Ernähren Sie sich von fettreichem Fisch, wie zum Beispiel Sardinen, Lachs und Thunfisch (vorausgesetzt, Sie sind dagegen nicht allergisch) und bereiten Sie Ihre Salatdressings mit Oliven- und Rapsöl zu, die beide essenzielle Fettsäuren enthalten, welche Entzündungen lindern und eine gesunde Immunfunktion fördern. Vermeiden Sie Lebensmittel, die übermäßig viele gesättigte Fettsäuren enthalten, wie rotes Fleisch und Vollfettmolkereiprodukte – gesättigte Fettsäuren führen zu Entzündungen, die Ihre Allergiesymptome verstärken könnten.

Darüber hinaus enthalten gebratene und verarbeitete Lebensmittel (verpackte Kuchen, Brot und Müsli) Transfette, die ebenfalls entzündungsauslösend sind. Einige Studien kamen zu dem Ergebnis, dass eine zuckerreiche Ernährung beziehungsweise eine Ernährung reich an raffinierten Kohlenhydraten (verarbeitetes Weißmehl) Allergiesymptome verstärken können. Das ist auch bei einem zu hohen Kaffeekonsum der Fall. Selbstverständlich ist es das ganze Jahr über von Bedeutung, was Sie auf Ihren Teller tun, doch wenn Ihre Allergien verrücktspielen, ist es besonders wichtig, auf die Ernährung zu achten.

Trinken Sie täglich acht bis zehn Gläser reines, gefiltertes Wasser. Ihr Organismus funktioniert am besten, wenn er hydriert ist.

## MASSNAHMEN ZUR MINDERUNG DER SYMPTOME

Es gibt andere einfache Maßnahmen, die Sie zur Minderung Ihrer Symptome ergreifen können und die Ihnen das Leben während der Allergiesaison erleichtern.

▸ Halten Sie Ihr Haus/Ihre Wohnung pollenfrei, indem Sie die Fenster schließen und die Klimaanlage einschalten. Vermeiden Sie Fensterventilatoren, weil sie die Luft von draußen (mit den Pollen) hereinblasen.

▸ Stellen Sie im Haus keine Pflanzen auf und verzichten Sie auf dekorative Blumenarrangements, sowohl frische als auch getrocknete.

▸ Der Pollen haftet auch an Ihren Kleidern, deshalb sollten Sie im Haus keine Straßenkleidung tragen. Waschen Sie Ihre Kleidung, falls möglich, nachdem Sie sie im Freien getragen haben.

▸ Tragen Sie bei der Gartenarbeit eine Maske, die Allergene filtert.

▸ Gehen Sie nach einem Aufenthalt im Freien unter die Dusche, um den Pollen abzuwaschen. Falls Sie abends häufig niesen müssen, probieren Sie es damit, dass Sie sich vor dem Zubettgehen die Haare waschen – die Haare sind eine wahre Pollenfalle.

▸ Bedenken Sie, dass die Luft an warmen, windigen und sonnigen Tagen vor allem am frühen Morgen und späten Nachmittag am meisten Pollen enthält. Falls Ihre Symptome stark sind, versuchen Sie, sich zu diesen Tageszeiten in geschlossenen Räumen aufzuhalten. Legen Sie Aktivitäten im Freien auf den mittleren Nachmittag.

- Tragen Sie im Freien eine Sonnenbrille, vorzugsweise eine seitlich möglichst geschlossene. Sie schützt Ihre Augen nicht nur vor den schädlichen UV-Strahlen, sondern kann eine Barriere gegen Luftpartikel, wie zum Beispiel Pollen, bilden.
- Vermeiden Sie, Laub zu rechen – dadurch werden Pollen und andere reizende Substanzen aufgewirbelt.
- Auch Ihr Auto ist nicht unbedingt pollenfrei! Schließen Sie die Fenster und schalten Sie die Klimaanlage ein (wenn Sie die Außenluft hereinblasen, wird dies Ihre Pollenallergie nur verschlimmern).
- Selbst wenn Sie gegen Ihr Haustier nicht allergisch sind, könnten Sie auf den Pollen allergisch reagieren, der sich in dessen Fell sammelt und den es mit ins Haus bringt. Also bürsten Sie Ihr Haustier während der Pollensaison am besten draußen ab und erwägen Sie, es häufiger zu baden. Außerdem sollten Sie es von Ihrem Bett und Ihren Polstermöbeln fernhalten.
- Terminieren Sie Ihren Urlaub so, dass Sie die schlimmste Pollenzeit vermeiden, und reisen Sie an einen Ort, an dem die Pflanze, gegen die Sie allergisch sind, möglichst nicht wächst. Falls Sie das Meer lieben, ist die Küste ein fantastisches Urlaubsziel, weil die Pollenbelastung in Küstengebieten meist sehr gering ist. Wenn Sie lieber in die Berge gehen, dann gilt: je höher, desto besser. Oberhalb von 1.500 Metern über dem Meeresspiegel gibt es nur wenige blühende Pflanzen, deshalb finden sich auf dieser Höhe wahrscheinlich nur wenige Pollen. (Doch falls Sie Probleme mit der Höhenkrankheit oder Atemwegsbeschwerden haben, könnte eine große Höhe für Sie nicht das beste Urlaubsziel sein.) Eine Städtereise ist besser als ein Urlaub auf dem Land, aber rechnen Sie nicht damit, dass Sie Pollen ganz aus dem Weg gehen können. In den meisten Städten gibt es Parks, und viele Straßen sind von Bäumen gesäumt.
- Stress – sowohl körperlicher als auch emotionaler – kann Ihre Allergiesymptome ebenfalls verstärken. Achten Sie darauf, ausreichend zu schlafen. Ein müder Körper bekommt leichter Immunprobleme und schnappt schneller Virus- oder Bakterieninfektionen auf, die Allergien verstärken können.

Manche Menschen haben versucht, ihrer Allergie zu entkommen, indem sie Tausende Kilometer von der Quelle weggezogen sind. Leider funktioniert das nicht immer. Erstens werden Menschen, die für Pflanzenallergien anfällig sind, mit der Zeit neue Allergien entwickeln, wenn sie mit neuen Pflanzen in Berührung kommen. Zweitens könnte die Pflanze, vor der sie flüchten, in jedem Teil des Landes auftauchen, weil die Bevölkerung immer mobiler wird.

Arizona war beispielsweise lange Jahre ein Zufluchtsort für Allergiker, weil es nicht so üppig grün ist wie der Nordosten. Doch als mehr und mehr Ruheständler vom Nordosten in diesen Bundesstaat zogen, brachten sie häufig die Pflanzen mit, die sie zu Hause in ihrem Garten gepflanzt hatten – und mit ihnen die allergieauslösenden Pollen. Wenn es um Pollen geht, können Sie zwar davonrennen, aber Sie können sich vor ihm nicht verstecken!

# ALLERGIEN GEGEN SCHIMMELPILZE IM FREIEN

Wenn Sie an Schimmel denken, haben Sie wahrscheinlich das eklige Zeug vor Augen, das sich auf altem Brot oder in der Duschkabine ausbreitet. Schimmel ist aber nicht ausschließlich ein Problem von Innenräumen (siehe Kapitel 8, „Die Wohnung allergikergerecht machen"). Tatsache ist, dass draußen im Freien jede Menge Schimmelsporen herumfliegen, und wenn Sie gegen Schimmel allergisch sind, können diese die gleichen Symptome auslösen wie Pollen.

## SCHIMMELARTEN

Schimmel gehört der Familie der Pilze an, und es gibt in der Umwelt Tausende verschiedene Schimmelarten. Zum Glück rufen nur wenige bei empfindlichen Menschen allergische Reaktionen hervor. Die in den Vereinigten Staaten häufigsten Schimmelarten sind *Alternaria* und *Cladosporium*, die man sowohl im Freien als auch in geschlossenen Räumen findet, aber Sie können auch mit *Aspergillus, Penicillium* und *Rhizopus* in Berührung kommen.

Zwar werden sowohl Schimmelsporen als auch Pollen durch die Lüfte getragen, doch zwischen Schimmel und Pollen bestehen signifikante Unterschiede. Schimmel gedeiht vor allem an warmen, feuchten Orten. Regen verschlimmert die Schimmelausbreitung. Außerdem können manche Schimmelarten im Gegensatz zu Pollen Minusgrade überleben, was bedeutet, dass Schimmelallergien die ganze kalte Jahreszeit über auftreten können. Während der Hauptschimmelsaison, von Ende Juli bis zum Spätsommer, wenn es heiß und feucht ist, wird in den USA nach dem Wetterbericht häufig neben dem Pollenflug auch die Schimmelbelastung vorhergesagt.

### ASPERGILLUS

Die meisten Schimmelallergien verlaufen nicht schwer, aber es gibt Ausnahmen. Der Pilz *Aspergillus* kann zum Beispiel für manche Menschen mit Asthma besonders problematisch sein. Er kann sich in der Lunge festsetzen und schweres entzünd-liches Asthma hervorrufen, das als allergische bronchopulmonale Aspergillose be-zeichnet wird. Zu den Symptomen zählen Fieber und das Aushusten von Schleim. Falls Sie diese Symptome feststellen, sollten Sie unverzüglich Ihren Arzt aufsuchen.

## LEBENSMITTEL, DIE ES ZU MEIDEN GILT

Manche Menschen, die an Schimmelallergien leiden, stellen fest, dass sich ihre Symptome verschlimmern können, wenn Sie Lebensmittel zu sich nehmen, die mit Schimmel fermentiert wurden, wie zum Beispiel Weichkäse wie Brie oder Camembert, oder mit Hefe (eine andere Pilzart). Champignons, Essig, Sojasoße, Bier und Wein können Symptome ebenfalls verstärken. Achten Sie darauf, kein lange gelagertes Obst zu essen, das mit Schimmel belastet sein könnte, und be-wahren Sie Essensreste nicht zu lange im Kühlschrank auf, weil sie Schimmel geradezu magnetisch anziehen.

## SCHIMMEL IN DEN WÄNDEN

Jede Art von Schimmel kann für Allergiker problematisch sein, aber die Schimmel-arten, die als „schwarz" beziehungsweise „giftig" bezeichnet werden, sind beson-ders gefährlich. Die Wahrscheinlichkeit, dass Sie eine solche Allergie entwickeln, ist umso größer, desto wohler sich der Schimmel in Ihrem Zuhause fühlt. Um fest-zustellen, ob schwarzer Schimmel sich in Ihrem Haus ausbreiten könnte, brauchen Sie nur Ihrer Nase zu folgen: Ein Hinweis auf Schimmel ist ein muffiger, modriger Geruch, der an Erde und verrottendes Laub erinnert. Wenn Sie vermuten, dass es sich um „schwarzen" beziehungsweise giftigen Schimmel handelt, sollten Sie in Er-wägung ziehen, einen Experten kommen zu lassen, der ihn für Sie entfernt. Jeder Schimmelbefall kann gesundheitliche Probleme hervorrufen. Deshalb ist es wich-tig, dafür zu sorgen, dass jeder Schimmel aus Ihrem Haus entfernt wird, egal, um welche Art es sich handelt.

## VORSICHTSMASSNAHMEN

Falls Sie an einer Schimmelallergie leiden, müssen Sie darauf achten, Ihr Zuhause penibel sauber zu halten, und sich bemühen, Ihren Garten für Schimmel so un-wirtlich wie nur möglich zu machen. Herabgefallenes Laub sollte schnell entfernt werden, weil Schimmelsporen Fäulnis lieben. Doch dieses Laubrechen sollte am besten jemandem überlassen werden, der gegen Schimmelsporen nicht allergisch ist, weil durch das Zusammenrechen des Laubs Millionen Schimmelsporen aufgewirbelt werden.

# INSEKTENBISSE UND BIENENSTICHE

Für die meisten Menschen ist der Stich einer Biene oder der Biss einer Spinne oder Stechmücke zwar schmerzhaft und ärgerlich, stellt aber keine ernste gesundheitliche Bedrohung dar. Allerdings sind etwa zwei Millionen US-Amerikaner gegen Insektenstiche allergisch, zum Beispiel gegen Stiche von Bienen, Hornissen, Wespen und Feuerameisen. Allergisch sind sie nicht gegen das Insekt an sich, sondern gegen das Gift, das durch den Biss oder Stich in die Haut injiziert wird.

Stechmücken, Flöhe und andere stechende Insekten können Speicheldrüsensekrete in die Haut spritzen, und das kann ebenfalls eine allergische Reaktion auslösen. In den meisten Fällen bleiben Allergien gegen Insektenbisse lokal begrenzt, während Allergien gegen stechende Insekten gravierender sind. Im schlimmsten Fall ist die allergische Reaktion so stark, dass sie sich im ganzen Körper ausbreitet und auch verschiedene Organe betrifft.

## SYMPTOME

Die üblichen Symptome sind lokale Schmerzen, Unwohlsein und eine Schwellung an der Stelle des Stichs oder Bisses. Manche Menschen können sogar eine leichte Allergie gegen den Stich oder Biss entwickeln – in diesem Fall ist die Schwellung nach einem Insektenstich stärker als üblich, und an der Stelle des Insektenstichs bildet sich eine gerötete, entzündliche Beule. Doch für stark allergische Menschen können Insektenstiche oder -bisse lebensbedrohlich sein.

Sie könnten Hautausschläge entwickeln – nicht nur an der Stelle des Insektenstichs oder -bisses, sondern am ganzen Körper. Darüber hinaus könnten Sie:

▸ Atembeschwerden bekommen,
▸ frieren,
▸ keuchen,
▸ Schwellungen an Lippen, Mund, Zunge, Augen, Lidern, Handflächen und Fußsohlen entwickeln,
▸ Schwindel bekommen,
▸ sogar das Bewusstsein verlieren (Anzeichen eines anaphylaktischen Schocks) und
▸ Unterleibskrämpfe haben.

Falls Sie an einem dieser Symptome leiden, benötigen Sie sofortige ärztliche Hilfe. Eine halbe Million US-Amerikaner reagieren auf Stiche oder Bisse so stark, dass sie in der Notaufnahme behandelt werden müssen, und leider versterben daran in den USA jährlich bis zu 150 Menschen.

## VORSICHTSMASSNAHMEN

Was Insektenstiche oder -bisse anbelangt, ist die Vermeidung die beste Medizin. Sie können sie zwar nicht immer verhindern, aber Sie können sich zu einem weniger verlockenden und weniger erreichbaren Opfer machen.

## STECHENDE INSEKTEN

Stechende Insekten werden in der Regel angelockt von leuchtendbunter Kleidung (die wie Blumen wirkt), Essensgerüchen, Parfums, Zucker oder sogar Wasser. Falls Sie sich in einer Region aufhalten, in der es stechende Insekten gibt, tragen Sie am besten dunkle Kleidung, vermeiden Sie es, im Freien zu essen, und nutzen Sie kein Parfum oder parfümierte Cremes. Falls Ihnen ein stechendes Insekt nahe kommt, erschrecken und reizen Sie es nicht. Springen Sie nicht herum, und fuchteln Sie nicht mit den Armen, sondern versuchen Sie einfach, ihm so schnell wie möglich aus dem Weg zu gehen. Falls Sie wissen, dass stechende Insekten in Ihrem Garten ein Nest gebaut haben, lassen Sie eine Firma für Schädlingsbekämpfung kommen, vorzugsweise eine, die natürliche Methoden einsetzt. Bedenken Sie, dass Bienen und Wespen ihre Nester meist unter Terrassen bauen oder sich gern in jedem Bereich, an dem Leitungen oder Rohre in das Haus führen, oder unter Holzschindeln einnisten.

## DIE AMERIKANISCHE WALDLAUS UND IHRE VERBINDUNG MIT ALLERGIEN GEGEN ROTES FLEISCH

Forscher haben jüngst auf ein zunehmendes Problem aufmerksam gemacht – nämlich darauf, dass in den Vereinigten Staaten die gestiegene Zahl der Kinder und Erwachsenen, die nach dem Verzehr von rotem Fleisch an einer allergischen Reaktion leiden, auf einen Biss der amerikanischen Waldlaus zurückzuführen ist. Die aus dem Südwesten stammende Laus findet man inzwischen in vielen Regionen der Vereinigten Staaten. Man vermutet, dass eine Zuckerform namens Alpha-gal im Darm der amerikanischen Waldlaus zu finden ist und bei einem Biss in den menschlichen Körper injiziert wird. Und dies führt zur Produktion eines Antikörpers. Daher spekulieren die Wissenschaftler, dass diese Menschen gegen Alpha-gal-Zucker allergisch werden. Und weil in rotem Fleisch – vom Rind und Schwein – Alpha-gal-Zucker enthalten ist, entwickeln sie nach dem Konsum dieser Fleischsorten schnell die klassischen Anzeichen einer Allergie.

Zu den möglichen Symptomen zählen Hautausschläge und Schwellungen, Erbrechen, Durchfall, Atembeschwerden und ein Absinken des Blutdrucks. Die Reaktion kann lebensbedrohlich sein, weil es vier bis sechs Stunden nach dem Verzehr von rotem Fleisch zu einem anaphylaktischen Schock kommen kann. Geflügel, wie zum Beispiel Hühnchen und Truthahn, ist eine sichere Alternative. Doch manche Menschen reagieren auch auf Milch, sogar schon auf kleine Mengen, allergisch.

# STECHMÜCKEN UND ZECKEN

Bei Stechmücken und Zecken müssen Sie sich um mehr als nur um allergische Reaktionen Sorgen machen. Stechmücken können folgende Krankheiten auf den Menschen übertragen:

- Chikungunya-Fieber
- Dengue-Fieber
- Gelbfieber
- Jamestown Canyon Virus
- La-Crosse-Enzephalitis
- Malaria
- Östliche Pferde-Enzephalitis
- Spongiforme Enzephalitis
- West-Nil-Virus
- Zika-Virus

Zecken können Borreliose verbreiten, eine bakterielle Infektion, die sich häufig zunächst in Hautausschlägen und grippeähnlichen Symptomen äußert, aber zu Gelenkerkrankungen, Herzproblemen und ernsten neurologischen Erkrankungen führen kann, wenn sie unbehandelt bleibt. Zu den weiteren Krankheiten, die von Zecken übertragen werden können, zählen:

- Anaplasmose
- Babesiose
- Ehrlichiosis
- Fleischallergie durch Biss der Waldlaus (siehe Seite 91f.)
- Lyme-Borreliose
- Powassan-Fieber
- Rocky-Mountain-Fleckfieber
- Tularämie

# WAS HILFT?

Insektenabwehrmittel wirken gegen Mücken, Zecken und dergleichen gut, nicht aber gegen die meisten stechenden Insekten. Mücken und Zecken werden durch ein Insektenabwehrmittel ferngehalten, doch viele Menschen haben Bedenken, ein solches zu nutzen.

## ABWEHRMITTEL

### DEET

Die wirksamsten Abwehrmittel, die als Spray oder Lotion erhältlich sind, enthalten den chemischen Stoff DEET (Diethyltoluamid) und können direkt auf die Haut oder Kleidung aufgetragen werden. Allerdings ist DEET ein Gift, wenn auch ein schwaches, und manche Menschen haben Bedenken im Hinblick auf die gesundheitlichen Auswirkungen der Nutzung, insbesondere bei Kindern.

### BITE BLOCKER (BIOLOGISCHES ABWEHRMITTEL)

Es kommt vor, dass Allergiker gegen die chemischen Stoffe in Insektenschutzmitteln allergisch sind. Falls Sie in einer Region mit vielen Zecken und Mücken leben, sollten Sie Ihren Arzt nach Ihren Möglichkeiten fragen. Auf dem Markt sind einige natürliche Pflanzenprodukte erhältlich. Ein Produkt, das uns zusagt, ist Bite Blocker, ein von einer in Bend, Oregon, ansässigen Firma namens Consep hergestelltes Insektenschutzmittel auf Sojabasis. Sie können es auf der Haut und der Kleidung anwenden.

### ZITRONELLÖL

Zitronellöl (das auch für Duftkerzen verwendet wird) ist ein altbewährtes Insektenschutzmittel, allerdings nicht so wirksam wie die DEET-Haltigen, und viele Menschen mögen den Geruch nicht.

### NATÜRLICHE CHEMISCHE EXTRAKTE

Einige der neueren Insektenschutzmittel enthalten Eukalyptus und andere natürliche chemische Extrakte, die bei vielen Menschen ebenso gut wirken können und über die man sich keine Sorgen mit Blick auf die Gesundheit machen muss. (Selbstverständlich können Allergiker gegen alles allergisch sein, deshalb können Sie nicht davon ausgehen, dass Sie es gut vertragen, nur weil es „natürlich" ist.)

## SICHERN SIE IHR ZUHAUSE

Um Mücken und Zecken aus Ihrer Wohnung fernzuhalten, sollten Sie an sämtlichen Fenstern Insektengitter anbringen und sicherstellen, dass Sie im Garten keine stehenden Gewässer haben, die Insekten anlocken (wie zum Beispiel eine Vogeltränke). Lassen Sie das Gras Ihres Rasens nicht hoch wachsen – es bietet Mücken einen Nistplatz.

Elektrische Insektenvernichter und -fallen können zwar teuer sein, aber sie können die Menge an Insekten in kleinen Bereichen, wie zum Beispiel auf Ihrer Terrasse oder in Ihrem Garten, reduzieren. Doch unserer Erfahrung nach sind diese Produkte nicht immer wirksam, deshalb sollten Sie nicht davon ausgehen, dass Ihre Insektenprobleme nach dem Kauf eines solchen Geräts gelöst sind.

## KLEIDUNG

Bedecken Sie sich so gut wie möglich, wenn Sie ins Freie gehen. Tragen Sie ein leichtes langarmiges Shirt und eine lange Hose, anstelle von Shorts und einem Tank-Top – kleinere Insekten können in der Regel nicht durch die Kleidung hindurchbeißen, auch wenn diese ein stechendes Insekt vielleicht nicht daran hindert.

Falls Sie wandern gehen, tragen Sie Hosen mit Bündchen am Beinabschluss und stecken Sie diese in die Socken. Vor allem Zecken besitzen die Gabe, jede Öffnung zu finden! Und suchen Sie sich jeden Tag nach Zecken ab. Entfernen Sie Zecken, die sich festgebissen haben, mit einer Pinzette. Sie müssen ganz genau hinsehen, weil manche kaum größer als ein Punkt sind. Falls Sie nach einem Zeckenbiss einen ungewöhnlichen Hautausschlag bekommen oder andere Symptome feststellen, sollten Sie sofort zum Arzt gehen.

Tragen Sie einen Hut – er schützt Sie nicht nur vor der Sonne, sondern auch vor Zeckenbissen am Kopf. Und gehen Sie niemals, niemals barfuß! Im Gras lauern nicht nur Zecken, sondern auch Schlangen und Bienen.

# BEHANDLUNG

Menschen, die über Ihre Insektenallergie Bescheid wissen, können Epinephrin-Spritzen mit sich tragen, um zu verhindern, dass sie eine Schockreaktion erleiden, bevor sie ärztliche Hilfe erhalten. Darüber hinaus empfiehlt es sich, ein Notfallarmband zu tragen, das andere Menschen über Ihre Allergie informiert, falls Sie selbst dazu nicht in der Lage sein sollten.

# INSEKTENSTICHE

Insektenstiche können tödlich sein, sodass Sie, auch wenn Sie nur eine leichte allergische Reaktion feststellen, Ihren Arzt informieren sollten. Die Reaktion auf den nächsten Stich könnte schlimmer ausfallen. Ihr Arzt könnte weitere Tests in Erwägung ziehen, um festzustellen, wie schwer Ihre Allergie ist, um eine Entscheidung über das weitere Vorgehen treffen zu können. In seltenen Fällen empfehlen Allergologen vielleicht eine Immuntherapie (Allergiespritzen), um den Patienten gegen das Insektengift zu desensibilisieren, aber es besteht immer die Gefahr, dass die Behandlung eine allergische Reaktion auslöst. Falls Ihr Arzt die Allergie als schwerwiegend betrachtet, wird er Ihnen – wie in den meisten Fällen – eine Epinephrin-Spritze verschreiben, die Sie dann stets bei sich tragen sollten.

Wenn Sie von einer Biene, Wespe oder einem anderen stechenden Insekt gestochen worden sind und der Stachel noch immer in der Haut steckt, entfernen Sie diesen vorsichtig. Schnipsen Sie ihn mit einem Messer oder Fingernagel fort. Ziehen Sie nicht daran, sonst riskieren Sie, den Stachel zusammenzudrücken und das Gift in Ihrem Blutkreislauf zu verbreiten, was Ihre Allergie nur verschlimmern wird. Ziel ist es, dafür zu sorgen, dass so wenig Gift wie nur möglich in den Körper gelangt.

Legen Sie einen Eisbeutel auf die Stelle des Stichs oder Bisses, um die Schwellung und Entzündung zu reduzieren und die Verbreitung des Gifts zu minimieren. Legen Sie den Eisbeutel nicht direkt auf die Haut, denn das könnte zu weiteren Reizungen führen. Stecken Sie den Eisbeutel stattdessen in einen Waschhandschuh und lassen Sie ihn in den ersten sechs Stunden jeweils höchstens zwanzig Minuten pro Stunde auf der Stelle des Bisses oder Stichs. Falls Sie kein Eis greifbar haben, befeuchten Sie ein Tuch mit kaltem Wasser und nutzen Sie dieses stattdessen.

Bleiben Sie ruhig, und laufen Sie nicht herum – das würde nur zur weiteren Ausbreitung des Gifts beitragen. Falls Sie in den Arm oder ins Bein gestochen wurden, sollten Sie diesen Körperteil zu Beginn *tief* halten – das hilft, die Ausbreitung des Gifts zu verhindern. Später (wir meinen mehrere Stunden später) können Sie, falls die betroffene Stelle anschwillt, den Arm oder das Bein hochlegen, um die Schwellung zu reduzieren.

Falls Sie sich Sorgen machen, Sie könnten eine allergische Reaktion entwickeln, obwohl dies noch nie geschehen ist, können Sie ein Antihistaminikum (wie zum Beispiel Tavegil®) einnehmen, um Ihr Risiko zu minimieren. Doch wenn Sie im Zweifel sind, ob Ihre Reaktion normal ist, sollten Sie Ihren Arzt anrufen, und falls Sie irgendwelche außergewöhnlichen Symptome feststellen, gehen Sie in die nächstgelegene Notaufnahme.

## MÜCKENSTICHE

Bei einem Mückenstich kann Galmei-Lotion helfen, den Juckreiz zu lindern. (Verwenden Sie es nicht, falls Sie dagegen allergisch sind!) Kratzen Sie sich nicht! Das wird die Sache nur verschlimmern und könnte zu einer Infektion führen. Falls der Juckreiz besonders stark ist, versuchen Sie es mit einer niedrig dosierten Hydrocortison-Creme, aber tragen Sie diese sparsam auf.

# DIE DREIFACHE BEDROHUNG: GIFTEFEU, GIFTEICHE UND GIFTSUMACH

Sie müssen kein Förster sein, um in den USA einer dieser drei bekannten Giftpflanzen zu begegnen. Tatsächlich können diese in vielen Regionen der Vereinigten Staaten direkt in Ihrem Garten wachsen! Und wenn Sie sie berühren, ist die Wahrscheinlichkeit groß, dass Sie einen äußerst unangenehmen juckenden allergischen Ausschlag bekommen.

Giftefeu, -eiche und -sumach gehören der Gattung Toxicodendron an und zählen zur Familie der Sumachgewächse (*Anacardiaceae*). Die Blätter, Stiele und Wurzeln dieser Pflanzen enthalten einen Wirkstoff namens Urushiol, der für die unangenehme allergische Reaktion verantwortlich ist. Es gibt zwei Arten von Urushiol: gesättigt und ungesättigt. Etwa 50 Prozent der Menschen sind bis zu einem gewissen Grad gegen die gesättigte Form allergisch, und bis zu 90 Prozent reagieren auf die ungesättigte Variante allergisch. Sie müssen die Pflanze gar nicht direkt berühren, um den Ausschlag zu entwickeln; Urushiol kann an Ihren Kleidern, Gartengeräten, Bällen oder sogar an Ihren Haustieren haften, und Sie können durch die Berührung dieser „Überträger" infiziert werden. Die allergische Reaktion kann innerhalb mehrerer Stunden nach dem Kontakt auftreten oder erst nach mehreren Tagen.

Falls Sie Gartenarbeit machen, wandern gehen oder sonst irgendwie Zeit im Freien verbringen, sollten Sie wissen, wie diese Pflanzen aussehen:

### GIFTEFEU

Giftefeu hat sehr glänzende, rötlich- bis orangefarbene spitz gepaarte Blätter, die in charakteristischen Dreiergruppen angeordnet sind. Er wächst im Osten und Mittleren Westen der USA meist in See- und Flussnähe, kann aber überall auftauchen.

## GIFTEICHE

Wie beim Giftefeu wachsen auch die Blätter der Gifteiche in Dreiergruppen.

## GIFTSUMACH

Der Giftsumach hat wie der Giftefeu spitz gepaarte Blätter. Sumach-Pflanzen können grünlich-weiße Beeren hervorbringen und kommen im Südosten der Vereinigten Staaten vor. Falls Sie eine Pflanze sehen, die einer dieser drei ähnlich sieht, sollten Sie sich davor hüten, sie zu berühren.

# SYMPTOME

Der verräterische Ausschlag beginnt mit roten juckenden Flecken auf der Haut, aber es bilden sich rasch Bläschen, die sich mit klarer Flüssigkeit füllen. Irgendwann gehen die Blasen auf, und der Ausschlag verschwindet. In den meisten Fällen ist der Ausschlag mit lästigem Juckreiz verbunden, aber nicht gefährlich, doch in seltenen Fällen kann er extrem schmerzhaft sein, vor allem an besonders empfindlichen Stellen (wie zum Beispiel den Genitalien), oder er kann schwerere systemische allergische Reaktionen hervorrufen. Falls Sie Kopfweh, Schmerzen und Fieber bekommen oder Schwellungen feststellen, rufen Sie Ihren Arzt an. Der Ausschlag bleibt gewöhnlich etwa zwei Wochen. Falls er länger andauert, könnte es sich um etwas anderes handeln, deshalb sollten Sie das von Ihrem Arzt abklären lassen.

Das Kratzen wird nicht zur Ausbreitung des Ausschlags führen, aber es kann Infektionen und weitere Reizungen hervorrufen, deshalb ist davon abzuraten. Außerdem ist die Linderung nur von kurzer Dauer, der Juckreiz wird schon nach wenigen Sekunden wieder auftreten.

Das Problem bei diesen Giftpflanzen ist die Tatsache, dass der Hautausschlag nach dem Kontakt mit einem oder zwei Tage Verzögerung auftreten kann, deshalb wissen Sie vielleicht gar nicht, womit Sie wann in Berührung gekommen sind. Je früher Sie das herausfinden, desto besser. Weil Urushiol bis zu einem Jahr an Ihren Kleidern und Schuhen haften bleiben kann, ist es wichtig, es möglichst bald abzuwaschen, um weiteren Kontakt zu verhindern.

# VORSICHTSMASSNAHMEN

Der beste Schutz gegen Giftpflanzen ist die Kontaktvermeidung. Falls Sie Gartenarbeit machen, können Sie unwissentlich mit diesen Pflanzen in Berührung kommen. Versuchen Sie, Ihr Kontaktrisiko zu minimieren, indem Sie Handschuhe sowie ein langärmliges Shirt und eine lange Hose tragen. Lassen Sie Ihre Gartenschuhe draußen vor dem Haus und waschen Sie Ihre Kleider unmittelbar nach der Gartenarbeit.

Falls Sie diese Pflanzen in Ihrem Garten finden, sollten Sie diese entfernen, aber vorsichtig. Sie können Sie manuell beseitigen (tragen Sie dabei Plastikhandschuhe und eine Gesichtsmaske) oder mithilfe eines Unkrautvernichtungsmittels. Verbrennen Sie die Pflanzen nicht. Der Rauch kann das Urushiol verbreiten und Ihre Lunge reizen.

Falls Sie wissen, dass Sie mit einer dieser Pflanzen in Berührung gekommen sind, reinigen Sie die betreffende Stelle, indem Sie diese mit Alkohol einreiben, *noch während Sie im Freien sind*, damit Sie das Urushiol nicht im Haus verbreiten. Nachdem Sie die Stelle mithilfe von Alkohol gereinigt haben, spülen Sie sie mit Wasser ab, bevor Sie das Haus betreten. Dort können Sie unter die Dusche gehen, aber seifen Sie sich nur dann ein, wenn Sie das Urushiol mit Reinigungsalkohol und Wasser abgewaschen haben, denn sonst könnten Sie es mit der Seife auf Ihrem ganzen Körper verteilen.

Bedenken Sie, dass Sie mit dem Urushiol wieder in Berührung kommen können, wenn Sie Ihre Kleidungsstücke oder Schuhe anfassen, deshalb waschen Sie diese mit Reinigungsalkohol und Wasser ab, bevor Sie sie ins Haus bringen. Besser wäre es, sie wegzuwerfen. Und achten Sie darauf, auch die Arbeitshandschuhe, die mit den Pflanzen in Berührung gekommen sein könnten, zu entsorgen.

## SCHUTZPRODUKTE

Im Handel sind Hautprodukte erhältlich, deren Hersteller behaupten, dass sie einen Puffer zwischen der Substanz und Ihrer Haut bilden und dadurch Urushiol-Hautausschläge verhindern. Sie können diese Produkte verwenden, solange sie nicht Ihre Haut reizen, aber wir würden nicht darauf setzen, dass sie immer wirksam sind. Sie müssen darauf achten, den Kontakt mit diesen Pflanzen zu vermeiden und rasch zu reagieren, falls Sie mit ihnen in Berührung gekommen sind.

## BEHANDLUNGSMETHODEN

Es ist bekannt, dass diese Pflanzen unangenehme, schmerzhafte und juckende Hautausschläge verursachen. In den meisten Fällen können Sie diese normalen

Ausschläge selbst behandeln. Doch bei starken allergischen Reaktionen sollten Sie Ihren Arzt kontaktieren.

### FREI VERKÄUFLICHE MITTEL

Galmei-Lotion, warme (nicht heiße) Aveeno®-Bäder oder ein Bad in mit Backpulver gemischtem warmem Wasser sind nur einige der zur Verfügung stehenden Hilfsmittel, die zur Linderung des Ausschlags beitragen können. Lassen Sie sich von Ihrem Arzt oder Apotheker beraten.

In Bittersalzwasser getauchte Kompressen können den Juckreiz stillen. Nehmen Sie etwa zwei Esslöffel Bittersalz pro Tasse Wasser.

Auch frei verkäufliche Corticosteroid-Präparate (Cetirizin und Loratadin) können den Juckreiz vorübergehend lindern. Ebenfalls können orale Antihistaminika zur Verminderung des Juckreizes beitragen, aber verwenden Sie auf dem Ausschlag keine Antihistamin-Salben, weil diese die Haut weiter reizen könnten.

In schweren Fällen verschreibt Ihnen Ihr Arzt vielleicht orale Steroide. Diese haben ihre Nachteile, und wir empfehlen keineswegs, sie langfristig einzunehmen, aber in einigen Fällen könnten sie erforderlich sein.

### PFLANZLICHE HEILMITTEL

Förster und Kräuterkundige behaupten, eine Pflanze namens Springkraut würde sich hervorragend zur Behandlung von durch Urushiol hervorgerufenen Hautausschlägen eignen. Kräuterheilkundler nutzen schon seit jeher die Blätter und den Saft des Springkrauts für die Behandlung dieser und anderer Hautprobleme. Springkraut wächst in freier Natur, häufig in der Nähe von Giftefeu.

Echte Kräuterheilkundige verwenden den Saft direkt aus dem Pflanzenstiel. Aber falls Sie sich in Botanik nicht so gut auskennen, können Sie in Reformhäusern oder im Internet Springkraut enthaltende Hautprodukte bestellen, die speziell für die Behandlung von Ausschlägen nach Kontakt mit Giftefeu, -eiche oder -sumach entwickelt wurden. Halten Sie sich an die Gebrauchshinweise.

# SCHADSTOFFE IN JEDEM ATEMZUG

Ist die Zunahme der Luftverschmutzung, die hauptsächlich durch die Verbrennung fossiler Brennstoffe verursacht wird, für den astronomischen Anstieg der Allergien und Asthmaerkrankungen verantwortlich?

Die meisten Wissenschaftler sind der Meinung, dass sie mit Sicherheit ein wesentlicher Faktor, wenn nicht gar die Hauptursache ist. Trotz der Versuche, die Luftverschmutzung zu begrenzen, ist sie in den meisten Ballungsgebieten noch immer ein großes Problem, von Los Angeles bis Houston und New York und sogar in einigen ländlichen Regionen. Laut Aussage der American Lung Association aus dem Jahr 2015 leben 138,5 Millionen US-Amerikaner in Bezirken, die eine ungesunde Belastung mit Ozon und Schadstoffen aufweisen. Das sind immerhin 44 Prozent der US-Bevölkerung.

Was genau verschmutzt die Luft? Die Menschen atmen insbesondere ungesunde Mengen der Schadstoffe Ozon und Ruß ein.

## OZON

Lassen Sie uns zunächst ein paar Irrtümer im Hinblick auf Ozon klären. Die meisten von Ihnen haben von der Ozonschicht gehört, der schützenden Gasschicht in der Atmosphäre, die die UV-Strahlen der Sonne filtert. Und die meisten von Ihnen wissen, dass die Ozonschicht aufgrund der Luftverschmutzung dünner wird und dass Umweltschützer darüber besorgt sind. Dies trägt nämlich nicht nur zur globalen Erwärmung bei, sondern erhöht die Gefahr, an Hautkrebs zu erkranken. Deshalb ist Ozon an sich nicht schlecht, solange es dort bleibt, wo es hingehört.

Das Problem ist, dass wir das Ozon dort, wo wir es brauchen, verlieren, aber mit großen Ozonmengen in Berührung kommen, wo es nicht hingehört – in unsere Luft. Ozon wird freigesetzt, wenn das Sonnenlicht auf die Abgase trifft, die von den treibstoffverbrennenden Dieselmotoren der Lastwagen und Autos ausgestoßen werden. Es ist der Hauptbestandteil des Smogs, jener dichten Dunstwolke, die bei warmem Wetter über vielen Städten hängt.

Ozon wirkt auf die Atemwege stark reizend, es zerstört feines Lungengewebe und kann Asthma und Allergien verstärken. In vielen Städten werden die Ozonwerte gemessen und in den Nachrichten gemeldet, damit Menschen mit Atemproblemen versuchen können, an Tagen mit sogenanntem „Ozon-Alarm" längere Aufenthalte im Freien zu vermeiden.

### STÄRKE DER OZONBELASTUNG

Laut Aussage der American Lung Association weisen folgende Ballungszentren in den Vereinigten Staaten dauerhaft die höchsten Ozonwerte auf (siehe Anmerkung 4, Seite 300).

## RUSS

Ozon ist nicht der einzige Schadstoff in der Luft, der Probleme bereiten kann. Ruß-partikel stellen eine genauso große Gefahr dar. Die Partikel können sich tief in der Lunge absetzen und Asthmaanfälle auslösen, außerdem sind sie für Menschen mit der chronischen obstruktiven Lungenerkrankung (COPD) oder Lungenemphysem besonders gefährlich. Luftverschmutzung ist für niemanden gut, aber für Ältere und Kinder, die am verletzlichsten sind, stellt sie eine besondere Bedrohung dar.

## VORSICHTSMASSNAHMEN

Wie können Sie sich vor Luftverschmutzung schützen? Falls Sie an schweren Atem-wegsproblemen leiden und in einer sehr belasteten Region leben, könnten Sie ei-nen Umzug in einen Landesteil in Erwägung ziehen, in dem die Luft besser ist. Selbstverständlich ist diese Empfehlung für die meisten Menschen nicht umsetz-bar, die aufgrund ihrer wirtschaftlichen Lage, ihrer Familie oder ihrer Anstellung nicht die Möglichkeit haben, einfach wegzuziehen.

## ÜBERWACHUNG DER LUFTQUALITÄT

Die beste Strategie besteht darin, auf die Meldungen über die Messungen der Luftqualität zu achten und Ihren Aufenthalt im Freien an Tagen mit besonders hoher Belastung zu minimieren.

### ANTIOXIDANTIEN GEGEN LUFTVERSCHMUTZUNG

Menschen mit chronischen Atemwegserkrankungen, wie zum Beispiel Asth-ma, haben meist niedrige Spiegel des Antioxidans Glutathion in ihren Lungen, das unter anderem dazu beiträgt, schädliche chemische Stoffe aus der ein-geatmeten Luft zu beseitigen (wie zum Beispiel Ozon und Ruß). Nehmen Sie eine Kombination verschiedener Antioxidantien ein, einschließlich Vitamin C, Vitamin E, N-Acetyl-Cystein (NAC), Selen und Alpha-Lipoid-Säure, um die Glutathion-Bildung anzukurbeln und Ihre Abwehr gegen Luftschadstoffe zu unterstützen.

Für weitere Informationen über Lungenerkrankungen, Luftverschmutzung und wie Sie diese vermeiden können, klicken Sie die Website des Lungeninfor-mationsdienstes an (siehe Ressourcen auf Seite 302f.).

Vermeiden Sie vor allem, an dunstigen, smogreichen Tagen im Freien Sport zu treiben, insbesondere in den Stunden zwischen 10 und 14 Uhr, wenn die Luftqualität meist am schlechtesten ist. Wir empfehlen Ihnen keineswegs, eine Couch-Potato zu werden – Sie können in einem klimatisierten Fitnessstudio Sport treiben oder in einer klimatisierten Leichtathletikhalle joggen. Aber bedenken Sie, dass Sie während Ihrer sportlichen Betätigung aufgrund der Anstrengung die Luft tiefer einatmen, und Sie wollen mit Sicherheit keine schmutzige Luft in Ihre bereits gereizten Nasengänge und Lunge inhalieren. Und selbstverständlich schließen Sie die Autofenster und schalten die Klimaanlage ein!

Falls Ihnen die Umwelt am Herzen liegt, stehen Sie zu Ihrer Haltung und weigern Sie sich, ein spritfressendes Auto zu fahren. Fahren Sie nur „saubere", verbrauchsarme Autos und überlegen Sie, ob das Carsharing nicht eine Option für Sie sein könnte.

# SONNENSCHUTZ

Falls Sie für allergische Dermatitis anfällig sind, können Sie im Sommer vor einem besonderen Dilemma stehen. Sollen Sie Sonnencreme auftragen und einen Hautausschlag riskieren oder auf Sonnenschutz verzichten und das Risiko eingehen, einen Sonnenbrand zu bekommen, der die Hautalterung beschleunigt und sogar die Wahrscheinlichkeit erhöht, dass sich Hautkrebs entwickelt?

## PASSEN SIE AUF SICH AUF

Zwar gibt es auf dem Markt zahllose Sonnenschutzmittel, die angeblich hypoallergen sind, Fakt ist jedoch, dass Menschen mit wirklich empfindlicher Haut eventuell feststellen, dass auch diese Produkte ihre Haut reizen. Die Tatsache, dass ein Produkt als hypoallergen gekennzeichnet wurde, ist keine Garantie, dass Sie darauf nicht allergisch reagieren, es bedeutet lediglich, dass die Wahrscheinlichkeit geringer ist, eine Allergie zu fördern. Es ist unmöglich, ein Produkt zu entwickeln, das für jeden Menschen hundertprozentig nicht allergen ist. Sie können jedoch Maßnahmen ergreifen, um Ihr Risiko zu minimieren.

### FRAGEN SIE IHREN ARZT

Falls Sie hochallergische Haut haben – das heißt, falls Ihre Haut durch die meisten im Handel erhältlichen Hautprodukte gereizt wird –, fragen Sie Ihren Dermatologen, ob er Ihnen eine Sonnencreme empfehlen kann. Einige der besseren Produkte, die für hyperempfindliche Haut entwickelt wurden, sind nur über einen Dermatologen oder über andere Ärzte erhältlich.

Falls Sie bei einem Arzt für Anti-Aging oder Funktionelle Medizin in Behandlung sind, lassen Sie sich ein Rezept für eine speziell für Sie hergestellte Sonnenschutzcreme aushändigen. Sollte Ihr Arzt es nicht gewohnt sein, solche Verordnungsmedikationen zu verschreiben, können Sie Ihren Apotheker bitten, Ihrem Arzt Empfehlungen zu geben.

Überprüfen Sie Ihre Medikamenteneinnahme. Falls Sie Arzneimittel einnehmen, bevor Sie in die Sonne gehen, sollten Sie darauf achten, dass diese nicht zu Lichtempfindlichkeit führen. Viele Medikamente erhöhen die Gefahr eines Sonnenbrands oder rufen bei Sonneneinstrahlung unerwünschte Nebenwirkungen hervor.

### WÄHLEN SIE REINE PRODUKTE
Kaufen Sie farblose, unparfümierte Produkte.

### WÄHLEN SIE PABA-FREIE PRODUKTE
Verwenden Sie Produkte ohne PABA (Para-Aminobenzoesäure), weil diese empfindliche Haut reizen kann.

### ÜBERTREIBEN SIE ES NICHT MIT DEM SCHUTZFAKTOR
Sie sollten am besten eine starke Sonnenschutzcreme mit einem hohen Lichtschutzfaktor, das heißt LSF, verwenden, vor allem, wenn Sie helle Haut haben. Ein LSF von 30 bedeutet beispielsweise, dass Sonnenanbeter 30-mal länger in der Sonne bleiben können als ohne. (Allerdings ist das kein Freibrief, sich lange in der Sonne aufzuhalten.)

Selbst wenn Sie keine Verbrennung erleiden, schädigen die UV-Strahlen die subkutanen Hautschichten. Das Problem ist, je höher der LSF, desto wahrscheinlicher können Menschen mit empfindlicher Haut eine allergische Reaktion entwickeln. Falls Sie mit allen Arten von Sonnenschutzcreme Probleme haben, lassen Sie sich Ihre eigene Creme zusammenstellen und verschreiben.

Also übertreiben Sie es bitte nicht. Probieren Sie es zunächst mit einem Produkt mit LSF 15 und cremen Sie sich häufig ein, insbesondere nach dem Schwimmen. Selbst mit Sonnenschutz sollten Sie Ihre Sonnenbäder beschränken, insbesondere in den Stunden mit der höchsten Sonneneinstrahlung, also zwischen 10 und 14 Uhr.

### ZIEHEN SIE DIE NUTZUNG EINES SUN-BLOCKERS IN ERWÄGUNG

Ein Sunblocker bildet eine physikalische Barriere zwischen Ihrer Haut und den UV-Strahlen der Sonne und könnte für manche Menschen weniger hautreizend sein als Sonnenschutzmittel. Sunblocker enthalten mikronisiertes Titandioxid. Das Problem ist, dass diese Produkte schwieriger aufzutragen sind, und wenn sie nicht korrekt aufgetragen werden, zu Streifenbildung auf der Haut führen können.

### TESTEN SIE DAS PRODUKT

Bevor Sie eine Sonnencreme oder einen Sunblocker auf eine empfindliche Hautpartie, wie zum Beispiel auf Ihr Gesicht, auftragen, testen Sie es an einer kleinen Stelle an Ihrem Oberarm. Tragen Sie eine geringe Menge des Produkts auf, und kleben Sie ein Pflaster darüber. Warten Sie vierundzwanzig Stunden ab. Wenn es keine Anzeichen für eine Reizung gibt, können Sie das Produkt auch auf andere Hautpartien auftragen.

# ZUSAMMENFASSUNG

Allergische Symptome auf Umweltallergene können unangenehm und schmerzhaft sein. Aber wenn man die Auslöser kennt, wie zum Beispiel Pollen, Schimmel, Insektenbisse oder -stiche, Giftpflanzen, Luftschadstoffe oder die Sonneneinstrahlung, und wenn man ein paar Maßnahmen ergreift, um den Kontakt zu reduzieren, können Sie diese Symptome unter Kontrolle halten und minimieren. Im nächsten Kapitel erfahren Sie, wie Sie sich vor Allergien schützen können, die Ihre Haut, Ihre Nägel und Haare in Mitleidenschaft ziehen.

# KAPITEL 6
# VERMEIDUNG VON EKZEMEN UND DERMATITIS

Manche Menschen tragen ihre Allergien auf der Haut spazieren – ganz buchstäblich. Wenn diese Menschen mit Allergenen in Berührung kommen, entwickeln sie meist Hautausschläge. Von allen Allergien ist diese die unangenehmste, weil sie am schwierigsten zu verbergen ist, ganz zu schweigen davon, dass man nicht nur unansehnlich ist, diese allergischen Ausschläge können darüber hinaus mit starkem Juckreiz und Unbehagen verbunden sein. Außerdem sind sie häufig unberechenbar und schwer zu behandeln. Damit Ihre Haut gesund bleibt, ist es entscheidend, dass Sie sich von den Allergenen fernhalten, die Ihre Haut reizen und den Ausschlag hervorrufen. Das ist nicht immer einfach, aber je mehr Sie über die Verbindung zwischen der Allergie und Ihrer Haut wissen, desto größer ist die Chance, dass Sie Ausschläge vermeiden können.

Viele von Ihnen werden die Diagnose *Ekzem* gestellt bekommen haben, die häufigste aller allergischen Hautreaktionen. Ekzem wird auch Neurodermitis genannt, was so viel wie *entzündete Haut* bedeutet. Sie ist nicht ansteckend. Typische Merkmale von Ekzemen sind trockene, gerötete und sehr juckende Hautpartien. Das Wort juckend ist hier entscheidend: Menschen mit Ekzemen können unter dem ständigen Juckreiz extrem leiden. Leider wird der Ausschlag durch Kratzen nur verschlimmert, weil es dazu führt, dass die Haut schuppig wird und anschwillt und für Infektionen anfällig wird. Es können sich juckende Bläschen bilden, die von allein oder durch das Kratzen aufgehen.

Ekzeme können begrenzte Stellen des Körpers befallen und lediglich lästig sein, aber auch auf großen Hautpartien auftreten und den Betroffenen wirklich leiden lassen. Besonders häufig zeigt sich der Ausschlag im Gesicht, am Hals und an der Innenseite der Fußknöchel, Knie und Ellenbogen sowie auf den Händen, aber er kann überall auftreten. Ähnliche Ausschläge können auch auf der Kopfhaut auftauchen.

Ekzeme können mit einer anderen häufig auftretenden Hauterkrankung, Psoriasis (Schuppenflechte), verwechselt werden, die durch die übermäßige Produktion von Zellen an den äußersten Hautschichten charakterisiert ist und ebenfalls zu roten, schuppigen Hautpartien führt. Zwar ist die Ursache der Psoriasis noch unbekannt, doch man geht davon aus, dass es sich im Grunde um eine Auto-immunreaktion handelt, die ebenfalls von einem Allergen, einer Infektion oder durch Stress ausgelöst werden kann. Die beiden Erkrankungen können zwar ähnlich sein, aber Psoriasis-Läsionen beziehungsweise Plaques sehen meist ein bisschen anders aus als Ekzeme. Sie sind in der Regel geröteter und schuppiger und nicht notwendigerweise mit Juckreiz verbunden. Etwa zehn Prozent der Psoriasis-Patienten leiden an einer damit in Verbindung stehenden Arthritis oder Gicht, während bei keiner dieser Erkrankungen ein Zusammenhang mit Ekze-men besteht. Darüber hinaus wirkt Psoriasis auch auf die Finger- und Fußnägel und verursacht Rillen (siehe „Tipps für die Nagelpflege", Seite 120ff.). So gut wie alles, was wir im Folgenden für die Behandlung von Ekzemen empfehlen, wird auch Psoriasis-Patienten helfen, weil beide Hauterkrankungen von ähnlich rei-zenden Stoffen ausgelöst werden können.

# EKZEME

Laut Aussage der American Academy of Dermatology leiden etwa 15 Millionen US-Amerikaner an Ekzemen, häufig schon ab der frühen Kindheit. Tatsächlich zeigen sich bei bis zu 20 Prozent der Säuglinge Ekzeme, doch die meisten Kin-der haben diese Hautprobleme, bis sie ins Teenageralter kommen, überwunden. Allerdings neigen manche Menschen dazu, für den Rest ihres Lebens Ekzeme zu entwickeln. Es gibt keine Heilung für Ekzeme, aber einige wirksame Behand-lungsmethoden und – was noch wichtiger ist – Strategien, um den Hautausschlag unter Kontrolle zu halten. Diese Strategien werden wir später erläutern.

## URSACHEN

Was verursacht Ekzeme? Diese Frage kann niemand mit Sicherheit beantworten, aber es gibt ein paar Anhaltspunkte. Etwa die Hälfte der Kinder mit Ekzemen leiden an Lebensmittelallergien. Tatsächlich treten Ekzeme häufig dann zum ers-ten Mal auf, wenn begonnen wird, Kleinkinder mit fester Nahrung zu füttern. Ekzeme haben auch mit dem Immunsystem zu tun, das bei Kontakt mit einem Allergen oder einer sonstigen die Haut reizenden Substanz überreagiert und die Hautentzündung auslöst, die den Juckreiz verursacht. Tatsächlich scheinen Ek-zeme in allergischen Familien gehäuft aufzutreten – viele Menschen mit Ekze-men leiden an Allergien, vor allem an Heuschnupfen und Asthma.

Falls Sie dazu neigen, Ekzeme zu entwickeln, können diese jederzeit aufflammen. Sie könnten ausgelöst werden durch direkten Kontakt mit:

▸ einem die Haut reizenden Stoff, wie zum Beispiel Seife, einem Kosmetikum, einer Körperlotion oder Reinigungsmittelrückständen in der Kleidung,
▸ Nickel, einem für Schmuck verwendeten Metall,
▸ kratzenden Stoffen, wie zum Beispiel Wolle oder
▸ mit Chemikalien belasteten synthetischen Stoffen.

Bei trockenem, kaltem Wetter kann sich der Ausschlag verschlimmern, insbesondere dann, wenn Sie Ihre Wohnung stark heizen. Doch Ihre Haut braucht gar nicht direkt mit einer reizenden Substanz in Berührung kommen, um Ekzeme zu entwickeln. Sie können auch durch folgende Allergene ausgelöst werden:

▸ Haustiere oder Pollen
▸ eine Lebensmittelallergie
▸ eine Virus- oder Bakterieninfektion, die die normale Immunfunktion durcheinander bringt
▸ starken körperlichen oder emotionalen Stress

Eine übermäßige Vermehrung von Hefe (*Candida albicans*) im Magen-Darm-Trakt ist in den Verdacht geraten, der ursächliche Faktor für allergische Erkrankungen, einschließlich der atopischen Dermatitis, zu sein. Patienten mit Ekzemen weisen gewöhnlich erhöhte Spiegel von Candida-Antikörpern auf. Auch die Schwere der Erkrankung hängt in der Regel mit dem IgE-Antikörperspiegel im Verhältnis zu Candida-Antigenen zusammen. Die Behandlung positiver Candida-Antikörper mit Anti-Candida-Therapien hat sich als wirksam erwiesen. Vielleicht sollten Sie mit Ihrem Arzt besprechen, ob ein Blut- oder Stuhltest durchgeführt werden sollte, um festzustellen, ob bei Ihnen eine übermäßige Vermehrung von Hefepilzen vorliegt.

Die Wissenschaft hat nachgewiesen, dass allergische Reaktionen auf Fluorid Ekzeme auslösen können. Die Vermeidung des Kontakts mit Fluorid ist die beste Strategie zur Verhinderung einer allergischen Reaktion. Fluorid wird in der Regel dem Leitungswasser, Zahnpasten und Mundwässern zugefügt, kann aber auch in verarbeiteten Lebensmitteln, Getränken und Kochgeschirr nachweisbar sein.

Eine medizinische Studie hat ergeben, dass bei Patienten mit Ekzemen und Schilddrüsenunterfunktion die Symptome nachließen, wenn die Schilddrüsenunterfunktion behandelt wurde. Falls Sie Symptome einer Schilddrüsenunterfunktion feststellen, wie zum Beispiel Abgeschlagenheit, Verstopfung, kalte

Hände und Füße oder Konzentrationsschwierigkeiten, sollten Sie Ihren Arzt aufsuchen, um abzuklären, ob eine Unterfunktion vorliegt.

Es wurde nachgewiesen, dass die ununterbrochene Nutzung eines Handys über mehr als eine Stunde bei erwachsenen Patienten mit Ekzemen die allergische Reaktion auf Staub und Pollen verstärkt. Falls Sie an Allergien oder Ekzemen leiden, sollten Sie sich bemühen, die Nutzung Ihres Handys einzuschränken, um festzustellen, ob dadurch eine Linderung Ihrer Symptome eintritt.

## VORSICHTSMASSNAHMEN/BEHANDLUNGSMETHODEN

Zu den Standardbehandlungen bei Ekzemen zählen die Einnahme von Antihistaminika, um den Juckreiz zu lindern, und in schwereren Fällen werden Corticosteroid-Salben, Teerbehandlungen, Lichttherapien (medizinisch überwachte Nutzung von Höhensonnen) und starke Medikamente verordnet, um die Immunreaktion zu modulieren.

Keine dieser Behandlungen sind Heilmethoden, aber sie können zur Vermeidung des Aufflammens beitragen. Das Problem mit einer Erkrankung wie Ekzemen besteht darin, dass, selbst wenn Ihre Haut klar ist, Sie nie die Garantie haben, dass der Ausschlag nicht wieder ausbricht. Das ist der Grund, weshalb es so wichtig ist, an einem Pflegeprogramm für Ihre Haut festzuhalten und die reizenden Stoffe zu meiden, bei denen die Wahrscheinlichkeit am größten ist, dass sie Probleme bereiten. Hier folgen ein paar Tipps, wie ein akutes Ekzem behandelt werden kann, und noch wichtiger, wie ein neuer Ausbruch zu verhindern ist.

## UMGANG MIT DEM JUCKREIZ

Die Standardempfehlung für Ekzem-Patienten lautet: „Nicht kratzen", weil das Kratzen den Ausschlag verschlimmert. Das ist selbstverständlich leichter gesagt als getan. Das Kratzen mit den Fingernägeln ist besonders nachteilig, weil die Haut dadurch aufgerissen und eine Infektion begünstigt werden kann. Stattdessen:

▸ Versuchen Sie, die juckende Stelle vorsichtig (und wir meinen wirklich vorsichtig) mit dem Handballen zu massieren.

▸ Falls der Juckreiz wirklich unerträglich ist, besprechen Sie mit Ihrem Arzt, ob Sie nicht eine Hydrocortison-Salbe verwenden können, aber Cortison sollte nur selten angewandt werden, weil es durch langfristige Nutzung unwirksam werden kann, außerdem kann die Haut dadurch dünner werden. Greifen Sie also nur dann zu dieser Salbe, wenn Sie sie wirklich benötigen.

- Eine therapeutische MSM-Lotion (Methyl-Sulfonyl-Methan), ein natürliches und sicheres Mittel, kann bis zu dreimal täglich aufgetragen werden.
- Kalte Kompressen können helfen, die entzündete, juckende Haut zu beruhigen.
- Wenn man die Haut gut befeuchtet hält, trägt dies zur Linderung des Juckreizes bei. Vermeiden Sie, normale Seifen und Körperpeelings zu verwenden, die Ihre Haut austrocknen, insbesondere Produkte, die chemische Zusätze enthalten, wie zum Beispiel alkoholhaltige Deodorants oder Badeöle. Falls Sie sensible Haut haben, wissen Sie nie, welcher chemische Stoff einen Ausschlag auslöst! Verwenden Sie nur Spezialseifen, die extra für allergische, trockene Haut entwickelt wurden:
- Physiogel, Eucerin und Excipial sind gute Produkte, die die Haut normalerweise nicht so irritieren wie normale Seife.
- Haferflockenbäder von Aveeno® mit Feuchtigkeitszusätzen wirken auf die Haut besonders beruhigend, aber seien Sie vorsichtig, die Badewanne kann sehr rutschig werden. (Achten Sie darauf, die Wanne gut zu putzen, bevor eine andere Person sie benutzt!) Legen Sie sich etwa fünfzehn Minuten in angenehm warmes, aber nicht heißes Wasser. Tupfen Sie sich mit einem weichen Handtuch trocken – rubbeln Sie sich nicht ab, das reizt die Haut zu sehr.
- Tragen Sie nach dem Bad eine Feuchtigkeitslotion auf, um Ihr natürliches Hautfett zu erhalten. Avene, Physiogel, Excipial und Eucerin stellen spezielle Feuchtigkeitslotionen für Menschen mit sehr trockener Haut her.
- Achten Sie darauf, nur Cremes und Lotionen ohne Duftstoffe zu kaufen.
- Falls Sie in einer Region mit trockenem Klima leben oder Heizungsluft ausgesetzt sind, tragen Sie am Abend erneut Feuchtigkeitslotion auf beziehungsweise immer dann, wenn sich die Haut trocken anfühlt. Wenn Sie verhindern, dass sie zu sehr austrocknet, können Sie den Ausbruch des „Juckreizes" eventuell aufhalten.
- Tragen Sie anfangs drei- bis viermal am Tag eine speziell für Ekzeme entwickelte Hautlotion, die kolloidales Hafermehl enthält, auf, später dann nach Bedarf zur vorübergehenden Linderung des Juckreizes aufgrund des Ekzems.
- Seit jeher wurden bei Ekzemen pflanzliche Hautpflegemittel verwendet. Zum Beispiel:
- Manche Menschen stellen nach dem Auftragen einer Hautlotion mit Kamille, die in Reformhäusern erhältlich ist, eine Linderung fest.
- Cremes, die Ringelblume und Vogelmiere enthalten, können auf gereizte Haut ebenfalls beruhigend wirken.

Wahrscheinlich werden Sie mehrere Mittel ausprobieren müssen, bis Sie das für Sie richtige finden. Bevor Sie irgendwelche Hautprodukte auf großen Hautflächen anwenden – vor allem auf Ekzemen –, müssen Sie diese zuerst an einer kleinen Stelle testen. Tragen Sie eine geringe Menge Creme oder Lotion auf Ihrem Oberarm auf und bedecken Sie die Stelle mit Pflaster (latexfrei). Wenn nach vierundzwanzig Stunden keine Anzeichen einer Reizung festzustellen sind, probieren Sie die Creme oder Lotion auf einer kleinen Ekzemstelle aus. Warten Sie weitere vierundzwanzig Stunden ab. Sollten Sie eine Verbesserung feststellen, dann können Sie das Produkt an anderen betroffenen Stellen anwenden.

## SEIEN SIE BEI STOFFEN WÄHLERISCH

▸ Falls Sie an Ekzemen leiden, müssen Sie sehr wählerisch sein, welche Stoffe Sie direkt auf Ihrer Haut tragen. Suchen Sie nach Kleidungsstücken, die aus glatten, weichen und natürlichen Fasern hergestellt sind. Meiden Sie grobe, raue Stoffe und Kunstfasermischungen, die Ihre Haut nicht richtig atmen lassen und unter denen sich Wärme und Schweiß stauen.

▸ Wolle ist heikel – wenn Sie gegen Wolle allergisch sind, kann selbst die weichste Wolle Ausschläge hervorrufen. Sogar Kaschmir kann die Haut bei Menschen mit Wollallergie reizen, also seien Sie vorsichtig.

▸ Schlafen Sie auf Leintüchern aus reiner Baumwolle. Je höher die Fadenzahl des Gewebes, desto weicher ist das Leintuch. Falls Sie Ihre Bettwäsche außer Haus waschen lassen, sorgen Sie dafür, dass die Wäscherei keine Stärke verwendet, die den Stoff steif macht.

▸ Wenn Sie sehr empfindliche Haut haben, sollten Sie überlegen, ob Sie am besten Kleidung aus natürlicher Biobaumwolle tragen. Inzwischen sind manche Baumwollstoffe in Braun-, Rotbraun- und Grüntönen erhältlich, das heißt, hier wurden keine chemischen Färbemittel verwendet. Zugegeben, Ihre Farbauswahl ist beschränkt, aber falls Ihr Ziel darin besteht, den Kontakt mit so vielen Chemikalien wir nur möglich zu vermeiden, können Sie lernen, Gefallen an diesen natürlichen Baumwollfarben zu finden. Es gibt einige Firmen, die natürliche, nicht reizende Kleidung anbieten.

▸ Vermeiden Sie eng sitzende Kleidung – insbesondere Kleidungsstücke mit engen elastischen Taillengummis.

▸ Vermeiden Sie Kleidungsstücke mit rauem Saum, die ständig an der Haut reiben. Das kann die Haut stark reizen und bei empfindlichen Menschen einen Hautausschlag auslösen (siehe Anmerkung 5, Seite 300).

## HÜTEN SIE SICH VOR VERSTECKTEN REIZSTOFFEN

Selbst wenn Sie akribisch darauf achten, welche Gewebe direkt mit Ihrer Haut in Berührung kommen, könnten Sie sich versehentlich unnötigen und möglicherweise reizenden Chemikalien aussetzen, falls Sie Ihre Kleidung und Bettwäsche nicht richtig waschen. Viele Waschmittel enthalten nämlich Zusätze, die zu Allergien neigende Haut reizen und möglicherweise Ekzeme auslösen können.

Wählen Sie ein Waschmittel, das als hypoallergen gekennzeichnet ist und keine Duft- und Farbstoffe, keine Bleichmittel, Phosphate, Enzyme und Weichspüler enthält. Achten Sie auf das ECARF-Qualitätssiegel (siehe Anmerkung 6, Seite 300).

▸ Haka Sensitive    ▸ Dermafluid
▸ Sodasan           ▸ Ecover Zero
▸ Biosid            ▸ AlmaWin

Verwenden Sie für die Waschmaschine, die Spüle und in allen Badezimmern giftfreie, natürliche Zitrusreiniger. Diese reinigen gut und reizen die Haut nicht. Außerdem sind sie umweltfreundlich. Messen Sie die Waschmittelmenge sorgfältig ab – halten Sie sich an die Gebrauchsanweisung. Lassen Sie die Maschine einen extra Spülgang durchlaufen, um absolut sicher zu sein, dass alle Seifenrückstände beseitigt sind. Wenn Sie empfindliche Haut haben, ist es ratsam, auf Weichspüler zu verzichten.

## ACHTEN SIE AUF DIE ALLERGIEKONTROLLE

Der Kontakt mit Alltagsallergenen, wie zum Beispiel Pollen oder Hausstaubmilben, kann bei allergischen Menschen die Entstehung eines Ekzems auslösen. Falls Sie an Allergien leiden und zur Entwicklung von Ekzemen neigen, sollten Sie in jedem Fall Kapitel 8, „Machen Sie Ihr Zuhause allergikergerecht", lesen. Eine Studie hat jüngst ergeben, dass die Nutzung eines Matratzenschoners mit Milbenschutz die Ekzem-Symptome bei allergischen Patienten reduzieren konnte.

Falls Sie an Ekzemen leiden und Ihnen die genaue Ursache unbekannt ist, sollten Sie Ihren Arzt bitten, Sie auf die üblichen Allergien zu testen, wie zum Beispiel Hausstaubmilben und Pollen. Sollte der Test bei einem bestimmten Allergen positiv ausfallen, lohnt sich die Mühe, den Kontakt zu vermeiden. Tierhalter müssen wissen, dass Tierschuppen und -speichel ihre Haut reizen können.

## ACHTEN SIE AUF IHRE ERNÄHRUNG

Prüfen Sie, ob sich Ihr Hautbild nach dem Verzehr eines bestimmten Nahrungs-mittels verschlechtert. Ist dies der Fall, dann ist es ganz einfach, das Nahrungsmittel oder Getränk zu meiden. Es muss sich nicht notwendigerweise um ein exotisches Nahrungsmittel oder Getränk handeln – manchmal stellt sich heraus, dass die nor-malsten Lebensmittel und Getränke die Schuldigen sind, wie zum Beispiel Ihre Tasse Kaffee am Morgen. Liebhaber von Java-Kaffee sollten Folgendes zur Kenntnis nehmen: Bei einer Studie stellten Kaffeeliebhaber, nachdem sie auf Kaffee verzich-teten, fest, dass sich ihre Ekzem-Symptome signifikant verbesserten. Doch der Um-stieg auf koffeinfreien Kaffee war keine Lösung. Sie waren gegen Kaffee, nicht das Koffein allergisch. Der Start in den Tag mit einer guten Tasse grünem Tee, der eben-falls einen kleinen Koffeinkick mit sich bringt, ist jedenfalls wesentlich gesünder als mit Kaffee. Für weitere Informationen über Lebensmittelallergien siehe Kapitel 2.

## STRESSABBAU

Falls Ihre Haut gereizt ist, ist die Wahrscheinlichkeit hoch, dass dies auch auf den Rest Ihres Körpers zutrifft. Achten Sie darauf, dass Sie genügend Schlaf bekom-

### DUNKLE RINGE UNTER DEN AUGEN?

Allergiker haben häufig dunkle Ringe unter den Augen. Das liegt nicht etwa daran, dass ihre Symptome sie nachts wachhalten (obwohl das auch der Fall sein kann). Chronische Nasenverstopfung kann den Blutfluss in den Nasen-nebenhöhlen erhöhen, was zu erweiterten Blutgefäßen führt und den Bereich unter den Augen dunkler wirken lässt. Das Problem wird durch die Tatsache verstärkt, dass die Haut unter den Augen in der Regel dünn und zart und da-mit auch durchscheinender ist. Wenn Sie Ihre Allergie unter Kontrolle bringen, kann dies zur Reduzierung der dunklen Augenringe beitragen. Zum Kaschie-ren verwendet man am besten eine reine, feuchtigkeitsspendende Creme, die lichtreflektierende Partikel enthält. Eine einfache Lösung: Falls Sie gegen Vase-line nicht allergisch sind, versuchen Sie es zunächst mit einem dünnen Film Va-seline unter den Augen. Sie ist feuchtigkeitsspendend und reflektiert das Licht. Vermeiden Sie die Verwendung von schweren, farbintensiven Abdeckstiften unter den Augen, weil sie in Wahrheit die Aufmerksamkeit auf Ihre Augenringe lenken und kleine Fältchen hervorheben können.

men, und planen Sie Ruhezeiten ein. Einige der Methoden, mit denen Menschen auf Stress reagieren, wie zum Beispiel Rauchen oder Alkoholkonsum, können Ekzeme in Wahrheit verschlimmern. Und obwohl diese Methoden zwar sofortige Erleichterung bringen, sind sie mit negativen gesundheitlichen Langzeitfolgen verbunden.

# ERGÄNZUNGSMITTEL, DIE IHRER HAUT GUTTUN

Sie müssen Ihre Haut ernähren, um sie so gesund wie nur möglich zu erhalten. In diesem Abschnitt werden Sie erfahren, dass sich pflanzliche Heilmittel, essenzielle Fettsäuren, Traditionelle Chinesische Medizin, blutreinigende Mittel und Kräuter als für die Haut wohltuend erwiesen haben.

## ESSENZIELLE FETTSÄUREN

Falls Sie an trockener, juckender Haut leiden, ist dies ein Hinweis darauf, dass es Ihnen an essenziellen Fettsäuren mangelt. Tatsächlich haben mehrere Studien ergeben, dass Menschen mit Ekzemen und Psoriasis Fettsäuren nicht normal verdauen können. Dieses Problem wird durch eine moderne, stark verarbeitete Ernährung weiter verschärft, in der viel zu wenige der nützlichen Fettsäuren enthalten sind, was diese Stoffwechselstörung verschlimmert. Zum Glück liegen überzeugende Nachweise vor, dass die Nahrungsergänzung mit essenziellen Fettsäuren zur Linderung der Ekzem-Symptome, insbesondere des lästigen Juckreizes, beitragen kann.

In einem im *British Journal of Dermatology* veröffentlichten Übersichtsartikel analysierten Wissenschaftler neun placebokontrollierte Studien über die Wirkung von essenziellen Fettsäuren, die vor allem eine spezielle enthielten – nämlich Gamma-Linolensäure (GLA) – für die Behandlung von Ekzemen. Die Forscher stellten fest, dass die meisten Ekzempatienten von der Behandlung profitierten und eine Verbesserung der Rötung, Schuppung und des Unbehagens nachgewiesen werden konnte. Geringe Dosen GLA zeigten keine Wirkung; die Patienten benötigten mindestens 540 mg GLA, um gute Ergebnisse zu erzielen. GLA findet man in Nachtkerzenöl und Borretschöl. Sie finden sich auch in Kombipräparaten, die weitere gute Fettsäuren enthalten, einschließlich Omega-3-Fettsäuren wie zum Beispiel DHA (Docosahexaensäure), die entzündungshemmend wirkt.

Die Einnahme eines Fettsäuren-Kombipräparats ist sinnvoll, weil es zur Linderung der Entzündung beiträgt, mit der die Allergie häufig verbunden und die für einige der unangenehmen Symptome verantwortlich ist. Doch wenn Sie ein Kombipräparat einnehmen, müssen Sie darauf achten, dass es genügend GLA für Ihre Haut enthält. In manchen Fällen werden Sie mehr Kapseln einnehmen müssen, als auf dem Beipackzettel angegeben ist, um die volle Tagesdosis von 540 mg GLA zu erhalten.

Bitte beachten Sie, dass einige essenzielle Fettsäuren, vor allem Omega-3-Fettsäuren, natürliche Blutverdünner sind. Falls Sie Medikamente zur Blutverdünnung einnehmen, sollten Sie mit Ihrem Arzt sprechen, bevor Sie essenzielle Fettsäuren nutzen. Und falls bei Ihnen eine Operation ansteht, teilen Sie Ihrem Arzt lange vor der OP mit, dass Sie diese Ergänzungsmittel einnehmen. Diese könnten die Blutgerinnung beeinträchtigen, und es könnte sein, dass Sie sie etwa eine Woche vor dem geplanten Eingriff absetzen müssen. Der Nachteil von Fettsäuren ist darüber hinaus, dass sie oxidieren oder ranzig werden können – freie Radikale lieben Fett –, deshalb achten Sie darauf, Ihre essenziellen Fettsäuren stets zusammen mit Vitamin E und anderen Antioxidantien einzunehmen.

Ein interessanter Hinweis: Nachtkerzenöl, das reich an GLA ist, ist ein altbewährtes pflanzliches Heilmittel gegen Ekzeme bei Kindern.

## VITAMINE UND MINERALIEN

Manche Nährstoffe können durchaus als wirksame Ekzem-Therapien eingesetzt werden.

### VITAMIN E

Es wurde nachgewiesen, dass Vitamin E wirksam ist. Bei einer Einzelblindstudie mit fast 100 Teilnehmern erhielten die Patienten acht Monate lang entweder 400 IU Vitamin E oder ein Placebo. Sechzig Prozent der behandelten Gruppe wiesen eine signifikante Verbesserung auf im Vergleich zu zwei Prozent der Placebo-Gruppe. Eine medizinische Untersuchung hat ergeben, dass die Einnahme von täglich 1.000 bis 2.000 IU Vitamin D3 zusammen mit Vitamin E wirksamer ist als die separate Einnahme.

### ZINK

Manche Fälle von Ekzemen könnten auf Zinkmangel zurückzuführen sein. Bei Patienten mit Zinkmangel ist eine Nahrungsergänzung mit Zink empfehlenswert. Werden Zink-Ergänzungsmittel langfristig eingenommen, sollten Sie auch Kupfer einnehmen, es sei denn, Ihr Arzt hat Ihnen etwas anderes verordnet. Wissenschaftliche Studien legen den Schluss nahe, dass eine Nahrungsergänzung mit Zink plus Fettsäuren besser ist als die jeweils separate Nutzung.

### VITAMIN B12
Außerdem hat eine Studie ergeben, dass das zusätzliche Auftragen einer Vitamin-B12-haltigen Creme zweimal täglich sowohl bei Kindern als auch Erwachsenen mit Ekzemen wirksam ist.

### VITAMIN A
Mithilfe verschiedener Untersuchungen wurde nachgewiesen, dass Vitamin A bei einem nummulären Ekzem und Ekzemen an den Fingern und Händen wirksam ist. Die erforderliche Dosierung von Vitamin A ist hoch, deshalb sollten Sie mit Ihrem Arzt sprechen, falls Sie diese Behandlungsmethode ausprobieren wollen.

# EIN GESUNDER MAGEN-DARM-TRAKT
Ein gesunder Magen-Darm-Trakt ist für jeden Menschen wichtig, insbesondere für diejenigen, die an atopischer Dermatitis leiden.

## PROBIOTIKA UND PRÄBIOTIKA
Die Wissenschaft hat nachgewiesen, dass die Einnahme von Probiotika und Präbiotika für die Vermeidung von Lebensmittelallergien und Ekzemen von Bedeutung ist.

## SALZSÄURE (HCL)
Mithilfe einer Studie wurde festgestellt, dass die Nahrungsergänzung mit Salzsäure (HCL) bei Patienten mit niedrigen Salzsäurespiegeln hilfreich sein kann. Konsultieren Sie einen Arzt, der sich auf Stoffwechselvorgänge und Funktionale Medizin spezialisiert hat, um herauszufinden, ob bei Ihnen ein Salzsäuremangel vorliegt und ob Ihnen diese Therapie helfen könnte. Nehmen Sie keine HCL ein, falls Sie an einem aktiven Magengeschwür leiden.

# PFLANZLICHE HEILMITTEL

Die Stechwinde und die Mariendistel sind bewährte pflanzliche Heilmittel für die Behandlung von Hauterkrankungen.

### STECHWINDE

Die Stechwinde ist ein traditionelles pflanzliches Heilmittel für entzündliche Hauterkrankungen wie Ekzeme und Psoriasis. Eine 1942 im *New England Journal of Medicine* veröffentlichte Studie ergab nach der Einnahme eines Stechwinden-Kombipräparats eine deutliche Verbesserung bei Psoriasis-Patienten. Sie wirkt, indem sie chemische Stoffe unter Kontrolle hält, nämlich die sogenannten Endotoxine. Diese sind Zerfallsprodukte von Bakterien und sollten eigentlich vom Darm aufgenommen und zur Entgiftung in die Leber transportiert werden.

Menschen, die sowohl an Psoriasis als auch an Ekzemen leiden, haben häufig einen erhöhten Endotoxin-Spiegel im Blut. Aber was hat das mit ihrer Haut zu tun? Einige Wissenschaftler sind der Meinung, dass Endotoxine das Immunsystem irritieren und es überreagieren lassen, wodurch Bedingungen entstehen, die Allergien und ähnliche Erkrankungen, wie zum Beispiel Psoriasis und Ekzeme, fördern.

Die Stechwinde verbindet sich mit den Endotoxinen, wodurch verhindert wird, dass sie in den Blutkreislauf gelangen und die Immunfunktion beeinträchtigen. Nehmen Sie dreimal täglich eine Kapsel (1.500 bis 2.000 mg) zwischen den Mahlzeiten ein.

### MARIENDISTEL

Die Mariendistel (*Silybum Marianum*) ist als pflanzliches Heilmittel für die Leber bekannt, aber Naturheilkundige verschreiben sie häufig auch gegen Ekzeme und Psoriasis. Und zwar aus folgendem Grund: Wie in den Abschnitten über die Stechwinde und Klette erwähnt, wurde mithilfe mehrerer Studien nachgewiesen, dass Patienten mit Psoriasis und Ekzemen meist hohe Endotoxin-Spiegel im Blut aufweisen (hohe Endotoxin-Werte wurden auch mit Arthritis und Herz-Kreislauf-Erkrankungen in Verbindung gebracht). Die Leber hat die Aufgabe, den Körper zu entgiften und zu verhindern, dass schädliche Substanzen in den Blutkreislauf gelangen, durch den sie in die Organe und ins Körpergewebe transportiert würden. Ist die Leber nicht voll funktionstüchtig, kann sie diese Aufgabe möglicherweise nicht so gut erfüllen, wie sie es eigentlich sollte, wodurch es zur Ansammlung der Endotoxine im Körper kommt. Diese kann die Immunfunktion beeinträchtigen und eine Allergie hervorrufen. Nehmen Sie dreimal am Tag eine Kapsel (140 mg) ein.

# TRADITIONELLE CHINESISCHE MEDIZIN

Die chinesische Medizin kann Ekzeme, Psoriasis und Dermatitis natürlich und effektiv lindern. Seit mehr als 3.000 Jahren werden Hauterkrankungen mit diesen Therapien behandelt.

### SÜSSHOLZWURZEL

Die sowohl äußerlich als auch innerlich angewandte Süßholzwurzel ist ein traditionelles chinesisches Heilmittel für Ekzeme und Psoriasis. Süßholzwurzel ist ein natürlicher Entzündungshemmer, was erklärt, warum sie bei allergischen Erkrankungen eine vorteilhafte Wirkung zeigt. Vor allem wird eine Salbe, die Glycyrrhizinsäure enthält, einen Bestandteil der Süßholzwurzel, genutzt, um den Juckreiz und die Entzündung zu lindern, die sowohl bei Ekzemen als auch bei Psoriasis auftreten.

Mithilfe verschiedener Studien wurde nachgewiesen, dass dieser chemische Stoff bei entzündlichen Hauterkrankungen ebenso wirksam ist wie Hydrocortison-Salben. Falls Sie diese Behandlungsmethode ausprobieren wollen, sprechen Sie mit Ihrem Arzt. Weil die Salbe nicht überall erhältlich ist, werden Sie sich von einem Apotheker Ihre eigene Mischung herstellen lassen müssen.

### ATOPICLAIR-CREME

Auch die Atopiclair-Creme kann sehr wirksam sein. Sie ist rezeptfrei erhältlich und enthält Glycyrrhizinsäure, Sheabutter, Kamille, Vitamin E, Aloe vera und Traubenkerne.

### OOLONG TEE

Darüber hinaus hat eine Studie ergeben, dass 63 Prozent der Patienten, die dreimal am Tag den traditionellen chinesischen Oolong Tee, zubereitet mit fünf Teebeuteln, tranken, von signifikanten Verbesserungen berichteten. Die Wirkung hielt bei mehr als der Hälfte der an der Studie teilnehmenden Patienten sechs Monate lang an. Die im Tee enthaltenen Polyphenole besitzen antiallergische Wirkung.

# BLUTREINIGENDE MITTEL

Ähnlich wie die Stechwinde ist auch die Klette (*Arctium lappa*) als blutreinigende Pflanze bekannt, die hilft, den Körper von Toxinen zu befreien, welche zu Problemen, wie zum Beispiel allergischen Reaktionen, führen können. Obwohl die Klette ein altbewährtes Heilmittel gegen Hauterkrankungen, wie Ekzeme und Psoriasis, ist, wurden kaum wissenschaftliche Untersuchungen zur Überprüfung ihrer Wirksamkeit durchgeführt.

Erst jüngst haben Wissenschaftler festgestellt, dass die Klette Bestandteile enthält, die gegen Bakterien und Pilze wirksam sind. Interessant an dieser Entdeckung ist die Tatsache, dass viele Wissenschaftler vermuten, die Allergie selbst könnte durch eine Bakterien- oder Pilzinfektion ausgelöst werden, und diese Infektionen könnten das Aufflammen von Hauterkrankungen wie Ekzemen und Psoriasis verursachen. Deshalb kann die Klette tatsächlich zur Behandlung dieser Hauterkrankungen beitragen, indem sie den Körper von dem Problem befreit, das die eigentliche Ursache dieser Erkrankungen ist!

Weil die Klette ungiftig ist, gibt es keinen Grund, sie nicht auszuprobieren. Schwangere sollten die Klette allerdings meiden, weil sie Gebärmutterkontraktionen auslösen könnte. Nehmen Sie täglich bis zu drei Kapseln ein.

# PFLEGEN SIE IHRE HÄNDE UND FINGERNÄGEL

Ihre Hände sind diejenigen Teile Ihres Körpers, die am stärksten strapaziert werden und im Hinblick auf Hautprobleme, wie zum Beispiel Ekzeme oder die durch den Kontakt mit einem Reizstoff verursachte Kontaktdermatitis, am verletzlichsten sind. Egal, welcher Beschäftigung Sie nachgehen, Sie können gar nicht verhindern, mit chemischen Stoffen in Berührung zu kommen. Selbstverständlich haben medizinische Angestellte, Fabrikarbeiter, Kosmetikerinnen und in der Lebensmittelherstellung Tätige täglich mit Chemikalien zu tun.

Selbst Menschen mit scheinbar „ungiftigen" Berufen haben häufig Kontakt mit chemischen Stoffen. So entwickelte zum Beispiel eine Freundin, die von Beruf Anwältin ist, einen mysteriösen Hautausschlag an den Händen. Es stellte sich schließlich heraus, dass sie auf den Toner des Fotokopierers allergisch reagierte, mit dem sie in Berührung kam, wenn sie die fotokopierten Dokumente in die Hand nahm. Hausfrauen sind besonders ekzemgefährdet, weil sie beim Kochen und Putzen die Hände häufig in Wasser tauchen. In Wahrheit handelt es sich bei „Spülhänden", die durch gerötete, wunde und juckende Stellen charakterisiert sind, um Hände mit Ekzemen.

## HÄNDE

Falls Sie dazu neigen, Ekzeme und atopische Dermatitis zu entwickeln, müssen Sie sehr vorsichtig sein, womit Sie Ihre Hände in Berührung bringen. Tragen Sie bei der Hausarbeit oder wenn Sie mit möglicherweise hautreizenden Materialien umgehen (zum Beispiel, wenn Sie mit Ihrem Kind etwas malen) immer weiche Baumwollhandschuhe.

### MEIDEN SIE WASSER

Versuchen Sie, Ihre Hände möglichst wenig in Wasser zu tauchen. Kratzen Sie schmutzige Teller einfach sauber (oder wischen Sie sie mit Haushaltspapier ab) und stellen Sie sie in die Spülmaschine. Waschen Sie Kleidungsstücke nicht von Hand – nutzen Sie lieber das Handwaschprogramm Ihrer Waschmaschine. Falls Sie die Hände in Wasser tauchen müssen, tragen Sie Schutzhandschuhe (nicht aus Latex!). Nutzen Sie Baumwollhandschuhe und tragen Sie darüber puderfreie Vinyl- oder Neoprenhandschuhe.

Auch beim Waschen der Haare müssen Sie eventuell Schutzhandschuhe tragen, aber achten Sie darauf, sie an den Handgelenken mit Gummiringen zu verschließen, damit kein Wasser eindringen kann. Falls doch Wasser in die Handschuhe gelangt, ziehen Sie diese aus, trocknen sich sofort die Hände ab und ziehen neue Handschuhe an. Einmalhandschuhe aus Vinyl sind für die Essenszubereitung am besten geeignet und sind in Drogerien erhältlich oder können im Internet bestellt werden.

Unter Fingerringen können sich Wasser und andere Reizstoffe sammeln. Ziehen Sie Ihre Ringe aus, bevor Sie sich die Hände waschen oder sie in Wasser tauchen.

### MEIDEN SIE PARFÜMIERTE/ANTIBAKTERIELLE SEIFEN

Verzichten Sie auf parfümierte oder antibakterielle Seifen für Ihre Hände (oder jeden anderen Körperteil). Waschen Sie sich die Hände nur, wenn es notwendig ist, und nutzen Sie eine milde, nicht seifenhaltige Reinigungslotion, wie zum Beispiel Cetaphil. Tupfen Sie sich die Hände mit einem weichen Handtuch trocken, und tragen Sie eine gute Feuchtigkeitscreme auf. Ob Sie es glauben oder nicht, die gute alte Vaseline eignet sich hervorragend, weil sie die Feuchtigkeit speichert und einen Schutzfilm auf Ihrer Haut bildet, aber Cremes wie die von Excipial, Physiogel und Eucerin sind ebenfalls empfehlenswert.

Verwenden Sie für Ihre Hände keine Feuchttücher oder antibakterielle Lotionen, weil sie hautreizende Chemikalien enthalten könnten. Und verzichten Sie darauf, die scharfen Handreiniger zu nutzen, die man in öffentlichen Toiletten findet.

Nehmen Sie eine kleine Flasche Ihrer eigenen Reinigungslotion mit oder waschen sich die Hände nur mit Wasser. Tragen Sie auch stets Ihre eigenen Trockentücher bei sich, damit Sie nicht die rauen Papiertücher verwenden müssen.

## FINGERNÄGEL

Wenn Sie empfindliche Hände haben, sind auch Ihre Fingernägel höchstwahrscheinlich empfindlich. Hüten Sie sich davor, irgendwelche scharfen Chemikalien auf Ihre Fingernägel aufzutragen. Manche Frauen entwickeln Allergien gegen Nagellack, Nagellackentferner und den Klebstoff, der zur Befestigung künstlicher Fingernägel verwendet wird.

### MEIDEN SIE CHEMIKALIEN

Selbst Produkte, die angeblich gut für Ihre Nägel sind, wie zum Beispiel Nagelhärter, können bei empfindlichen Menschen allergische Reaktionen hervorrufen. Insbesondere Nagelprodukte, die chemische Stoffe wie Formaldehyd, Methacrylate und Benzoylperoxid enthalten, können zu allergischen Reaktionen führen. Ganz davon zu schweigen, dass das Einatmen starker chemischer Dämpfe in Nagelstudios eine Attacke auslösen kann, wenn Sie an Atemwegsallergien oder Asthma leiden.

### EINE SICHERE MANIKÜRE

Falls Sie in der Vergangenheit schon einmal brüchige und rissige Nägel gehabt haben und vermuten, dass Sie gegen ein Nagelprodukt allergisch sind, versuchen Sie, für eine Weile auf Nagellack zu verzichten, um festzustellen, ob sich eine Besserung einstellt. Falls Sie sich die Nägel von einer professionellen Nagelpflegerin machen lassen, wählen Sie eine, deren Studio sauber und gut belüftet ist.

Achten Sie darauf, dass die von der Nagelpflegerin verwendeten Instrumente vor jeder Nutzung richtig desinfiziert werden – oder besser noch – sie nutzt Ihr eigenes Necessaire, um Infektionen zu vermeiden. Bringen Sie immer Ihre eigene milde Reinigungslotion und Handcreme mit, um sicherzustellen, dass Sie nicht mit irgendwelchen hautreizenden Stoffen in Berührung kommen. Statt am Ende der Maniküre Nagellack auftragen zu lassen, lassen Sie die Nagelpflegerin Ihre Nägel polieren, bis sie schön glänzen.

### KÜNSTLICHE FINGERNÄGEL

Falls Sie künstliche Fingernägel tragen, sollten Sie wissen, dass eine Untersuchung des Nachrichtenmagazins *20/20* jüngst zu Tage gefördert hat, dass in einigen Nagelstudios eine möglicherweise reizende Chemikalie namens Methylmethacrylat (MMA), ein billiger, schnell bindender Klebstoff, verwendet wurde. Und zwar trotz des von der FDA erlassenen Verbots einer Verwendung dieser Chemikalie in Nagelprodukten. Die FDA empfiehlt die Nutzung eines anderen Klebstoffs, Methacrylsäureethylester (EMA), bei dem die Wahrscheinlichkeit einer allergischen Reaktion geringer ist. Allerdings ist dieser Klebstoff ein bisschen teurer. Wie kann die Verbraucherin herausfinden, welcher Klebstoff verwendet wird?

Erstens hat MMA einen sehr starken, bitteren Geruch, der Ihnen tatsächlich Tränen in die Augen treiben und bei manchen Menschen Schwindel und Benommenheit hervorrufen kann.

Zweitens bieten Nagelstudios, die MMA verwenden, weil dieses kostengünstiger ist, häufig Sonderangebote und sehr billige Acrylnägel an. Wenn Sie einen Preis sehen, der zu gut klingt, um wahr zu sein, dann ist dies ein Hinweis darauf, dass das Studio auf Einsparungen aus ist und zwar auf Ihre Kosten.

Drittens ist die Tatsache, dass die Nagelpflegerin den Klebstoff mit einem großen Pinsel statt mit einem kleinen aufträgt, ein Hinweis darauf, dass sie MMA und nicht etwa EMA verwendet. Falls Sie Zweifel haben, erkundigen Sie sich bei der Besitzerin des Studios. Sagen Sie ihr, dass Sie sehr empfindliche Haut und Nägel haben und echte Probleme bekommen, wenn im Studio MMA genutzt wird. Eine kluge Besitzerin wird Schwierigkeiten aus dem Weg gehen wollen, aber es gibt keine Garantie, dass Sie eine ehrliche Antwort erhalten.

Falls Sie nach der Maniküre oder der Befestigung künstlicher Nägel Schmerzen bekommen oder sich unwohl fühlen, sollten Sie umgehend Ihren Dermatologen aufsuchen. Jede Gelbfärbung oder sonstige Verfärbung Ihrer Nägel könnte ein Hinweis auf eine Bakterien- oder Pilzinfektion sein und sollte Ihrem Arzt oder Heilpraktiker gezeigt werden.

## WAS BEDEUTET HYPOALLERGEN WIRKLICH?

Falls Sie dazu neigen, Ekzeme oder allergische Dermatitis zu entwickeln, werden Sie höchstwahrscheinlich durch Ihre „hypoallergen", „natürlichen", „unparfümierten" oder „alkoholfreien" Pflegeprodukte zu vermeiden versuchen, dass Ihre Haut mit möglicherweise hautreizenden Chemikalien in Berührung kommt. Leider garantieren diese Begriffe nicht, dass Sie tatsächlich ein Produkt kaufen, das Ihre Haut nicht reizen wird.

## HYPOALLERGENE PRODUKTE

So etwas wie ein wirklich hypoallergisches Hautpflegeprodukt gibt es gar nicht, weil jeder Mensch buchstäblich gegen alles eine Allergie entwickeln kann. Der Begriff hypoallergen besagt, dass ein Produkt frei von den herkömmlichen chemischen Stoffen ist, bei denen die Wahrscheinlichkeit, dass sie eine allergische Reaktion auslösen, groß ist. Weil die FDA von den Herstellern von Kosmetika und sonstigen Hautpflegeprodukten nicht verlangt, ihre Behauptungen zu beweisen, müssen Sie sie beim Wort nehmen.

## NATÜRLICHE PRODUKTE

Der Begriff natürlich bedeutet in der Regel, dass ein Produkt pflanzliche Stoffe anstelle künstlich hergestellter Chemikalien enthält. Bedenken Sie jedoch, dass Pollen ein natürlicher Pflanzenbestandteil ist und häufig Allergien auslöst. Wenn Sie also darauf allergisch sind, sollten Sie pflanzliche Produkte meiden.

## PARFÜMFREIE PRODUKTE

Das ist wirklich schockierend: Parfümfrei bedeutet nicht, dass ein Produkt frei von allen Duftstoffen ist. Tatsächlich kann ein Duftstoff einem Produkt zugefügt werden, um den Geruch eines anderen Inhaltsstoffs zu kaschieren, und die Hersteller müssen das auf dem Etikett nicht einmal angeben. Weil Duftstoffe in Hautpflegeprodukten die häufigsten Verursacher von Allergien sind, kann diese Regelungslücke zu echten Problemen führen (siehe Anmerkung 7, Seite 300).

## ALKOHOLFREIE PRODUKTE

Um die Verwirrung noch größer zu machen, garantiert der Begriff alkoholfrei nicht, dass ein Produkt gar keinen Alkohol enthält. Er bedeutet lediglich, dass darin kein Ethylalkohol oder Ethanol vorhanden ist. Das Produkt könnte jedoch Fettalkohole, wie zum Beispiel Lanolin, enthalten, ein häufig hautreizender Stoff, den man in vielen Feuchtigkeitscremes und -lotionen findet.

## SICHERE PRODUKTE

Was kann der Konsument also tun? Falls Sie sehr empfindliche Haut haben, sollten Sie sich an Produkte namhafter Hersteller halten, die für die Reinheit ihrer Inhaltsstoffe bekannt sind, wie zum Beispiel Avène, Eucerin und La Roche-Posay. Firmen, die zu ihren Produkten stehen, werden diese anstandslos zurücknehmen, falls sie sich für Sie nicht eignen. Machen Sie stets einen Patch-Test, bevor Sie ein neues Hautpflegeprodukt verwenden. Und wiederholen Sie diesen Test, falls Sie Zweifel haben, um sich zu vergewissern, dass es sicher ist. Bitten Sie Ihren Dermatologen um eine Produktempfehlung. Viele Dermatologen verkaufen inzwischen speziell für sensible Haut entwickelte Produkte, die in keinem Geschäft erhältlich sind.

Seien Sie besonders vorsichtig, wenn es darum geht, irgendeine Creme oder ein kosmetisches Produkt nahe an den Augen anzuwenden, ohne dieses getestet zu haben. Die Augen und die Haut rund um die Augen sind besonders empfindlich. Manche Frauen stellen fest, dass wasserlöslicher Mascara und eine milde Reinigungslotion weniger schnell zu Reizungen führen als wasserfester Mascara und spezielle Make-up-Entferner.

Menschen mit sensibler Haut müssen bei der Anwendung von Anti-Aging-Cremes oder Produkten wie zum Beispiel Alpha-Hydroxysäuren-Peelings vorsichtig sein. Die meisten Menschen vertragen diese Produkte zwar gut, aber diese können bei sehr empfindlicher Haut zu Reizungen führen. Darüber hinaus empfehlen wir Menschen mit sehr sensibler Haut, sich keinen Anti-Aging-Verfahren, wie zum Beispiel einem chemischen Peeling oder einer Dermabrasion (Schleifkur), zu unterziehen, wenn diese nicht von einem Dermatologen durchgeführt werden. Bei diesen Maßnahmen werden die oberen Hautschichten abgetragen, sodass die jüngere Haut darunter zum Vorschein kommt, aber sie können stark hautreizend sein, wenn sie nicht korrekt durchgeführt werden.

Falls Sie mit Blick auf irgendein Produkt Zweifel haben, rufen Sie den Hersteller an. Die meisten guten Hersteller geben ihre Telefonnummer auf ihren Etiketten an und beantworten Ihre Fragen sehr gerne.

# ALLERGIEN GEGEN SCHMUCK

Eine Bekannte berichtete von folgendem Erlebnis: Aus einer Laune heraus ließ sie sich bei einem Juwelier im örtlichen Einkaufszentrum Ohrlöcher stechen. Doch nach ein paar Tagen entzündeten sich die frisch gestochenen Ohrlöcher so sehr, dass sie die Stecker herausnehmen und zulassen musste, dass sich die Löcher wieder verschlossen. Nach ein paar Wochen zog sie eine Armbanduhr an, die sie eine ganze Weile nicht mehr getragen hatte, und zu ihrer Überraschung bildete sich an ihrem Handgelenk ein Ausschlag. Als sie zu ihrem Arzt ging, erfuhr sie, dass sie gegen Nickel allergisch war, auf jenes Metall, das bei der Herstellung ihrer Uhr und den meisten anderen preisgünstigen Schmuckstücken verwendet wird. Doch als sie protestierte und sagte, dass sie die Uhr häufig getragen und nie irgendwelche Probleme gehabt hatte, fragte der Arzt, ob sie sich einmal habe Ohrlöcher stechen lassen. Als sie ihm von der schlimmen Reaktion auf das Stechen der Ohrlöcher berichtete, erfuhr sie, dass das Nickel in den Ohrsteckern eine Nickelallergie ausgelöst hatte und dass sie den Hautkontakt mit Nickel für den Rest ihres Lebens würde vermeiden müssen. Das heißt, dass sie sehr vorsichtig sein und nicht nur auf das Tragen von nickelbeschichtetem Schmuck verzichten müsse, sondern zukünftig auch nickelbeschichtete Knöpfe an der Kleidung oder an Gürtelschnallen zu meiden hatte. Jede nickelbeschichtete Verzierung an einer Handtasche könnte Reizungen hervorrufen, wenn sie mit ihrer Haut in Berührung kommen sollte.

Dies ist kein Einzelfall. Die Nickelallergie ist eine der häufigsten Allergien, unter der bis zu 15 Prozent der US-Bevölkerung leiden. Die meisten Menschen sind sich der Allergie gar nicht bewusst, bis sie ihre Ohren (oder irgendwelche anderen Körperteile) piercen lassen, wodurch Nickel in den Blutkreislauf gelangt und die IgE-Antikörperreaktion auslöst. Manche Menschen können sogar einfach durch das Tragen eines nickelbeschichteten Schmuckstücks, wie zum Beispiel einer Uhr oder einer Halskette, eine Nickelallergie entwickeln, aber das kommt selten vor.

Die Kontaktempfindlichkeit gegenüber Nickel ist eine Ursache von Ekzemen. Manchmal wird das Ekzem durch die Verdauung von Nickel ausgelöst, das in manchen Nahrungsmitteln von Natur aus enthalten ist oder aus Edelstahlkochgeschirr ins Essen gelangt. Eine medizinische Studie hat ergeben, dass die Resorption von Nickel im Darm bei Menschen mit atopischer Dermatitis erhöht sein kann. Bei Patienten mit Ekzemen aufgrund einer Nickelempfindlichkeit, die zur Behandlung ihrer Allergie Cromoglicinsäure verabreicht bekamen, nahm sowohl die Durchlässigkeit der Darmschleimhaut als auch die Nickelabsorption ab. Darüber hinaus hat eine medizinische Untersuchung gezeigt, dass bei nickelempfindlichen Patienten die Einnahme von Zink die Ekzeme lindern könnten, weil durch Zink die Reaktivität gegenüber Nickel gesenkt wird.

Falls Sie gegen Nickel allergisch sind, bedeutet das nicht, dass Sie keinen Schmuck tragen können, aber Sie müssen vorsichtig sein und dieses hautreizende

Material meiden. Weil so viele Menschen gegen Nickel allergisch sind, ist es ratsam, nickelbeschichteten Schmuck, insbesondere nickelbeschichtete Stecker zu meiden, die direkt in die Ohrläppchen gesteckt werden, falls Sie sich entschließen sollten, sich Ohrlöcher stechen zu lassen. Die meisten Menschen reagieren auf Gold-, Platin- oder Sterling-Silberschmuck nicht allergisch. Auch Stecker aus Edelstahl werden von dem meisten Menschen gut vertragen.

Bedenken Sie, dass die starke antibakterielle Desinfektionssalbe (Neomycin), die in der Regel nach dem Piercing mehrere Wochen lang eingesetzt wird, bei manchen Menschen ebenfalls eine allergische Reaktion auslösen könnte. Falls Sie gegen Neomycin allergisch sind, können Sie versuchen, stattdessen Alkohol oder Wasserstoffperoxid zu verwenden, doch könnten manche Menschen auch auf diese Alternativen empfindlich reagieren.

Einige Schmuckhersteller werben damit, dass sie hypoallergenen Schmuck anbieten, doch in manchen Fällen kann dies heißen, dass Nickel mit einer dünnen Goldschicht überzogen ist, die mit der Zeit abgerieben werden könnte. Falls Sie allergisch sind, sollten Sie darauf achten, nickelfreien Schmuck zu kaufen. Hüten Sie sich vor preiswerten Schmuckstücken, weil diese meist einen höheren Nickelanteil haben. Selbst wenn Sie gegen Nickel nicht allergisch sind, sollten Sie nickelbeschichtete Ohrringe nur in den ersten sechs Wochen nach dem Stechen der Ohrlöcher tragen, sodass diese richtig heilen können. Sobald die Haut verheilt ist, ist die Wahrscheinlichkeit geringer, dass Sie eine unerwünschte Reaktion gegen Nickel entwickeln. Doch falls Sie zu allergischen Reaktionen neigen und empfindliche Haut haben, würden wir Ihnen raten, überhaupt keinen nickelbeschichteten Schmuck zu tragen.

# ZUSAMMENFASSUNG

Ekzeme und Dermatitis können lästige und unangenehme Hautreaktionen sein. Die Identifikation der Auslöser und deren Vermeidung können das Aufflammen bis zu einem gewissen Grad minimieren. Einige Veränderungen im Lebensstil, die in diesem Kapitel angesprochen wurden, werden Ihnen helfen, diese Allergene zu meiden.

Im nächsten Teil des Buches geht es um einige dieser Veränderungen der Lebensgewohnheiten sowohl bei Ihnen zu Hause als auch an Ihrem Arbeitsplatz und auf Reisen, die dazu beitragen, dass Sie ein gesünderes und allergiefreies Leben führen können.

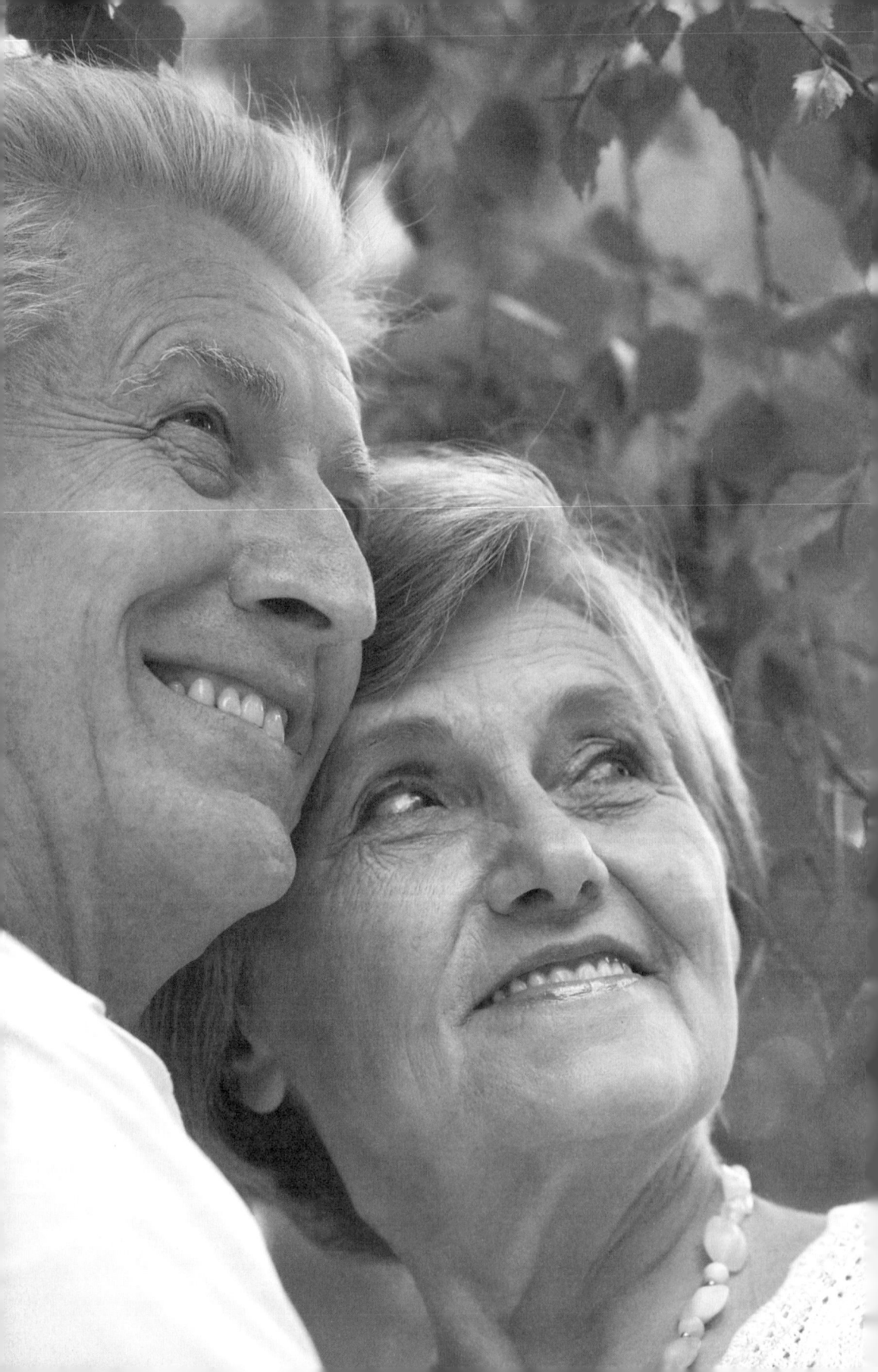

# TEIL 2
## VERÄNDERUNGEN DER LEBENSGEWOHNHEITEN

# KAPITEL 7
# ALLERGIEN AM ARBEITSPLATZ

Nach Ihrem zweiwöchigen Urlaub kehren Sie gesund und erholt an Ihren Arbeitsplatz zurück. Jedenfalls fühlen Sie sich besser als seit Monaten. Doch schon nach
wenigen Stunden haben Sie eine verstopfte Nase und dumpfe Kopfschmerzen,
außerdem fühlen Sie sich unerklärlicherweise müde. Tatsächlich fühlen Sie sich
so schlecht wie vor Ihrer Urlaubsreise. Was ist geschehen? Sie könnten an einer
Allergie leiden, die mit dem Arbeitsplatz zusammenhängt. Wir kennen alle den
alten Witz, dass man gegen die Arbeit allergisch ist, aber für Millionen US-Amerikaner ist das gar nicht zum Lachen. In der westlichen Welt sind berufsbedingte
Allergien allgemein ein zunehmendes Problem und in den Vereinigten Staaten
ganz besonders. Im Laufe der vergangenen fünfzig Jahre wurden Arbeitnehmer
am Arbeitsplatz vielen Tausend neuen chemischen Stoffen ausgesetzt. Es wurde
nachgewiesen, dass etwa 250 dieser Stoffe bei empfindlichen Menschen allergische Reaktionen auslösen. Darüber hinaus können die gleichen Allergien, die Sie
zu Hause plagen – gegen Schimmel, Hausstaubmilben und sogar Pollen –, dazu
führen, dass Sie sich auch am Arbeitsplatz elend fühlen. In vielen der neueren
Bürogebäude ist die schlechte Belüftung eine Hauptursache. Die gut isolierten,
energieeffizienten Gebäude, die nach der Energiekrise in den 1970er-Jahren er-
richtet wurden, sind in der Regel mit Fenstern versehen, die sich nicht öffnen
lassen, was zusätzlich zur Belastung durch chemische Dämpfe beiträgt. Tatsächlich hat die EPA die schlechte Luftqualität in geschlossenen Räumen als eine der
fünf gravierendsten Umweltrisiken für die menschliche Gesundheit eingestuft.

## ALLERGENE AM ARBEITSPLATZ

Angesichts der Tatsache, dass viele von uns fast so viel Zeit am Arbeitsplatz wie
zu Hause verbringen, kann eine berufsbedingte Allergie verheerende Auswirkung
auf unsere Gesundheit, unser Wohlbefinden und sogar unsere Existenz haben.
Zu den berufsbedingten Allergenen zählen Tierproteine, Enzyme, Mehl, Latex
und bestimmte reaktive Chemikalien. Kurz gesagt: Wenn Sie sich bei der Arbeit
nicht wohlfühlen, können Sie keine gute Leistung bringen und haben keine Freu-
de an Ihrer Arbeit.

## WER IST VON EINER ARBEITSPLATZALLERGIE BESONDERS BETROFFEN?

Etwa 20 Prozent der US-Bevölkerung sind das, was Allergologen als klinisch atopisch bezeichnen, das heißt, die Wahrscheinlichkeit ist bei ihnen größer, dass sie auf potenzielle Allergene reagieren als bei anderen. Falls bei Ihnen selbst oder in Ihrer Familie Allergien vorgekommen sind, steigt auch bei Ihnen die Wahrscheinlichkeit einer berufsbedingten Allergie. Doch eine berufsbedingte Allergie kann jeder entwickeln, selbst Menschen, die zuvor noch nie an einer Allergie gelitten haben.

## WOHER WISSEN SIE, DASS SIE AN EINER BERUFSBEDINGTEN ALLERGIE LEIDEN?

Die Symptome reichen von Kopfschmerzen über die herkömmliche allergische Rhinitis und über Hautausschläge bis hin zum lebensbedrohlichen anaphylaktischen Schock. Berufsbedingte Allergien sind auch eine der Hauptursachen für Asthmaerkrankungen. Tatsächlich sind laut Aussage des American College of Allergy, Asthma and Immunology (ACAAI) etwa fünf Prozent der Fälle von Asthma bei Erwachsenen in den Vereinigten Staaten berufsbedingt. Diese Asthmaerkrankung wird definiert als „reversible Obstruktion der Atemwege, deren Ursprung in der Inhalation von Umweltstaub, Dämpfen, Gasen und Abgasen liegt, die von den Arbeitern erzeugt oder genutzt werden oder die zufällig am Arbeitsplatz vorhanden sind".

Manche Menschen können kurz nach dem Kontakt mit einem bestimmten Allergen die vielsagenden Atemwegs-Symptome entwickeln (Keuchen, Kurzatmigkeit, Engegefühl in der Brust) oder Hautausschläge bekommen, bei anderen treten diese Symptome erst Stunden später auf. In manchen Fällen können bis zu drei Jahre verstreichen, bis der Kontakt mit einer bestimmten Chemikalie zur Entwicklung einer ausgewachsenen allergischen Reaktion führt. So entwickeln zum Beispiel viele Friseure eine Allergie gegen Nickel, weil dieses Metall üblicherweise zur Herstellung der Scheren verwendet wird. Doch häufig dauert es Jahre, bis diese Allergie zutage tritt.

## WIE KÖNNEN SIE BERUFSBEDINGTE ALLERGIEN VON ANDEREN ALLERGIEN UNTERSCHEIDEN?

Im Allgemeinen verbessern sich Ihre Symptome, wenn Sie mit dem Allergen nicht mehr in Kontakt kommen, das heißt an arbeitsfreien Wochenenden oder im Urlaub. In der Regel treten die Symptome wieder auf, sobald Sie an Ihren Arbeitsplatz zurückkehren.

Jeder Beruf hat seine eigenen speziellen Allergierisiken. Bäcker entwickeln zum Beispiel häufig Allergien gegen Getreideeiweiße oder Insekten-Kontaminierung in Lebensmitteln, in der Lebensmittelindustrie Beschäftigte dagegen Allergien gegen Kaffeebohnen oder Eier. Friseure werden häufig gegen die chemischen Zusätze in Shampoos und Haarpflegeprodukten allergisch, Maler und Lackierer gegen die Lösungsmittel in Farben. Büroangestellte stellen fest, dass sie auf das von Kopiergeräten ausgestoßene Ozon allergisch reagieren oder sogar auf die flüchtigen organischen Bestandteile, die von Filzstiften abgegeben werden. Dass Menschen, die mit Tieren zu tun haben, häufig Allergien gegen Tierspeichel und -schuppen entwickeln, ist keine Überraschung.

## LATEX

In den vergangenen zwei Jahrzehnten haben Millionen im Gesundheitsbereich tätige Menschen eine Allergie gegen einen speziellen chemischen Stoff entwickelt – Latex. Er ist in den Handschuhen zu finden, die die Angestellten zum Schutz vor der Ausbreitung von Infektionen tragen, aber auch in anderen im Krankenhaus genutzten Geräten. Auch in zahllosen Haushaltsprodukten und Spielsachen ist Latex enthalten, wodurch er äußerst schwer zu vermeiden ist (siehe Kapitel 4, „Allergie gegen Latex und Chemikalien", Seite 70ff.).

## FORMALDEHYD

Auch eine Allergie gegen Formaldehyd ist eine häufiger auftretende berufsbedingte Allergie, als Sie vielleicht vermuten. Formaldehyd wird seit hundert Jahren hergestellt. Es handelt sich um das einfachste Aldehyd und um einen chemischen Baustein in der Natur und am Arbeitsplatz. Möglicherweise wissen Sie gar nicht, dass ein Gegenstand Formaldehyd enthält, weil es mit vielen anderen Namen bezeichnet wird. Formaldehyd wird durch folgende Namen oder Gattungsbezeichnungen gekennzeichnet:

▸ Ameisenaldehyd
▸ Ameisensäurealdehyd
▸ BFV
▸ Formaldchydlösung
▸ Formalin
▸ Formol
▸ Formylhydrat
▸ Lysoform

▸ Methanal
▸ Methylaldehyd
▸ Methylenglykol
▸ Methylenoxid
▸ Morbicid
▸ Oxomethan
▸ Superlysoform

Zu den Berufen, bei denen Sie mit Formaldehyd in Berührung kommen könnten, zählen:

- Anatomen
- Arbeiter in Gießereien
- Arbeiter in Treibhäusern und mit Bodensterilisation Beschäftigte
- Arbeiter, die mit Holzschutz- mitteln zu tun haben
- Arzneimittelhersteller
- Bäcker
- Biologen
- Botaniker
- Chirurgen
- Deodoranthersteller
- Desinfektoren
- Düngemittelhersteller
- Einbalsamierer
- Farbenhersteller
- Fellbearbeiter
- Gerber
- Glasätzer
- Hersteller von Begasern
- Hersteller von Elektroisolierungen
- Hersteller von Ethylglykol
- Hersteller von Flammschutzmitteln
- Hersteller von Flüssigkeiten zur Einbalsamierung
- Hersteller von Formaldehyd
- Hersteller von Formaldehydharzen
- Hersteller von Hexamethylentetramin
- Histologie-Techniker
- Klebstoffhersteller
- Kürschner
- Lackierer und Lackhersteller
- Landarbeiter
- Medizinisches Personal
- Präparatoren
- Schneider
- Textilveredler
- Textilverkäufer
- Tintenhersteller

In den Vereinigten Staaten wird Formaldehyd vor allem für die Herstellung von Plastik und Harzen verwendet. Doch Formaldehyd ist ein Naturprodukt und ein natürlicher Bestandteil in Obst, Gemüse, Fleisch und Fisch. Darüber hinaus entsteht Formaldehyd beim Bräunungsprozess während des Kochens. Auch Zigarettenrauch ist eine Quelle von Formaldehyd in der Luft. Das Rauchen einer Zigarette produziert bis zu 50 Mikrogramm dieser Chemikalie.

Daher gibt es viele Möglichkeiten, dass Ihr Körper mit Formaldehyd in Berührung kommt.

Ein Allergologe kann einen Hauttest durchführen, um zu diagnostizieren, ob Sie gegen Formaldehyd allergisch sind. Atemtests sind allerdings nur von geringer Aussagekraft.

## DIISOCYANATE

Diisocyanate (eine Klasse chemischer Stoffe, die für Beschichtungen und für die Herstellung von Klebstoffen genutzt wird) sind für die meisten neuen Fälle von berufsbedingtem Asthma verantwortlich, doch diese Chemikalien sind in der Umwelt so allgegenwärtig, dass man den Kontakt mit ihnen fast unmöglich vermeiden kann.

Angesichts der riesigen Menge von chemischen Stoffen am Arbeitsplatz gibt es zahlreiche mögliche Allergene. Empfindliche Menschen können auf buchstäblich alles allergisch reagieren, von Reinigungsmitteln, die von der Putzkolonne im Büro verwendet werden, bis hin zur Farbe an den Wänden und den Formaldehyddämpfen, die vom Teppichboden oder den Büromöbeln ausgegast werden. Und falls Sie auf engem Raum mit anderen arbeiten, kann das Parfum oder Rasierwasser eines Kollegen allergische Symptome auslösen. Manche Chemikalien sind jedoch problematischer als andere.

## SORGEN SIE FÜR EIN GESUNDES ARBEITSUMFELD

Experten sind trotz der riesigen Zahl der Allergene am Arbeitsplatz der Meinung, dass es möglich ist, für die Mitarbeiter ein sicheres und gesundes Arbeitsumfeld zu schaffen. Hier folgen einige der Maßnahmen, die Arbeitgeber und Angestellte ergreifen können, um für ein so allergenfreies Arbeitsumfeld wie nur möglich zu sorgen.

## ELIMINIEREN SIE ALLERGENE

Wenn Sie bei der Arbeit Asthma entwickeln, müssen Sie Ihrer Gesundheit und Ihres Wohlbefindens zuliebe den auslösenden Stoff vermeiden. Ein Student der Pharmazie entwickelte während einer Seminarstunde im Labor plötzlich einen Hautausschlag, Atemnot und einen Blutdruckabfall. Er erlitt einen anaphylaktischen Schock! Es stellte sich heraus, dass er gegen Penicillin allergisch war. Deshalb sah er sich gezwungen, das Studienfach zu wechseln. Ihm blieb gar keine andere Wahl – der Umgang mit diesen Medikamenten war und ist noch immer ein entscheidender Teil der Arbeit eines Pharmazeuten. Je nach der Art des Arbeitsplatzes bedeutet eine Allergie jedoch nicht notwendigerweise, dass Sie sich einen anderen Job suchen müssen.

Laut dem US-amerikanischen Behindertengesetz kann Ihr Arbeitgeber unter bestimmten Umständen gezwungen sein, den Arbeitsplatz, falls möglich,

Ihren gesundheitlichen Bedürfnissen anzupassen. In einigen Fällen könnten Sie einen neuen Aufgabenbereich zugewiesen bekommen, sodass Sie mit dem Allergen nicht mehr in Berührung kommen. Manchmal ist die Lösung ganz einfach. So können Friseure zum Beispiel eine Allergie gegen eine bestimmte Chemikalie im Shampoo, nämlich Natriumlaurylsulfat, entwickeln. Es sind jedoch Haarpflegeprodukte erhältlich, die diesen chemischen Stoff nicht enthalten und die stattdessen genutzt werden können.

Oder wenn ein Büroangestellter gegen einen bestimmten Filzstift allergisch ist, kann er oder sie eine andere Marke ausprobieren, die die allergieauslösenden Dämpfe vielleicht nicht abgibt, und die Kollegen bitten, diesen Filzstift in seiner beziehungsweise ihrer Nähe nicht mehr zu verwenden. Falls Ihre Allergie nicht so schwer ist, kann die Nutzung einer Gesichtsmaske zur Vermeidung von Dämpfen Abhilfe schaffen, oder die Verwendung von (latexfreien) Handschuhen.

## DENKEN SIE BEI DER BERUFSWAHL AN IHRE ALLERGIEN

Niemand möchte, dass seine Allergien die Optionen im Leben beschränken, aber wenn Sie zu starken Allergien neigen, wäre es tatsächlich klug, einen Beruf zu wählen, bei dem Sie nicht ständig mit Chemikalien oder Allergenen in Berührung kommen, die eine allergische Reaktion auslösen könnten. Wenn Sie zum Beispiel gegen Haustiere allergisch sind, ist die Tiermedizin eindeutig nichts für Sie!

Oder wenn Sie auf chemische Dämpfe sehr empfindlich reagieren, ist das Maler- oder Bauhandwerk für Sie keine gute Wahl. Bedenken Sie, dass die Gesundheit immer an erster Stelle steht!

### SETZEN SIE DIE KOLLEGEN IN KENNTNIS!

Falls Sie vermuten, dass Sie an Asthma leiden, müssen Sie Ihre Kollegen darauf aufmerksam machen. Wenn das Risiko eines anaphylaktischen Schocks vorliegt und Sie in einem Umfeld arbeiten, in dem auch nur die geringste Möglichkeit besteht, dass Sie mit Ihrem Allergen in Berührung kommen, sollten Sie bei der Arbeit einen Notfallplan parat haben. Sorgen Sie dafür, dass Ihr Chef und Ihre Kollegen wissen, was im Falle einer Attacke zu tun und wer zu kontaktieren ist.

## BESSERE BELÜFTUNG

Sehr häufig löst die Verbesserung der Luftzirkulation in einem Büro schon das Problem. Öffnen Sie, falls möglich, die Fenster, und lassen Sie frische Luft herein. Wenn die Fenster fest verschlossen sind, überlegen Sie, ob Sie Ihren Arbeitgeber bitten können, neue Fenster einbauen zu lassen, die geöffnet werden können. Vergewissern Sie sich, dass die Hausmeister die Heizungs- und Klimaanlage regelmäßig warten lassen, dass die Anlagen häufig gereinigt und die Filter regelmäßig ausgetauscht werden. Verwenden Sie an Ihrem Arbeitsplatz einen Luftreiniger mit HEPA-Filter (High Efficiency Particulate Air Filter). Dieser kann helfen, in Ihrer Nähe die Umweltallergene, aber auch Hausstaubmilben, Bakterien und Viren zu reduzieren. Die besten Geräte sind eine Kombination aus Luftionisatoren und Luftreiniger. Es gibt viele Anbieter, aber vergewissern Sie sich, dass Sie ein Gerät mit HEPA-Filter kaufen.

## ÜBERWACHUNG DER LUFTQUALITÄT

Falls Sie in einem Arbeitsumfeld tätig sind, in dem Sie regelmäßig Toxinen ausgesetzt werden, achten Sie darauf, dass die Luftqualität überwacht und in regelmäßigen Abständen geprüft wird, um sicherzustellen, dass Sie nicht mit übermäßig vielen Toxinen in Berührung kommen.

## NUTZEN SIE UNGIFTIGE REINIGUNGSMITTEL

Falls Sie in einem Büro mit schlechter Belüftung arbeiten, muss der Arbeitgeber besonders darauf achten, dass keine unnötigen Toxine den Arbeitsplatz belasten. Das Reinigungspersonal sollte Produkte meiden, die starke Dämpfe abgeben. Darüber hinaus sollten Arbeiten, wie zum Beispiel das Streichen der Wände oder die Reinigung von Teppichen, an den Wochenenden erledigt werden, um die Belastung der Arbeitnehmer durch Dämpfe zu minimieren.

## VERLAGERN SIE IHREN ARBEITSPLATZ

Falls Sie in der Nähe eines Bereichs mit einer höheren Belastung an chemischen Stoffen arbeiten – zum Beispiel neben einem Kopiergerät, wo Sie versehentlich dem von dem Gerät ausgestrahlten Ozon oder den Chemikalien des Toners ausgesetzt sind –, bitten Sie darum, dass Ihr Schreibtisch an einen anderen Platz gestellt wird.

## SCHUTZAUSRÜSTUNG

Falls Sie bei Ihrer Arbeit mit Chemikalien in Berührung kommen, stellen Sie sicher, dass der Arbeitgeber die passende Schutzausrüstung zur Verfügung stellt, wie zum Beispiel die richtige Gesichtsmaske, Kleidung oder Handschuhe. Erkundigen Sie sich bei Ihrer Gewerkschaft oder in der Personalabteilung, um sich zu vergewissern, dass Sie gut geschützt sind. Von vielen Chemikalien gehen unsichtbare Gefahren aus. Und es ist nicht immer offenkundig, wo es zu Kontakt mit diesen gefährlichen Stoffen kommt.

## RAUCHERRICHTLINIEN

Das Nichtrauchen ist die beste Maßnahme! Zwar ist das Rauchen heutzutage an den meisten Arbeitsplätzen verboten, aber Tabakrauch kann berufsbedingte Allergien auslösen sowie vorhandene Allergien verstärken. Aufgrund der Gesundheitsgefahren des Passivrauchens für Angestellte ist es unverzichtbar, dass Firmen ein striktes Rauchverbot aussprechen. Falls das Rauchen am Arbeitsplatz erlaubt ist, sollte es einen separaten, gut belüfteten Raucherbereich geben, sodass die Luft für Nichtraucher nicht durch den Rauch kontaminiert

### DIE KOSTEN BERUFSBEDINGTER ALLERGIEN

Es ist für Ihren Arbeitgeber wirtschaftlich durchaus sinnvoll, sich um einen allergiefreien Arbeitsbereich zu kümmern. Die Allergien der Angestellten würden ihn nämlich mehr Geld kosten. Viele Angestellte sind so von Allergiesymptomen geplagt, dass sie nachts nicht ausreichend Schlaf bekommen und den ganzen Tag über müde sind. Laut einer im *American Journal of Managed Care* veröffentlichten Studie verursachte der Produktionsverlust der Arbeitnehmer jährliche Kosten von sagenhaften 3,8 Milliarden Dollar. Darüber hinaus sind Arbeitnehmer, die schläfrig machende Antihistaminika einnehmen, nicht voll leistungsfähig und könnten, je nach Job, sich selbst und andere in Gefahr bringen.

Laut einer klinischen Studie, die von der Group Health Cooperative of Puget Sound durchgeführt wurde, verdoppelt sich bei Menschen, die frei verkäufliche sedierende Antihistaminika einnehmen, die Wahrscheinlichkeit, einen Arbeitsunfall zu erleiden, im Vergleich zu denen, die Naturheilmittel und nicht sedierende Antihistaminika schlucken.

wird. Es ist nicht ratsam, das Rauchen an irgendwelchen Arbeitsplätzen zu gestatten, an denen Chemikalien zum Einsatz kommen, wie zum Beispiel in Nagelstudios, Friseursalons und Fabriken.

## ZUSAMMENFASSUNG

Berufsbedingte Allergien können unerkannt bleiben, bis schwere Symptome auftreten, die auf eine potenzielle Gefahr für die Gesundheit hinweisen. Gewöhnlich hat der Arbeitnehmer es jedoch nicht in der Hand, ob er am Arbeitsplatz mit diesen gefährlichen Materialen in Kontakt kommt. Doch wie wir in diesem Kapitel erfahren haben, kann die Gesundheit ernsthaft in Gefahr sein, wenn die betreffenden Substanzen nicht schnell erkannt und beseitigt werden. Im nächsten Kapitel werden wir Ihnen Vorschläge machen, wie Sie Ihr Zuhause allergikergerecht einrichten können.

# KAPITEL 8
# MACHEN SIE IHR ZUHAUSE ALLERGIKERGERECHT

Angeblich ist Ihr Zuhause ja Ihre Burg, das heißt Ihr Schutzraum vor den Gefahren der Außenwelt. Doch wenn Sie an Allergien oder Asthma leiden, werden Sie vielleicht schockiert sein zu erfahren, dass Ihr Zuhause für Sie einer der gefährlichsten Orte auf der Welt sein kann.

Selbst in den besten Wohnungen lauern zahlreiche Allergene. Vielen von Ihnen ist bekannt, dass Hausstaubmilben, Schimmel, Haustiere und das Passivrauchen potenzielle Allergie- und Asthmaauslöser sind. Was Ihnen aber vielleicht nicht klar ist, das ist die Tatsache, dass die Luft, die Sie in Ihrem Zuhause einatmen, *noch schadstoffbelasteter* sein kann als die Außenluft. Laut Aussage der Environment Protection Agency (EPA; US-Umweltschutzbehörde) kann die Schadstoffbelastung in Innenräumen zwei- bis fünfmal höher sein als die der Außenluft. Und wie die Schadstoffbelastung der Außenluft kann auch die der Innenluft bei empfindlichen Menschen Asthma- und Allergiesymptome verschlimmern. Aufgrund der Tatsache, dass Sie so viel Zeit zu Hause verbringen, kann die Innenraumverschmutzung für Ihre Gesundheit und Ihr Wohlbefinden eine größere Gefahr darstellen als die Außenluft.

Zum Glück können wir einfache und praktikable Maßnahmen ergreifen, um unser Zuhause so allergen- und schadstofffrei zu halten wie nur möglich, und damit die Allergie- und Asthmasymptome zu reduzieren. Bevor wir näher darauf eingehen, wie bestimmte Probleme zu beheben sind, wollen wir ein paar allgemeine Ratschläge geben. Wenn es darum geht, Ihr Zuhause allergikerfreundlich zu machen, ist Wachsamkeit der Schlüssel zum Erfolg. Sie müssen stets auf der Hut sein und sich regelmäßig darum kümmern, Plagegeister wie Hausstaubmilben, Schimmel und potenzielle Gifte unter Kontrolle zu halten.

Eine Warnung: Es gibt viele allergikerfreundliche Produkte auf dem Markt, insbesondere Sprays und Reinigungsmittel, die Haushaltsallergene, wie Schimmel und Hausstaubmilben, abtöten sollen. Bitte verwenden Sie diese, falls überhaupt, nur sparsam. Viele dieser Produkte enthalten starke Chemikalien, deren langfristige Wirkung noch nicht bekannt ist. Sie könnten sich als absolut sicher erweisen, aber viele dieser Produkte wurden noch nicht getestet. Bedenken Sie, dass das Ziel der natürlichen Allergiekontrolle darin besteht, in einem Umfeld zu leben, das *möglichst wenig mit Giften* belastet ist. In den meisten Fällen genügt eine intensivere Raumpflege. Sie müssen in Ihrem Zuhause also nicht die chemische Keule auspacken.

Tatsächlich haben Wissenschaftler in einer jüngst vom National Institute of Environmental Health durchgeführten Studie herausgefunden, dass ganz einfache Dinge wie das häufige Waschen der Leintücher in heißem Wasser und regelmäßiges Saugen der Fußböden die Allergene in der Wohnung signifikant reduzieren. Das bedeutet selbstverständlich ein bisschen Mehrarbeit und Planung, als einfach irgendeine Chemikalie im Haus zu versprühen (was wirksam sein kann, aber auch nicht), doch der Lohn dieser Mühen sind am Ende eine bessere Gesundheit und ein geringerer Bedarf an „Notfallmedikamenten", die bekanntlich mit unvermeidlichen Nebenwirkungen verbunden sind.

# DER KAMPF GEGEN DIE MÄCHTIGE HAUSSTAUBMILBE

Für Allergiker und Asthmatiker ist die Hausstaubmilbe der Staatsfeind Nummer eins. Diese mikroskopisch kleinen spinnenähnlichen Tiere können Asthma auslösen und bestehendes Asthma und allergische Symptome verstärken. Hausstaubmilben finden sich buchstäblich in jedem Haushalt, aber in unterschiedlichem Ausmaß. Im Staub sind nicht notwendigerweise Milben enthalten – selbst wenn Ihre Wohnung staubig ist, ist Ihr Haus nicht unbedingt milbenverseucht. Hausstaubmilben ernähren sich von menschlichen Hautschuppen, die ständig abgestoßen werden, um die Bildung neuer Hautzellen zu ermöglichen. Hausstaubmilben lieben aber auch Schimmel. Sie gedeihen in feuchter Umgebung, deshalb sind sie im regenreichen Nord- und Südosten der Vereinigten Staaten verbreiteter als im trockenen Westen.

Allergisch ist man nicht gegen die Hausstaubmilbe selbst, sondern gegen deren Kot, der in die Raumluft aufgewirbelt werden kann. Die Berechnungen, wie häufig man damit in Berührung kommt, sind schwindelerregend. Die durchschnittliche Hausstaubmilbe produziert täglich etwa zwanzig Kotpartikel. Das Problem besteht darin, dass ein Gramm Hausstaub Tausende Hausstaubmilben enthält. Auch die verfallenden Körper toter Hausstaubmilben sind allergieauslösend.

## SYMPTOME

Für Asthmatiker stellen Hausstaubmilben eine besondere Gefahr dar. Etwa zehn Prozent der US-Gesamtbevölkerung sind gegen Hausstaubmilben allergisch, aber über 90 Prozent der Asthmatiker. Wenn Hausstaubmilben in die menschliche Lunge gelangen, zerstört deren Kot das empfindliche Lungengewebe, und das macht sie für Asthmatiker so gefährlich.

Die Symptome einer Hausstauballergie sind denjenigen der Pollenallergie sehr ähnlich, wie zum Beispiel:

- Augen, gerötet und juckend oder tränend
- Haut unter den Augen geschwollen und bläulich
- Husten
- Nase laufend, juckend oder verstopft
- Niesen
- Tropfen, postnasales

## WAS SIE DAGEGEN UNTERNEHMEN KÖNNEN

Diese kleinen Plagegeister siedeln sich in Matratzen, Polstermöbeln, Kissen und Teppichen an. Falls Sie gegen Hausstaubmilben sehr allergisch sind, ist es nicht ratsam, dass Sie Ihre Wohnung selbst putzen. Jedes Mal, wenn Sie Staub wischen, wirbeln Sie Partikel der Hausstaubmilben auf. Falls Sie jedoch keine andere Wahl haben, als die Arbeit selbst zu erledigen, tragen Sie wenigstens eine Gesichtsmaske, die mikroskopisch kleine Partikel wie Hausstaubmilben filtert. Diese Masken sind ein wenig teurer als die Standardmasken, die man im Baumarkt erhält und die lediglich große Partikel filtern. Es werden zahlreiche Masken angeboten, die speziell für Menschen mit Innenraum- und Umweltallergien entwickelt wurden. (Falls Sie an einer Latexallergie leiden, achten Sie darauf, dass Sie eine latexfreie Maske kaufen.)

## SCHÜTZEN SIE IHR BETTZEUG

Laut einer nationalen Erhebung befinden sich in geschätzten 45 Prozent der US-amerikanischen Häuser so viele Hausstaubmilbenallergene im Bettzeug, dass eine allergische Reaktion ausgelöst werden kann. Und 22 Millionen US-Amerikaner haben ausreichend Staubmilbenrückstände in Decken, Kissen und anderem Bettzeug, um bei empfindlichen Menschen Asthmaanfälle hervorzurufen.

Das soll nicht etwa heißen, dass die US-Amerikaner ihre Häuser nicht ordentlich putzen, es bedeutet lediglich, dass Hausstaubmilben allgegenwärtig sind. Bedenken Sie, dass Sie bis zu acht Stunden pro Tag in Ihrem Bett verbringen. Wenn Sie dafür sorgen, dass Ihr Bettzeug möglichst frei von Hausstaubmilben bleibt, wird dies schon wesentlich dazu beitragen, Ihre Symptome unter Kontrolle zu bringen. Noch einmal: Es bleibt Ihnen nichts anderes übrig, als wachsam zu sein!

### DAS WASCHEN

Waschen Sie Ihre Leintücher und Bettbezüge wöchentlich und Ihre Decken alle zwei Wochen in *heißem Wasser* (bei mindestens 60 °C). Damit werden die Hausstaubmilben abgetötet und die Allergene zerstört. Verwenden Sie ein Waschpulver für sensible Haut (zu Ihrem ganz persönlichen Schutz, nicht dem der Milben!).

### STAUBFÄNGER

Entfernen Sie „Staubfänger" an Ihrem Bett, wie zum Beispiel mit Rüschen besetzte Bettvolants, ein stoffbezogenes Kopfteil oder Ihr Lieblingskuscheltier. Vermeiden Sie flauschige Decken, die Staub anziehen.

### MATRATZEN UND AUFLAGEN VON BOXSPRINGBETTEN

Hausstaubmilben fühlen sich in Ihrer Matratze sehr wohl. Früher blieb Ihnen keine andere Wahl, als Ihre Matratze oder Ihre Boxspringauflage mit festen Kunststoffhüllen zu überziehen, die vor allem bei warmem Wetter unbequem sein konnten.

Zum Glück bieten heutzutage zahlreiche Hersteller ausgezeichnete Matratzen und Boxspringauflagen aus Mikrofaser an, die Hausstaubmilben aus der Matratze fernhalten, ohne den Komfort zu beeinträchtigen. Diese Produkte sind ein bisschen teurer als Standardmatratzen und -boxspringauflagen, aber der Kauf lohnt sich.

Achten Sie darauf, allergikergerechte und mit Reißverschluss versehene Matratzenschoner zu kaufen. Falls Sie eine alte Matratze haben, in der sich bereits Unmengen von Hausstaubmilben tummeln, hat es wenig Sinn, eine Schutzhülle zu verwenden. Wenn Sie gegen Hausstaubmilben allergisch sind, sollten Sie den Kauf einer neuen Matratze in Erwägung ziehen und die notwendigen Schutzmaßnahmen ergreifen, bevor die neue Matratze von Milben besiedelt wird.

### VERZICHTEN SIE AUF DAUNEN

Verwenden Sie keine Feder- oder Daunenkissen und -decken, weil diese Staub anziehen. Nutzen Sie ausschließlich Kissen und Decken mit Polyesterfüllung. Primaloft, ein synthetisches Daunenmaterial, und Comforel sind hervorragende Alternativen zu Federkissen und -decken. Überziehen Sie Ihre Kissen mit Milbenschutzhüllen, die den Matratzenschonern ähnlich sind.

## REDUZIEREN SIE DEN HAUSSTAUB

Falls Sie vermuten, dass Sie an einer Hausstaubmilbenallergie leiden, sollten Sie Maßnahmen ergreifen, um nicht nur den Staub zu reduzieren, der sich in Ihrem Bett sammelt, sondern im ganzen Haus.

### HALTEN SIE DAS SCHLAFZIMMER ORDENTLICH

Vermeiden Sie, dass sich auf Oberflächen Staub sammelt. Stapel von Büchern, Zeitungen und Krimskrams ziehen Staub an. Halten Sie Holz- oder Lackoberflächen so frei wie möglich.

### VERZICHTEN SIE AUF TEPPICHE

Teppichböden können von Hausstaubmilben besiedelt werden. Bleiben Sie bei Holz- oder PVC-Fußböden und verwenden Sie, falls nötig, kleine, waschbare Teppiche.

### REINIGEN SIE DIE LUFT

Ein Luftreiniger mit HEPA-Filter (High Efficiency Particulate Air Filter) kann dazu beitragen, die Hausstaubmilben-, aber auch die Bakterien- und Virenbelastung in der Luft zu reduzieren. Die besten Geräte sind eine Kombination aus Ionisatoren und Luftreiniger. Es gibt viele Anbieter auf dem Markt, aber achten Sie darauf, ein Gerät mit HEPA-Filter zu kaufen. Warten Sie Ihren Luftreiniger regelmäßig, und halten Sie sich penibel an die Herstellerangaben bezüglich des Filterwechsels. Achten Sie auch auf die Wartung Ihrer Heizungs- und Klimaanlagen. Wechseln Sie die Filter häufig und lassen Sie die Heizungsleitungen regelmäßig reinigen.

### FENSTERDEKORATIONEN

Vermeiden Sie schwere Draperien und Vorhänge, in denen sich der Staub sammelt. Verwenden Sie stattdessen Rollos oder Jalousien aus Holz oder Kunststoff.

## PLÜSCHTIERE

Hausstaubmilben lieben diese flauschigen Kuschelfreunde. Waschen Sie Stofftiere einmal wöchentlich in heißem Wasser.

## POLSTERMÖBEL

Stark gepolsterte Möbel bieten Hausstaubmilben ein wunderbares Zuhause. Dagegen bleiben Leder- oder Kunststoffmöbel frei von Milben, weil diese durch den festen Überzug nicht eindringen können. Eine Reinigung mit Trockendampf kann zur Reduktion von Hausstaubmilben in den Möbeln beitragen, entfernt sie aber nicht ganz.

## KLEIDUNG

Hausstaubmilben können auf Ihrer Kleidung leben. Das Waschen Ihrer Kleidungsstücke in heißem Wasser oder eine chemische Reinigung töten die Hausstaubmilben ab und deaktivieren die Allergene.

Aber was ist mit Ihren empfindlichen Kleidungsstücken, die Sie nicht heiß waschen dürfen? Auf dem Markt sind spezielle Waschmittel erhältlich, die Hausstaubmilben auch in kaltem Wasser abtöten – der klare Nachteil ist allerdings der etwas höhere Preis.

## DAS FÜR UND WIDER DES STAUBSAUGENS

Ein handelsüblicher Staubsauger kann so kleine Partikel wie Hausstaubmilben nicht effektiv aufsaugen. Die Nutzung eines Standardstaubsaugers wird diese winzigen Partikel häufig nur in die Luft aufwirbeln und kann in manchen Fällen schlimmer sein, als gar nicht zu saugen.

Sie haben zwei Optionen. Sie können einen Spezialfilter kaufen, der in Ihren Staubsauger passt und kleine Partikel, wie zum Beispiel Milben und Schimmelsporen, filtert. Oder Sie investieren in einen jener Spezialstaubsauger, die eigens zum Filtern von Allergenen entwickelt wurden und von den Firmen Miele und Nilfisk angeboten werden.

Mit der angemessenen Ausrüstung ist das Staubsaugen eine effektive Waffe im Kampf gegen Hausstaubmilben. Laut einer Studie, die am National Jewish Medical and Research Center in Denver, einem führenden Zentrum der Allergieforschung, durchgeführt wurde, kann die Allergenbelastung durch das tägliche Staubsaugen mit HEPA-Filter signifikant gesenkt werden, was wiederum die Symptome lindert. Es gibt mehrere Hersteller von Staubsaugern mit HEPA-Filtern.

## DIE RICHTIGE ART DES STAUBWISCHENS

Entscheidend ist, den Staub einzufangen und ihn nicht aufzuwirbeln. Verwenden Sie zum Staubwischen einen feuchten Mopp oder ein feuchtes Tuch, um damit mehr Milben aufnehmen zu können.

## MACHEN SIE IHR AUTO ALLERGIKERGERECHT!

Sie steigen in Ihr Auto ein, schließen die Fenster, schalten die Klimaanlage ein und stoßen einen Seufzer der Erleichterung aus. Sie denken: „Aha! Endlich habe ich einen Ort gefunden, an dem die Allergene mich nicht erwischen!" Aber Sie täuschen sich. Die gleichen Allergene, die Sie täglich plagen, begleiten Sie auch auf der Fahrt mit dem Auto. Mit einer in den *Annals of Allergy, Asthma and Immunology* veröffentlichten Studie wurde nachgewiesen, dass in Autos signifikante Mengen Hausstaubmilben und Katzen- beziehungsweise Hundeallergene zu finden sein können. Und der Clou ist, dass der Besitzer des Autos nicht einmal ein Haustier zu haben braucht – trotzdem ist es von Haustierallergenen befallen. Aber wie gelangen die Allergene in das Auto?

Hausstaubmilben werden durch Ihre Kleidung in das Auto gebracht und lassen sich dann in den gepolsterten Sitzüberzügen oder den Fußmatten nieder. Mit Tierallergenen können Sie auf viele verschiedene Arten in Berührung kommen, allein schon dadurch, dass Sie den Hund eines Nachbarn streicheln. Das Allergen haftet sich an Ihre Kleidung und gelangt so auf Ihren Autositz.

Was kann ein Allergiker also tun? Ledersitze können die Gefahr einer Kontamination mit Hausstaubmilben reduzieren. Darüber hinaus können Sie einen tragbaren Luftreiniger erwerben, der eigens zur Entfernung von Allergenen aus dem Auto entwickelt wurde. Achten Sie darauf, ein Gerät mit HEPA-Filter zu kaufen, weil dieser dazu beitragen kann, die Schadstoffe der anderen Fahrzeuge zu reduzieren, die in Ihr Auto gelangen.

Halten Sie Ihr Auto sauber. Saugen Sie es regelmäßig mit einem mit HEPA-Filter ausgestatteten Staubsauger aus. Auch die Reinigung der Sitzpolster mit Trockendampf kann zur Reduzierung der Haustierallergene beitragen und Hausstaubmilben abtöten. Außerdem sollten Sie Ihr Auto alle paar Monate gründlich putzen lassen. Und sorgen Sie dafür, dass feuchte Fußmatten ersetzt werden, weil diese von Schimmel befallen werden könnten.

# ACHTUNG SCHIMMEL

Schimmelsporen sind mikroskopisch kleine Mitglieder der Familie der Pilze. Es gibt Tausende verschiedene Schimmelarten, und sie sind in der Umwelt allgegenwärtig. Nur einige wenige Schimmelsorten sind allergieauslösend, und wenn diese Schimmelarten den Weg in Ihr Haus finden, können sie Asthmatikern und Allergikern ernste Probleme bereiten.

Die beste Strategie, um sich vor der Verbreitung von Schimmel zu schützen, besteht darin, Ihr Haus für diese lästigen Mikroorganismen so unwirtlich wie nur möglich zu machen. Hier sind ein paar Tipps, wie Sie Schimmelbildung in Ihrem Haus verhindern, wie Sie Schimmel bekämpfen und Ihr Haus davon befreien können.

## DAS BADEZIMMER

Was Schimmel anbelangt, ist das Badezimmer der gefährdetste Raum im ganzen Haus. Dampfende Duschen sowie feuchte Wände und Fußböden ziehen Schimmel wie Magnete an. Bemühen Sie sich, Ihr Badezimmer so trocken wie möglich zu halten. Trocknen Sie die Wände der Dusche und den Fußboden direkt, nachdem Sie geduscht haben, ab. Investieren Sie in einen hocheffizienten Abluftventilator, vor allem, wenn Ihr Badezimmer fensterlos ist. Putzen Sie die Badezimmerwände, Duschkabine, Badewanne und den Fußboden regelmäßig. Und vergessen Sie die Schränke unter dem Waschbecken nicht – waschen Sie diese alle paar Wochen gründlich aus und lassen Sie danach die Türen offen stehen, damit der Schrank richtig trocknen kann.

Falls Sie den Verdacht haben, Schimmel könnte bei Ihnen ein Problem sein, verwenden Sie einen kommerziellen Reiniger, der Keime abtötet (er tötet auch Schimmelsporen ab!), aber hüten Sie sich vor den Dämpfen. Viele Haushaltsreiniger können bei Asthmatikern die Atemwege reizen. Um den Kontakt zu minimieren, sollten Sie eine Schutzmaske über Ihrer Nase tragen, die Chemikalien filtert. Eine verdünnte Chlorbleichlösung (eine halbe Tasse Bleiche auf 3,8 Liter Wasser) ist ein fantastischer Schimmelkiller, kann aber Chlorgas freisetzen, das für Asthmatiker schädlich sein kann. Wir raten Menschen mit Asthma davon ab, chlorhaltige Produkte zu nutzen. Falls Sie Allergiker, aber nicht Asthmatiker sind, können Sie diese Produkte verwenden, jedoch nur dann, wenn Ihr Badezimmer gut zu lüften ist.

Sind die Badezimmerfliesen bereits von Schimmel befallen, werden Sie die Fliesen und die Trockenbauwand dahinter möglicherweise erneuern müssen. Entsorgen Sie den Badezimmerteppich! Er ist ein Schimmelfänger.

Für Badezimmerwände ist Latexfarbe Ölfarben vorzuziehen. Manche Latexfarben enthalten Schimmelhemmstoffe, die dazu beitragen, Schimmelausbreitung zu verhindern. Dagegen können Vinyltapeten und Ölfarben an der Wandoberfläche Wasser speichern, was die Schimmelvermehrung fördern kann.

Verwenden Sie einen speziell behandelten, schimmelresistenten Duschvorhang und waschen Sie diesen häufig mit Seife und Wasser.

## BESORGEN SIE SICH EINEN ENTFEUCHTER

Halten Sie die Feuchtigkeit in Ihren Innenräumen niedrig, zwischen 30 und 50 Prozent Luftfeuchtigkeit. Nutzen Sie ein Hygrometer, wie sie in den meisten Baumärkten erhältlich sind, um die Luftfeuchtigkeit im Haus zu messen. Ist die Feuchtigkeit zu hoch? Dann kaufen Sie sich einen Entfeuchter für jeden potenziell nassen oder feuchten Bereich in Ihrem Haus, einschließlich des Kellers oder der Waschküche.

## LUFTBEFEUCHTER

Ist die Luft in Ihrem Haus zu trocken, dann ist es darin wahrscheinlich zu warm. Häufig reicht es aus, die Heizung um ein paar Grad herunterzustellen, und schon ist die Luft weniger trocken. Falls Ihre Nase und Ihr Hals noch immer unangenehm trocken sind und Sie das Gefühl haben, Sie müssten einen Luftbefeuchter verwenden, sollten Sie dafür sorgen, dass die relative Luftfeuchtigkeit nicht über 50 Prozent ansteigt.

### LASSEN SIE VORSICHT WALTEN

Weil Luftbefeuchter auch die Ausbreitung von Bakterien und anderen Mikroorganismen fördern können, sollten Sie den Luftbefeuchter täglich reinigen (ziehen Sie vor dem Reinigen natürlich den Stecker!). Verhindern Sie, dass sich ein Film oder eine dünne Ablagerungsschicht (eine Brutstätte für Mikroorganismen) bildet. Achten Sie darauf, dass der Bereich rund um den Luftbefeuchter nicht nass wird, weil dies die Schimmelvermehrung fördern kann. Verwenden Sie für Ihren Luftbefeuchter stets ausschließlich destilliertes Wasser. Dieses reduziert die mineralischen Rückstände, die ebenfalls schädlich sein könnten.

Schalten Sie den Luftbefeuchter nur an Tagen ein, an denen es absolut erforderlich ist. Bewahren Sie den Luftbefeuchter an einem trockenen Ort auf, wenn Sie ihn nicht nutzen. Sorgen Sie dafür, dass er trocken ist, bevor Sie ihn verstauen, und lassen Sie ihn, wenn möglich, draußen im Freien in der Sonne und an der frischen Luft trocknen

### SCHALTEN SIE DIE KLIMAANLAGE EIN, SCHLIESSEN SIE DIE FENSTER

Bei heißem, feuchtem Wetter sollten Sie die Fenster den ganzen Tag und die Nacht über geschlossen halten und die Klimaanlage eingeschaltet lassen. Werden Fenster in der Nacht oder am frühen Morgen, wenn es kühler ist, geöffnet, dann gelangt die feuchte Luft herein. Verhindern Sie mit der richtigen Belüftung Feuchtigkeit im Haus.

## DAS SCHLAFZIMMER

Lassen Sie keine Wäschekörbe oder -behälter mit schmutziger Wäsche oder feuchten Handtüchern in Ihrem Schlafzimmer stehen, weil diese Schimmel und Moder anziehen können. Stellen Sie in Ihrem Schlafzimmer keine Pflanzen auf, da die Blumenerde Schimmel anlockt. Entsorgen Sie Ihre alten Schaumgummikissen – auch sie locken Schimmel an.

## TEPPICHPFLEGE

Reinigen Sie Ihre Teppiche mit einem Dampfreiniger, verzichten Sie darauf, Ihre Teppiche zu schamponieren. Mit Dampf gereinigte Teppiche trocknen schneller, sodass die Schimmelbildung weniger gefördert wird. Sollte eine Stelle des Teppichs von Schimmel befallen sein, wird das normale Reinigen in vielen Fällen nicht ausreichen. Erwägen Sie, ob Sie den Teppich durch einen neuen ersetzen.

## WANDSCHRÄNKE

Untersuchen Sie die Wände, den Fußboden und die Decke von Wandschränken auf Schimmelausbreitung. Öffnen Sie hin und wieder die Türen des Schranks, um ihn zu lüften. Legen Sie keine feuchten Gegenstände, wie feuchte Tücher oder Wischmopps, in Schränke. Lassen Sie Wischmopps und Putztücher, wenn möglich, draußen an der frischen Luft in der Sonne trocknen.

## DIE KÜCHE

Falls die Feuchtigkeit in Ihrer Küche sehr hoch ist, kann sie Schimmelbildung hervorrufen. Achten Sie darauf, dass Ihre Küche gut belüftet wird und nutzen Sie einen Dunstabzug, um Kochdämpfe abziehen zu lassen. Beim Kochen von Wasser lassen Sie den Deckel auf dem Topf, damit keine Feuchtigkeit entweicht. Achten Sie auf undichte Wasserrohre – nur ein paar Tropfen Wasser, die sich unter einer Küchenspüle sammeln, können eine für Schimmel attraktive Brutstätte bilden. Entsorgen Sie Küchenabfälle täglich – verfaulendes Obst und Gemüse fördern die Schimmelbildung. Halten Sie Ihren Kühlschrank trocken und sauber – hier bildet sich häufig Schimmel. Lassen Sie Lebensmittel im Kühlschrank nicht alt und schimmlig werden. Achten Sie darauf, Lebensmittel wegzuwerfen, bevor sie schlecht werden.

## DIE WASCHKÜCHE

Nutzen Sie einen Abluftwäschetrockner. Vermeiden Sie, dass sich Stapel feuchter Wäsche anhäufen. Sorgen Sie dafür, dass feuchte Kleidung unmittelbar nach dem Waschen getrocknet wird.

## DER KELLER

Dieser dunkle und häufig feuchte Bereich ist für Schimmel ein bevorzugtes Ziel. Untersuchen sie Ihren Keller nach Anzeichen von Schimmelbildung an den Wänden, dem Fußboden oder der Decke, und falls Sie Schimmel entdecken, sorgen Sie dafür, dass er sofort entfernt wird. Warten Sie nicht, bis es Probleme gibt – reinigen Sie den Fußboden und die Wände regelmäßig. Falls Ihnen bekannt ist, dass Sie an einer Schimmelallergie leiden, sollten Sie nicht versuchen, den Schimmel selbst zu entfernen, weil Sie dabei einer Menge Sporen ausgesetzt wären.

### HEPA-LUFTREINIGER

Der Luftreiniger, der zur Reduzierung von Hausstaubmilben und Rauch beiträgt, kann auch Schimmelsporen aus der Luft beseitigen. Es ist ratsam, in den Zimmern, in denen Sie die meiste Zeit verbringen, wie zum Beispiel im Schlaf- oder Arbeitszimmer, einen elektrischen Luftreiniger zu nutzen. Auch in Möbeln können HEPA-Filter eingesetzt werden; sie filtern Schmutz und Schimmel.

## INSTANDHALTUNG DER WOHNUNG

Sorgen Sie dafür, dass Ihre Klima- und Heizungsanlage regelmäßig gereinigt und gewartet werden. Lassen Sie die Filter häufig austauschen.

Ein schwerer Schimmelbefall wird wohl weitreichendere Maßnahmen erforderlich machen. Es gibt Firmen, die sich auf die Schimmelbekämpfung spezialisiert haben. In manchen Fällen müssen die Bewohner sogar ihre Häuser während der Schimmelbekämpfung räumen. Das ist zwar selten der Fall, kommt aber vor. Falls Sie vermuten, dass Sie ein ernstes Problem mit Schimmelbefall haben, sollten Sie am besten Ihren örtlichen Umweltverband kontaktieren und Informationen einholen.

# ALLERGIEN GEGEN KAKERLAKEN

Es gibt viele Gründe, Kakerlaken beziehungsweise Küchenschaben nicht zu mögen, und eine Allergie zählt selbstverständlich dazu. Der Kot und Speichel von Küchenschaben sind für allzu viele Menschen starke Allergene, die Allergiesymptome hervorrufen oder einen Asthmaanfall auslösen können. Städtische Gebiete und der Süden der Vereinigten Staaten werden von diesen lästigen Eindringlingen stärker heimgesucht als andere Teile des Landes. Selbst wenn Ihr Haus sauber ist, kann die Gefahr bestehen, dass Küchenschaben eindringen. Schabeneier können in Einkaufstüten oder aus einer Nachbarwohnung in Ihr Haus gelangen.

Vielleicht sind Sie beim Anblick der ersten Kakerlake versucht, den Kammerjäger zu rufen, doch bedenken Sie, dass Pestizide nicht nur für Insekten giftig sind, sondern auch für Menschen und Haustiere und dass sie insbesondere für Kleinkinder eine Gefahr darstellen können. Bevor Sie sich durch die Bekämpfung eines Problems ein anderes einhandeln, können Sie ein paar einfache, sichere und natürliche Maßnahmen ergreifen, um Küchenschaben davon abzuhalten, sich in Ihrem Zuhause einzunisten. Doch es kann sein, dass Sie sich an einen professionellen Kammerjäger wenden müssen. Bemühen Sie sich, einen Kammerjäger zu finden, der Ihre Sorgen versteht und Gifte, falls überhaupt, nur sparsam einsetzt.

## BEFALL

Bequemlichkeit kann zu einem Befall führen. Wenn Sie eine Kakerlake entdecken, sollten Sie nicht davon ausgehen, dass es sich um einen Einzelgänger handelt und dass Sie sich keine Sorgen zu machen brauchen. Ergreifen Sie erste Maßnahmen, um einen weiteren Befall zu verhindern.

## HUNGERN SIE SIE AUS

Lassen Sie niemals Lebensmittel offen stehen. Verstauen Sie Lebensmittel in luftdichten Behältnissen und entsorgen Sie Reste unverzüglich. Spülen Sie Teller unmittelbar nach dem Gebrauch ab, und halten Sie Ihren Tisch und die Schrankoberflächen sauber und frei von Krümeln. Kakerlaken werden, ebenso wie Schimmel, von warmen, feuchten Bereichen angelockt. Sollte Ihr Haus feucht sein, dann lesen Sie unsere Empfehlungen zum Thema, wie Sie Schimmelbildung vorbeugen können.

## ENTSORGEN SIE DEN MÜLL

Bewahren Sie Müll, soweit möglich, nicht im Haus auf. Verwenden Sie Mülleimer mit festsitzenden Deckeln, vor allem in der Küche und im Badezimmer. Bringen Sie den Müll täglich hinaus, aber entsorgen Sie Ihre Küchenabfälle, wenn möglich, nach jeder Mahlzeit. Halten Sie Ihre Wohnung ordentlich – Küchenschaben verstecken sich gern in Zeitungen, Schachteln und Müllhaufen. Machen Sie die Kakerlaken obdachlos – entsorgen Sie, was Sie nicht mehr benötigen!

## NUTZEN SIE NATÜRLICHE METHODEN

Bevor Sie nach Insektiziden greifen, versuchen Sie es mit Borsäure (träufeln Sie Borsäure auf Arbeitsflächen und auf Bereiche, an denen Sie Kakerlaken entdeckt haben), Giftködern oder Kakerlakenfallen. Setzen Sie Borsäure nicht in der Nähe von Kindern und Haustieren ein. Sie kann, wenn sie eingenommen wird, zu Vergiftung führen. Auch Katzenminze ist ein natürliches Abwehrmittel gegen Kakerlaken. Sie enthält die chemische Verbindung Nepetalacton, die Insekten in die Flucht schlägt. Kräuterkundige raten, Katzenminze in heißem Wasser ziehen zu lassen und die Mischung nach dem Abkühlen auf die von Kakerlaken befallenen Bereiche zu versprühen. (Falls Sie eine Katze haben, sollten Sie Katzenminze nicht verwenden!)

Die meisten Insekten, auch Küchenschaben, werden von Knoblauch vertrieben. Lassen Sie geschälte Knoblauchzehen auf den Küchenarbeitsflächen liegen, um die Kakerlaken abzuwehren (und vielleicht alle anderen Eindringlinge, die in Ihre Küche kommen!).

## NUTZEN SIE INSEKTIZIDE SPARSAM

Falls Sie unbedingt Insektizide einsetzen müssen, versprühen Sie diese niemals in Bereichen, in denen kleine Kinder versehentlich mit dem Gift in Kontakt kommen könnten – das heißt, wo Kinder spielen, herumkrabbeln oder essen. Wenn Sie Insektizide versprühen, vergewissern Sie sich, dass alle Lebensmittel weggeräumt sind, sodass keine Gefahr besteht, dass sich das Gift darauf ablagert. Beschränken Sie das Sprühen auf die befallenen Bereiche; es besteht keine Notwendigkeit, im ganzen Haus herumzusprühen.

## ERWÄGEN SIE, DAS HAUS VORÜBERGEHEND ZU VERLASSEN

Falls Ihr Problem mit den Kakerlaken so groß ist, dass Sie mehrere Bereiche Ihres Hauses besprühen müssen, ist es am besten, nach Möglichkeit während des Sprühens nicht zu Hause zu sein. Selbstverständlich werden Sie jemanden mit dieser Aufgabe beauftragen müssen, dem Sie vertrauen, dass er nicht zu viel sprüht oder Bereiche behandelt, die Sie nicht behandelt haben wollen.

## APARTMENTBEWOHNER

Falls Ihre unmittelbaren Nachbarn Insektizide einsetzen, kann dies die Kakerlaken zu Ihnen treiben. Sollten Sie zu Insektiziden greifen müssen, versuchen Sie den Tag des Sprühens mit Ihren Nachbarn abzusprechen. Am besten wird diese Aufgabe von einem professionellen Kammerjäger erledigt. Wird es beim ersten Mal richtig gemacht, könnte ein weiterer Befall verhindert werden.

# RAUMLUFTVERSCHMUTZUNG

Falls Sie der Meinung sind, der Kontakt mit gefährlichen Chemikalien sei einzig und allein ein Problem am Arbeitsplatz, könnten Sie sich täuschen. Millionen Menschen kommen in ihren eigenen vier Wänden mit potenziell gefährlichen chemischen Stoffen in Berührung, und als wäre das noch nicht schlimm genug, sind sie sich häufig der Gefahr überhaupt nicht bewusst. Raumluftverschmutzung kann durch viele Dinge verursacht werden, von den Dämpfen, die von chemisch gereinigten Kleidungsstücken abgegeben werden, über Formaldehyddämpfe von Produkten aus gepresstem Holz, einschließlich Sperrholz und Faserplatten, bis hin zu den Dämpfen, die aus neuen Teppichen ausgegast werden.

## GESUNDHEITSPROBLEME

Es wurde ein Zusammenhang zwischen dem Kontakt mit chemischen Giften in Räumen und gesundheitlichen Problemen hergestellt. Dazu zählen:

▶ Augen, trockene
▶ Hustenreiz
▶ Müdigkeitssyndrom, chronisches

▶ Kopfschmerzen
▶ Nasennebenhöhlenprobleme
▶ Verwirrung, geistige

Zwar lösen diese Chemikalien zumeist keine klassische allergische IgE-Reaktion aus (obwohl das bei manchen Menschen der Fall sein könnte), aber sie können langfristig den Weg für Asthma und Allergien bereiten. Wie? Der ständige Kontakt mit chemischen Stoffen kann die normale Immunfunktion beeinträchtigen, im feinen Lungengewebe Entzündungen hervorrufen und ein Umfeld schaffen, in dem sich Allergien und Asthma festsetzen können.

# MULTIPLE CHEMIKALIENÜBEREMPFINDLICHKEIT

Manche Menschen reagieren auf Chemikalien empfindlicher als andere. Erst vor wenigen Jahren haben Alternativmediziner eine Krankheit identifiziert, die *Multiple Chemikalienüberempfindlichkeit* genannt wird. Betroffene leiden unter einer Vielzahl von Symptomen – von Allergien über Kopfschmerzen und Müdigkeit bis hin zu geistiger Verwirrung –, die durch den ständigen Kontakt mit Giften in Lebensmitteln und der Umwelt, selbst in geringen Mengen, hervorgerufen werden. Die Schulmedizin hat die Diagnose Multiple Chemikalienüberempfindlichkeit noch nicht als echte Diagnose anerkannt, aber das erstaunt nicht. Schließlich können Jahrzehnte ins Land gehen, bis ein innovatives Konzept von den Mainstream-Ärzten angenommen wird. Die Symptome einer Multiplen Chemikalienüberempfindlichkeit sind:

▶ Atmung: Asthma, Rhinitis, Sinusitis, Sinus-Kopfschmerzen
▶ Augen: Bindehautentzündung, verschwommene Sicht, tränende Augen
▶ Magen-Darm-Trakt: Blähungen, Erbrechen, Übelkeit, Durchfall, Reizdarmsyndrom, Unterleibskrämpfe
▶ Neurologisches System: Geistige Verwirrung, Konzentrationsprobleme, Tinnitus, Koma, Kopfschmerzen, Konzentrationsprobleme, Ohnmachten
▶ Bewegungsapparat: Arthralgie, Myalgie (Muskelschmerzen), Myositis (Muskelentzündungen)
▶ Psyche: Angstzustände, Depression, Psychose

# GIFTE IN IHREM ZUHAUSE

Was die Raumluftverschmutzung anbelangt, so können neuere Häuser eher ein Problem darstellen als ältere Gebäude. Das liegt zum einen daran, dass in neuen Bauten synthetische Baumaterialien verwendet worden sein könnten, die häufiger problematische Chemikalien enthalten. Außerdem wurden nach der Energiekrise Ende der 1970er-Jahre die Bauvorschriften geändert, um die Belüftung zu reduzieren und die Energieeinsparung zu fördern. Bei diesen neuen, „luftdichten" Gebäuden ist die Wahrscheinlichkeit größer, dass sie chemische Dämpfe und Feuchtigkeit festhalten, als ältere Bauten, und deshalb besteht für die Menschen ein erhöhtes Risiko, gesundheitliche Schwierigkeiten zu bekommen. Dieses Problem ist so allgegenwärtig, dass man ihm einen Namen gegeben hat. „Sick-Building-Syndrom", das heißt „Gebäudekrankheit".

## ISOLIERUNG

Die Isolierung in Form von in die Wand eingespritzter Isolierflüssigkeit kann ein besonderes Problem darstellen, weil sie beständig Formaldehyddämpfe verströmt, die mit einem erhöhten Asthmarisiko bei Kindern in Zusammenhang gebracht wurden. Falls Sie ein Kind mit Atemwegsproblemen haben, ist es ratsam, es nicht in einem Raum mit dieser Art von Isolierung schlafen zu lassen, sondern neue Wände einzuziehen.

Falls Sie sich wegen möglicher Gifte in Ihrem Zuhause Sorgen machen – falls Sie sich etwa fragen, ob Allergiesymptome oder unerklärliche Krankheiten mit einer chemischen Belastung zusammenhängen könnten –, können Sie einen Bauinspektor beauftragen, die Werte bestimmter chemischer Gifte zu messen. Falls Sie schon einige Zeit in Ihrem Heim wohnen und keinerlei gesundheitliche Probleme gehabt haben, besteht keine Veranlassung, in Panik zu geraten, doch wenn Sie erwägen, ein neues Haus zu kaufen, ist es in jedem Fall sinnvoll, es auf mögliche Giftstoffe prüfen zu lassen.

## GIFTIGE REINIGUNGSMITTEL

Vielleicht werden Sie überrascht sein zu erfahren, dass Sie selbst für viele der chemischen Schadstoffe in Ihrer Wohnung verantwortlich sind. So sollten Menschen mit Allergien oder Asthma Sprühreiniger, Möbelpolituren oder Lufterfrischer (Sprays und andere) nur vorsichtig verwenden. Bei jedem Sprühen bekommt Ihre Lunge Chemikalien ab. Außerdem können die Giftstoffe in der Luft hängen bleiben und von anderen Menschen eingeatmet werden.

Wie bereits erwähnt, können chlorhaltige Produkte für Asthmatiker reizend sein, und auch Ammoniak reizt bei vielen Menschen den Hals und die Atemwege. Bemühen Sie sich, nicht giftige Reinigungsmittel zu nutzen. *Seventh Generation* bietet eine Reihe von wunderbaren Haushaltsprodukten an, die für Menschen sicherer und gut für die Umwelt sind. Sie sind zum Beispiel über das Internet erhältlich.

Falls Sie handelsübliche Reiniger nutzen, verwenden Sie nie mehr als ein Produkt gleichzeitig – die Kombination verschiedener Chemikalien kann gefährlich sein. Und achten Sie darauf, dass Ihr Arbeitsbereich gut belüftet ist.

## FARBEN UND LÖSUNGSMITTEL

Auch Farben und Lösungsmittel können bei sensiblen Menschen Reizungen hervorrufen. Zum Glück produzieren ein paar Farbenhersteller besonders geruchlose Farben, die Allergikern mit größter Wahrscheinlichkeit weniger Probleme bereiten. So stellen zum Beispiel einige Firmen ungiftige Farbe her, die so rein ist, dass sie in Krankenhäusern verwendet werden kann, aber Sie können diese natürlich auch für den privaten Bereich nutzen. Trotzdem sollten Sie Ihren Kontakt mit Dämpfen minimieren, Ihre Renovierungsprojekte und Malerarbeiten bei warmem Wetter durchführen, wenn die Farbe schnell trocknet und Sie die Fenster öffnen oder die Klimaanlage einschalten können. Raumluftreinigungsgeräte können helfen, den Farbgeruch zu beseitigen. Tragen Sie bei Maler- und Renovierungsarbeiten eine Gesichtsmaske, die chemische Partikel filtert.

## KOCHEN MIT GAS

Auch Ihr Herd könnte eine Quelle für Raumluftschadstoffe sein. Bei der Verbrennung von Erdgas entsteht Stickstoffdioxid, ein geruchloses Gas, das das Risiko, an Asthma zu erkranken, zu erhöhen und die Allergie gegen Hausstaubmilben zu verschlimmern scheint.

Studien haben ergeben, dass allergieanfällige weibliche Teenager besonders verletzlich für die Wirkung des Kochens mit Gas auf die Atemwege sein können. Falls Sie mit einem Gasherd kochen, investieren Sie für die Reinigung der Luft in einen starken Abluftventilator.

# RAUCHEN – AKTIV UND PASSIV

Tabakrauch stellt für Allergiker und Asthmatiker sowie für ihre Familien eine besonders große Gefahr dar. Rauchen erhöht die Wahrscheinlichkeit, Atemwegsprobleme zu entwickeln, einschließlich Asthma, Emphyseme und COPD (Chronisch obstruktive Lungenerkrankung), ganz zu schweigen von der Tatsache, dass es direkt mit Herz-Kreislauf-Erkrankungen, Diabetes und vielen Formen von Krebs in Verbindung gebracht wird. Jeder Zug an der Zigarette enthält Tausende verschiedener freier Radikale, die das antioxidative Schutzsystem des Körpers überfordern können. Raucher weisen niedrigere Spiegel der vorteilhaften Antioxidantien Vitamin C und E sowie Glutathion auf, die die Lunge schützen. Mit jedem Zug setzen Sie Ihren Hals, die Atemwege und die Lunge schädlichen Giftstoffen aus.

Trotz der mit dem Rauchen verbundenen allseits bekannten Risiken, gibt es in den Vereinigten Staaten noch immer 40 Millionen Raucher. Was an dieser statistischen Zahl besonders alarmierend ist, das ist die Tatsache, dass da, wo Raucher sind, sich auch andere Menschen aufhalten – häufig Kinder –, die unter den Auswirkungen des Passivrauchens leiden.

## PASSIVRAUCHEN

Die amerikanische Umweltschutzbehörde EPA hat das Passivrauchen als erwiesenes Karzinogen eingestuft, was bedeutet, dass Nichtraucher, die dem Zigarettenrauch eines anderen Menschen ausgesetzt sind, ein erhöhtes Risiko aufweisen, ähnlich wie der Raucher selbst, an Krebs zu erkranken. Laut EPA ist das Passivrauchen in den USA jährlich für etwa 7.400 Todesfälle aufgrund von Lungenkrebs verantwortlich.

Für Babys und Kleinkinder, deren Lungen sich noch entwickeln, stellt das Passivrauchen eine besonders große Gefahr dar. Die EPA schätzt, dass in den USA das Passivrauchen für bis zu 300.000 Infektionen der Atemwegsorgane bei Kleinkindern im Alter von achtzehn Monaten bis einem Jahr verantwortlich ist. Bis zu 15.000 Kinder werden so krank, dass ein Krankenhausaufenthalt erforderlich wird. Darüber hinaus weisen Kinder, die dem Passivrauchen ausgesetzt sind, eine reduzierte Lungenfunktion auf und sind anfällig für Ohrinfektionen. Und die schockierende Statistik der EPA besagt, dass die Krankheit bei bis zu einer Million asthmatischer Kinder durch Passivrauchen verschlimmert wird. Noch gravierender ist die Tatsache, dass die Belastung durch Zigarettenrauch bei nicht asthmatischen Kindern Asthma auslösen kann.

Schwangere sollten weder rauchen noch dem Passivrauchen ausgesetzt sein – es kann dem sich entwickelnden Fötus schaden.

Für die Gesundheit Ihrer Familie ist es unverzichtbar, in einem rauchfreien Umfeld zu leben. Falls ein Familienmitglied rauchen muss, sorgen Sie dafür, dass diese Person draußen im Freien raucht. Und vergewissern Sie sich, dass die Menschen, mit denen Ihre Kinder Zeit verbringen, wie zum Beispiel Babysitter und Tagesmütter, in Anwesenheit der Kinder nicht rauchen. (Für Informationen über das Rauchen am Arbeitsplatz siehe Kapitel 7, Seite 135 ff.)

# ZUSAMMENFASSUNG

Ihr Zuhause sollte Schutz vor Allergieauslösern bieten. Falls Sie an Allergien leiden, sollten Sie, wie in diesem Kapitel erläutert, Maßnahmen ergreifen, um die Raumluftallergene zu reduzieren und Ihre Wohnung allergikergerecht zu machen. Im nächsten Kapitel werden wir Ihnen Anregungen geben, wie Sie mit Ihren Haustieren ein glückliches und gesundes Leben führen können, auch wenn Sie an Allergien leiden oder gegen die Tiere allergisch sind.

# KAPITEL 9
# MIT HAUSTIEREN LEBEN

In den Vereinigten Staaten gibt es etwa 150 Millionen Haustiere. Laut Aussage der American Veterinary Medical Association (AVMA) gibt es in den Vereinigten Staaten mehr als 72 Millionen Hunde und fast 82 Millionen Katzen. Die Erhebung der APPA National Pet Owner's Survey (2011 bis 2012) hat ergeben, dass 62 Prozent der US-amerikanischen Haushalte ein Haustier besitzen. Neben Hunden und Katzen werden verschiedene Vogelarten, Nagetiere (Meerschweinchen und Wüstenrennmäuse) gehalten, und selbst Reptilien werden als Haustiere immer beliebter.

Es gibt jede Menge wunderbarer Gründe, sich ein Haustier zu halten. Haustiere leisten ihren Besitzern Gesellschaft und schenken ihnen Freundschaft und bedingungslose Liebe. Mit zahlreichen Studien wurde nachgewiesen, dass die Beziehung zu einem Haustier sich positiv auf die Gesundheit auswirken kann, von der Senkung von erhöhtem Blutdruck bis zur Linderung von Einsamkeit und Depressionen, insbesondere bei älteren und ans Haus gefesselten Menschen. Und durch Haustiere lernen Kinder eine Menge über Verantwortung und die Sorge für andere.

Laut Aussage der Asthma and Allergy Foundation of America (AAFA) leidet jeder dritte US-Amerikaner an einer Allergie gegen Katzen oder Hunde, wobei Katzenallergien doppelt so häufig vorkommen. Was kann ein allergischer Haustierfreund also tun?

Der erste Schritt besteht darin zu verstehen, worum es bei einer Tierallergie geht, sodass Sie sich für die richtige Strategie für sich und Ihre Familie in Sachen Haustier entscheiden können. In diesem Kapitel beantworten wir die am häufigsten gestellten Fragen zum Thema Tierallergien und wie man mit ihnen zurechtkommt.

## WAS IST EINE HAUSTIERALLERGIE?

Im Gegensatz zur herkömmlichen Meinung sind Menschen, die gegen Tiere allergisch sind, nicht gegen deren Fell allergisch, sondern gegen deren Schuppen, jene kleinen Hautpartikel, die das Tier abstößt, sowie auf die in der Luft enthaltenen Proteine des Tierspeichels oder -urins. Zwar können sehr allergische Menschen auch draußen im Freien auf ein Tier allergisch reagieren, doch in den meisten Fällen ist der Kontakt in geschlossenen Räumen schlimmer, weil die Allergie stärker ist. Katzen rufen häufiger eine allergische Reaktion hervor als Hunde, weil sie sich unentwegt putzen und damit Speichel verbreiten. In der medizinischen Literatur wurde auf fünf Katzenallergene hingewiesen. Die zwei wichtigsten sind *Fel d 1*, das von der Talgdrüse der Katze abgesondert wird, und *Fel d 4*, das im Speichel der Katze enthalten ist.

Ein weiterer verbreiteter Irrglaube ist, dass Tiere mit kurzem Fell weniger allergieauslösend sind als langhaarige. Das ist nicht der Fall: Die Länge eines Tierfells hat nichts mit Allergien zu tun.

Vögel haben keinen Speichel und stoßen eine andere Art von Hautschuppen ab, die in der Regel weniger allergieauslösend ist. Doch Menschen können Allergien gegen Vogelfedern und -kot entwickeln, ganz davon zu schweigen, dass der Kot von Vögeln Bakterien, Pilze und Schimmelsporen enthalten kann.

Jedes Mal, wenn Sie ein Tier streicheln oder von ihm geleckt werden, sind Sie potenziellen Allergenen ausgesetzt. Aber Sie müssen Ihr Haustier nicht direkt berühren, um allergische Symptome zu entwickeln. Schuppen und Proteine in der Luft können an Polstermöbeln haften, sich auf dem Teppich oder Bettzeug sammeln und sich sogar an den Wänden Ihres Hauses ablagern. Mit anderen Worten: Wo Ihr Haustier sich auch immer aufhält, werden Allergene vorhanden sein.

Darüber hinaus kann das Fell von Tieren auch Hausstaubmilben anlocken, und wenn die Tiere ins Haus kommen, können sie Pollen und Schimmelsporen in Ihre Wohnung tragen.

# WOHER WISSEN SIE, OB SIE GEGEN IHR HAUSTIER ALLERGISCH SIND?

Nach dem ersten Kontakt können bis zu zwei Jahre verstreichen, bis sich eine Allergie entwickelt, jedenfalls lange genug, dass Sie inzwischen eine emotionale Beziehung zu Ihrem Haustier aufgebaut haben. Falls bei Ihnen plötzlich hartnäckige Allergiesymptome auftreten oder falls vorhandene Allergien sich zu verschlimmern scheinen, könnte das ein Hinweis darauf sein, dass Sie gegen Ihr Haustier allergisch sind. Wenn Sie an anderen Innenraumallergien leiden, könnte es jedoch schwierig sein, die Allergien voneinander zu unterscheiden. Ein Hauttest mit speziellen Tierantigenen kann bei der Feststellung helfen, ob Sie gegen ein bestimmtes Tier allergisch sind (siehe Seite 16 ff., Hauttests). Falls Sie kein Haustier besitzen, aber feststellen, dass Sie jedes Mal, wenn Sie jemanden besuchen, der einen Hund oder eine Katze hat, eine Allergieattacke bekommen, kann mit Sicherheit davon ausgegangen werden, dass Sie allergisch sind.

Falls Sie mit einem Haustier zusammenleben, wird es nicht ausreichen, das Tier für ein paar Tage an einem anderen Ort unterzubringen, um festzustellen, ob Ihre Symptome nachlassen. Es kann bis zu sechs Monate und manchmal sogar noch länger dauern, bis ein Haus gänzlich von Tierschuppen befreit ist.

Reiben Sie sich nach dem Kontakt mit Ihrem Tier nicht über die Augen oder das Gesicht. Das kann bei Menschen, die normalerweise nicht auf Tierallergene reagieren, eine allergische Reaktion auslösen.

## SYMPTOME

Tierallergien können die gleichen Symptome hervorrufen wie eine Pollen- oder Hausstaubmilbenallergie, wie zum Beispiel:

- Asthmasymptome
- Augen, tränende
- Hals, schmerzender und juckender
- Hautausschläge
- Husten
- Juckreiz
- Keuchen
- Lippen, spröde
- Nase, verstopfte
- Niesen

Auch der Kontakt mit Speichel und Schuppen kann bei einigen Menschen Ekzeme oder einen allergischen Hautausschlag hervorrufen. Tierallergien können in vielen Fällen schwerwiegender sein als saisonale Allergien, hauptsächlich deshalb, weil die Heuschnupfensaison nur vorübergehend ist, während Ihr Haustier unabhängig von der Jahreszeit Tag und Nacht bei Ihnen ist.

## GIBT ES HAUSTIERE, GEGEN DIE NIEMAND ALLERGISCH IST?

Wenn es um Allergien geht, kann man unmöglich sagen, dass irgendetwas absolut hypoallergen ist, aber Reptilien und Fische gelten für allergieanfällige Menschen als die sichersten Haustiere. Zwar könnten viele von uns Probleme haben, sich mit diesen kaltblütigen Tieren anzufreunden, aber es gibt Menschen, die sich ebenso für ihre Schlange oder tropischen Fische begeistern wie andere für ihre Hunde und Katzen. Doch falls Sie ein Reptil als Haustier halten, achten Sie darauf, dass Sie sich die Hände waschen, nachdem Sie das Tier angefasst haben, um Ihren Kontakt mit infektiösen Mikroorganismen zu minimieren.

Das Thema ist umstritten, aber die beliebtesten Katzenrassen, die möglicherweise weniger häufig Allergien auslösen, sind die Sibirische Katze und die Balinese.

## LÖSEN HAUSTIERE BEI KINDERN ASTHMA AUS?

Das ist eine interessante Frage, weil die Antwort nicht eindeutig ausfällt. Bis vor Kurzem wurde werdenden Eltern, in deren Familien es Allergiker oder Asthmatiker gibt, in der Regel davon abgeraten, sich vor der Geburt ihres Kindes ein Haustier zuzulegen, und zwar aufgrund der Annahme, dass der Kontakt mit dem Tier eine allergische Reaktion auszulösen vermag, die sich zu Asthma weiterent-

### AUCH HAUSTIERE UND KATZEN KÖNNEN ALLERGIEN HABEN

Ihr Haustier kann gegen Pollen und Schimmel ebenso allergisch sein wie Sie! Falls Ihr Haustier ständig niest, seine Nase läuft, es Juckreiz hat oder sich unwohl fühlt, suchen Sie sich am besten einen ganzheitlich behandelnden Tierarzt, der sich mit natürlicher Allergieentlastung auskennt. Je mehr Juckreiz Ihr Haustier hat, desto mehr wird es sich kratzen und desto wahrscheinlicher verteilt es überall Hautschuppen. Um zu verhindern, dass die Haut trocken und sensibel wird, achten Sie darauf, dass Ihr Tier genügend essenzielle Fettsäuren erhält, die sowohl die Haut fetten als auch Entzündungen hemmen. Vielen Haustieren mangelt es ebenso wie den Menschen an diesen vorteilhaften Fetten.

Geben Sie einfach einmal am Tag einen Teelöffel Leinsamenöl in das Futter. Und verabreichen Sie Ihrem Haustier täglich ein Multivitaminpräparat (es gibt einige ausgezeichnete Produkte für Haustiere), um sicherzustellen, dass es ausreichend Vitamin A, E und B erhält, die wichtig sind, um die Allergie in Schach zu halten. Während der Heuschnupfensaison geben Sie Ihrem Haustier 1.000 mg MSM (Methyl-Sulfonyl-Methan) plus 500 mg Vitamin C mit Flavonoiden. Sie können die Tabletten zerdrücken und unter das Futter mischen. Falls Ihr Haustier mehr als 45 Kilogramm wiegt, sollten Sie die Menge verdoppeln. Doch wenn Ihr Haustier klein ist (weniger wiegt als 4,5 kg), sollten Sie die genaue Dosierung mit Ihrem Tierarzt abklären.

wickeln könnte. Einige sind sogar so weit gegangen und haben das Familienhaustier weggegeben, bevor sie das Neugeborene nach Hause brachten! Inzwischen sind sich die Experten nicht mehr so sicher, ob das der beste Ansatz war.

Neue Studien legen den Schluss nahe, dass das Zusammenleben mit zwei oder mehr Hunden oder Katzen während des ersten Lebensjahrs das Kind in Wahrheit vor Allergien und Asthma *schützen* könnte. Zahlreiche andere Studien haben nachgewiesen, dass bei Kindern, die auf Bauernhöfen aufwachsen und mit einer Vielzahl von Tieren intensiv in Berührung kommen, die Wahrscheinlichkeit, Asthma zu entwickeln, geringer ist. Warum?

Allergieexperten vermuten, dass der ständige Kontakt mit großen Mengen Tierspeichel und -schuppen dazu beitragen könnte, den Körper gegen diese Allergene zu desensibilisieren. Dagegen könnte ein geringer Kontakt mit Tierallergenen eine starke allergische Reaktion auslösen, wenn man einem Haustier zum Beispiel bei anderen Leuten zum allerersten Mal begegnet.

Doch niemand macht aufgrund dieser Studien Eltern von asthmatischen Kindern den Vorschlag, viele Tiere in ihrem Haus zu halten. Sobald ein Kind Asthma entwickelt hat, kann der Kontakt mit Tierschuppen eine Attacke auslösen, und sämtliche potenzielle Allergieauslöser sollten vermieden werden. Doch es liegen kaum Beweise vor, dass die Entfernung des Haustiers vor der Geburt eines Kindes dieses vor Asthma oder Allergien schützt, sondern sie könnte das Risiko in Wahrheit erhöhen, dass das Kind diese Probleme entwickelt. Es ist also wahrscheinlich sicher und wird nicht dazu führen, dass ein Kind asthmatisch wird, wenn Sie das Haustier behalten, es sei denn, Ihr Arzt sagt Ihnen etwas anderes.

# WAS IST, WENN EIN FAMILIENMITGLIED GEGEN DAS HAUSTIER ALLERGISCH WIRD?

Müssen Sie Ihr Haustier dann weggeben? Das ist eine weitere schwierige Frage, weil die Antwort von vielen verschiedenen Faktoren abhängt. Einerseits kann ein Haustier Teil der Familie werden, und die Aussicht, ein geliebtes Tier wegzugeben, kann traumatisch sein. Andererseits müssen Sie auf die Gesundheit und Sicherheit Ihres Familienmitglieds Rücksicht nehmen. Falls er oder sie wegen des Tieres ernsthaft krank wird, könnte die einzige Lösung darin bestehen, für das Tier ein neues Zuhause zu suchen. Diese Entscheidung müssen Sie zusammen mit Ihrem Hausarzt treffen.

Wenn das Weggeben des Haustiers keine Option ist, könnte es in manchen Fällen notwendig sein, dass der Allergiker Antihistaminika oder andere Medikamente einnehmen muss, die zur Linderung der Symptome beitragen können. Eine Immuntherapie oder Desensibilisierung sind weitere Optionen, aber es kann bis zu drei Jahre dauern, bis sie wirken, doch viele Menschen stellen schon früher eine Linderung fest. Die Einnahme von Ergänzungsmitteln gegen die Allergie könnte helfen, die Sensibilität gegenüber Allergenen zu reduzieren, gegen eine starke Tierallergie jedoch keine Wirkung zeigen. Das wird, ehrlich gesagt, nur bei wenigen Allergikern der Fall sein.

Falls Sie allein leben und gegen Ihr Haustier so allergisch sind, dass Körperkontakt überhaupt nicht infrage kommt, halten wir es nicht für fair, das Tier zu behalten. Tiere müssen gestreichelt und geliebt werden und sollten, wenn möglich, bei einem Menschen leben, der liebevoll mit ihnen umgehen kann.

# DAS ZUSAMMENLEBEN MIT IHREM HAUSTIER

Falls die Symptome Ihres Familienmitglieds nicht allzu schwer sind oder Ihr Haus groß genug ist, um das Haustier in einem bestimmten Bereich zu halten, könnten Ihnen andere Möglichkeiten zur Verfügung stehen. Hier sind einige Tipps, wie man in einem Haushalt mit Allergikern mit einem Haustier zusammenleben kann.

Wenn eines Ihrer Familienmitglieder gegen das Haustier allergisch ist, ist die Trennung die beste Strategie: Bestimmen Sie spezielle „tierfreie Zonen" in Ihrem Haus. Halten Sie das Haustier stets aus dem Schlafzimmer der allergischen Person fern. Auch die Gemeinschaftsräume (Wohnzimmer, Esszimmer, Badezimmer und Küche) sind für das Haustier tabu. Bedenken Sie, dass nicht nur der körperliche Kontakt mit dem Haustier problematisch ist, sondern auch der Kontakt mit Schuppen und Proteinen in der Luft.

Falls Sie eine Warmluftheizung oder Klimaanlage besitzen, kann diese die Tierhaare/-schuppen und anderen Allergene im ganzen Haus verbreiten. Versehen Sie die Entlüftungsöffnungen in Ihren Zimmern mit Filtern oder schließen Sie die Lüftungskanäle im Zimmer des allergischen Familienmitglieds. Nutzen Sie für die Klima- und die Heizungsanlage hocheffiziente Filter und wechseln Sie diese gemäß der Anleitung aus.

▸ Ein Luftreiniger mit HEPA-Filter kann dazu beitragen, Tierschuppen aus dem Zimmer zu beseitigen. Nutzen Sie für jedes Zimmer Ihres Hauses einen separaten Luftreiniger.

▸ Waschen Sie die Wände Ihres Hauses mit einer milden Gerbsäurelösung ab. Das hilft, die Tierschuppen zu entfernen. Gerbsäure ist nicht giftig, aber wirksam. Gerbsäure erhält man in gut sortierten Supermärkten für Tierbedarf und über das Internet.

▸ Nutzen Sie einen Staubsauger mit HEPA-Filter, der dazu beiträgt, die mikroskopisch kleinen Luftpartikel in Schach zu halten.

▸ Halten Sie Ihr Haustier von Polstermöbeln und Teppichen fern. Holz- und Fliesenböden eignen sich eher, weil sich Hautschuppen besser beseitigen lassen. Falls es nicht möglich ist, Ihr Haustier von den Polstermöbeln fernzuhalten, legen Sie eine Schutzabdeckung über die Möbel und waschen Sie diese alle paar Tage.

▸ Richten Sie für das Haustier in einem Zimmer, in dem es sich aufhalten darf, einen bequemen Platz ein – mit seinem eigenen Teppich und der eigenen kleinen Decke.

▸ Bringen Sie in den Zimmern, in denen sich Haustiere aufhalten, keine Stoffgardinen an – darin sammeln sich Tierschuppen und -allergene. Nutzen Sie stattdessen Jalousien aus Holz oder Metall.

▸ Sorgen Sie dafür, dass ein nicht allergisches Familienmitglied das Haustier einmal wöchentlich badet. Hunde widersetzen sich Bädern meist weniger als Katzen. Lassen Sie sich von Ihrem Tierarzt beraten, wie Sie Ihre Katze baden können. Sie werden Handschuhe und Schutzkleidung tragen müssen, um keine Kratzspuren davonzutragen. Manche Hersteller behaupten, Hautpflegeprodukte für Tiere anzubieten, die die Schuppenbildung reduzieren – doch die Wirkung hält nur kurzfristig an. Tiere produzieren unentwegt Schuppen, deshalb muss man sich damit abfinden.

## SUCHEN SIE EIN NEUES ZUHAUSE?

Falls Sie an einer starken Tierallergie leiden und auf der Suche nach einer neuen Wohnung sind, achten Sie darauf, ob in der Wohnung Haustiere gelebt haben, bevor Sie diese kaufen oder mieten. Es können Monate ins Land gehen, bis eine Wohnung ganz frei von Allergenen ist, und Sie wollen beim Einzug sicher keine unangenehme Überraschung erleben.

Sollte das Haus oder die Wohnung stark mit Tierhaaren und -allergenen belastet sein, ist eine gründliche Reinigung erforderlich. Wahrscheinlich werden Sie Teppichböden erneuern und die Wände abwaschen müssen.

▸ Ein gepflegtes, gut ernährtes Tier wird weniger Schuppen produzieren als ein schlecht ernährtes. Sprechen Sie mit Ihrem Tierarzt über ein möglichst nahrhaftes Futter für Ihr Haustier.

▸ Stellen Sie das Katzenklo in einiger Entfernung zu Luftschächten auf, die die Luft durch das Haus zirkulieren lassen. Achten Sie darauf, Katzenklos und Käfige sauber zu halten. Die Reinigung sollte selbstverständlich nicht von dem allergischen Familienmitglied übernommen werden!

## ZUSAMMENFASSUNG

Wie in diesem Kapitel erläutert, gibt es viele mögliche Lösungen, wie Allergiker mit ihren Haustieren ein gesundes und glückliches Leben führen können, solange die Allergie nicht lebensbedrohlich ist. In vielen Fällen übertreffen die Vorteile der Tierhaltung die Nachteile der Tierallergie. Im nächsten Kapitel werden Sie erfahren, wie Sie verreisen und Ihren Urlaub genießen können, ohne dass Ihre Allergie ihn ruiniert.

# KAPITEL 10
# ALLERGIKER AUF REISEN

Wochenlang haben Sie den perfekten Urlaub geplant. Sie haben sorgfältig Recherchen über Vergnügungsmöglichkeiten vor Ort, die kulturellen Angebote und die besten Antiquitätenläden angestellt und können es kaum erwarten, dass es endlich losgeht. Und schließlich checken Sie in dem idyllischen Landgasthof ein, den Ihr bester Freund Ihnen empfohlen hat, und das Hotel ist genau so, wie er es Ihnen beschrieben hat: großartige Lage, sensationeller Ausblick und freundliche Besitzer. Das Problem ist, dass er Ihnen ein paar Dinge nicht gesagt hat. Wie zum Beispiel, dass der Besitzer Katzenliebhaber ist und dass seine drei Katzen im ganzen Haus herumstreifen dürfen, was angesichts Ihrer Katzenallergie nicht so großartig ist. Oder dass das Rauchen in der Gastwirtschaft erlaubt ist, was angesichts Ihrer Tabakallergie nicht so toll ist. Oder dass der Koch sich auf die thailändische Küche spezialisiert hat, was angesichts Ihrer Erdnussallergie ebenfalls nicht gerade super ist. Damit will ich sagen, dass aus Ihrem Traumurlaub, wenn Sie an Lebensmittel- oder Umweltallergien leiden, rasch ein Albtraum werden kann.

Gute Planung ist Ihre beste Verteidigung gegen eine massive Allergieattacke während eines Aufenthalts, der eigentlich ein friedlicher, schöner und erholsamer Urlaub sein sollte. Hier folgen ein paar wichtige Tipps, was Sie alles wissen sollten, um zu vermeiden, dass Sie in der Allergikerhölle landen.

## BEACHTEN SIE DIE POLLENSAISON

Weil Vegetation und Klima in der Welt unterschiedlich sind, variiert auch die Pollensaison. Es kann in New England noch eiskalt sein, aber in manchen Ge-

### SPEZIELLE ALLERGIEWARNUNG

Falls Sie gegen Erdnüsse allergisch sind oder an einer anderen schweren Lebensmittelallergie leiden, vergewissern Sie sich, dass keine für Sie gefährlichen Lebensmittel und Getränke in der Minibar lauern.

bieten im Südwesten der Vereinigten Staaten kann die Blüte bereits beginnen. Falls Sie an saisonalen Allergien leiden, achten Sie darauf, dass Sie Ihren Urlaub nicht versehentlich gerade zum Höhepunkt der Allergiesaison buchen. Wenn Sie mehr über die örtliche Pollensaison und die tägliche Pollenbelastung in Erfahrung bringen wollen, schauen Sie einfach auf folgender Website nach: www.wetteronline.de

Falls Sie gegen Umweltschadstoffe allergisch sind, sollten Sie nicht vergessen, die Luftqualität an Ihrem Urlaubsort zu prüfen, bevor Sie Ihre Reise buchen. Auch Ihre Lunge braucht Erholung!

Der Meeresstrand ist ein wunderbarer Ort, um der Pollenallergie zu entkommen – die Ozeanbrisen blasen den Pollen aufs Meer hinaus. Sie haben keine Lust auf Strandurlaub? Ziehen Sie eine Kreuzfahrt in Betracht – aber buchen Sie eine rauchfreie Kabine.

# DIE ZIMMERBUCHUNG

Im Folgenden finden Sie einige Überlegungen, die Sie vor der Buchung Ihres Zimmers anstellen sollten.

## ÜBERPRÜFEN SIE, OB DAS HOTELZIMMER ALLERGIKERGERECHT IST

Wenn Sie Zeit und Geld investiert haben, um Ihr Schlafzimmer zu Hause allergikergerecht zu gestalten, sollten Sie nicht viel für den Aufenthalt in einem Hotelzimmer ausgeben, das Sie krank macht. Schon bei der Reservierung sollten Sie dem Rezeptionisten mitteilen, dass Sie Allergiker sind und dass Sie ein haustierfreies und rauchfreies Zimmer benötigen. Darüber hinaus sollten Sie sich erkundigen, welche Art von Bettzeug in den Zimmern vorhanden ist – manche Menschen sind gegen Federkissen und Daunendecken allergisch, andere könnten mit Latexmatratzen Probleme haben. Falls Sie gegen starke chemische Gerüche empfindlich sind, sollten Sie darum bitten, dass das Reinigungspersonal geruchsfreie Produkte verwendet.

Und bitten Sie die Hotelleitung, dass in Ihrem Zimmer keine Raumsprays benutzt werden. Viele Hotelmanager sind sehr zuvorkommend und werden Ihre Bedürfnisse ernst nehmen. Tatsächlich bietet in den USA eine Hotelkette, „Best Inn Suites and Hotels", umweltfreundliche Zimmer mit Luftreiniger, Wasserfilter und Duschköpfen mit Spezialfilter an.

## ÜBERLEBENSAUSRÜSTUNG

Falls Sie länger als ein paar Tage am Urlaubsort bleiben und sehr empfindlich gegen Hausstaubmilben sind, sollten Sie eine Kissen- und Matratzenschutzhülle mitnehmen, um sich vor Hausstaubmilben zu schützen. Nehmen Sie Ihre eigenen Einmal-Staubtücher mit, damit Sie das Zimmer staubfrei halten können. Und falls das Hotel keinen Luftreiniger bereithält, sollten Sie sich ein kleines Gerät besorgen.

# FLUGZEUGE, ZÜGE UND AUTOS

Bei der Wahl des Transportmittels ist vielleicht Folgendes zu bedenken.

## NOTFALLMEDIZIN

Falls bei Ihnen das Risiko einer lebensbedrohlichen allergischen Reaktion besteht und Sie ständig einen Epinephrin-Autoinjektor bei sich haben müssen, werden Sie am Flughafen eine Erlaubnis der Sicherheitskontrollen benötigen, um ihn mit an Bord nehmen zu dürfen, denn andernfalls wird er ebenso wie andere scharfe Gegenstände konfisziert. Nehmen Sie im Voraus telefonisch Kontakt mit der Fluggesellschaft auf und erkundigen Sie sich, was die Airline in Bezug auf Unterlagen Ihres Arztes genau verlangt, oder ob eine Kopie des Rezepts ausreicht.

Wenn Sie an schwerem Asthma leiden und während des Flugs Sauerstoff benötigen könnten, achten Sie darauf, die Fluggesellschaft im Voraus zu informieren. Wichtiger noch, stellen Sie sicher, dass die Flugbegleiter, schon bevor Sie an Bord gehen, über Ihre medizinischen Bedürfnisse Bescheid wissen und Ihnen bei einem Notfall helfen können.

## WARNUNG BEI ERDNUSSALLERGIE

Falls Sie an einer starken Erdnussallergie leiden, vergewissern Sie sich, dass die Fluggesellschaft einen erdnussfreien Flug anbietet. Zwar bedeutet „erdnussfrei" lediglich, dass die Flugbegleiter beim Getränkeservice keine Tüten mit Nussmischungen, die auch Erdnüsse enthalten, austeilen, aber es gibt keine Garantie, dass nicht irgendein Passagier Erdnüsse mit an Bord bringt. Nehmen Sie unparfümierte Reinigungstücher mit, damit Sie Ihr Essenstablett und den Bereich um Ihren Sitz abwischen können.

## BRINGEN SIE IHRE EIGENE VERPFLEGUNG MIT

Wir raten davon ab, im Flugzeug irgendwelche Fertiggerichte zu essen, es sei denn, Sie zählen zu den Glücklichen, die in der Ersten Klasse oder in der Businessclass fliegen, wo die Speisen ein bisschen besser sind und man tatsächlich eine recht gesunde Mahlzeit erhalten kann. Falls Sie an einer Lebensmittelallergie leiden, rufen Sie im Voraus bei der Airline an, und erkundigen Sie sich, ob Sie eine spezielle Mahlzeit bestellen können, die Ihr Allergen nicht enthält.

Sollten Sie jedoch an einer schweren Lebensmittelallergie leiden, dann sollten Sie sich vor einer möglichen Kreuzkontamination in Acht nehmen (siehe Seite 30). Im Gegensatz zu einem Restaurant, wo Sie sich direkt mit dem Koch unterhalten können, können Sie auf einem Flug unmöglich herausfinden, wie eine Mahlzeit zubereitet wurde. Deshalb ist es für Sie am sichersten, Ihre eigene Verpflegung mitzunehmen.

## ZIEHEN SIE DEN KAUF EINES TRAGBAREN LUFTREINIGERS IN ERWÄGUNG

Falls Sie es hassen, die abgestandene Flugzeugluft einzuatmen, können Sie Abhilfe schaffen. Sie können einen tragbaren Luftreiniger mitnehmen, den man sich um den Hals hängt. Er wird nicht die gesamte Kabinenluft des Flugzeugs reinigen, kann aber einige Schad- und Reizstoffe aus der Luft in Ihrer unmittelbaren Umgebung filtern. Er ist auch im Auto, im Zug und der U-Bahn einsetzbar. Der einzige Nachteil besteht darin, dass Sie einige komische Blicke von den neben Ihnen sitzenden Menschen ernten werden.

## SCHÜTZEN SIE IHRE OHREN

Selbst unter besten Bedingungen leiden viele Menschen bei Flügen an Ohrenschmerzen, die durch die Veränderungen des Luftdrucks beim Start und bei der Landung hervorgerufen werden. Diese Schmerzen werden durch eine Luftzelle im Kopf ausgelöst, die auf Luftdruckveränderungen sensibel reagiert. In vielen Fällen gehen die Ohren durch das Kauen eines Kaugummis oder durch häufiges Schlucken auf – vielleicht spüren Sie sogar ein leichtes „Knacken", wenn der Luftdruck im Ohr sich wieder normalisiert.

Die Ohrenschmerzen können durch eine Erkältung, Allergie oder Nasennebenhöhleninfektion verstärkt werden. Die Sinusmembranen sind durch die Eustachische Röhre (auch Ohrtrompete genannt), einen kleinen, dünnen und schmalen Gang, mit dem Innenohr verbunden. Sind die Sinusmembranen geschwollen – was bei einer Erkältung oder Allergieattacke der Fall ist –, können sie das Mittelohr blockieren, wodurch Flüssigkeit ins Ohr gelangt. Die Kombination aus einem bereits gereizten Mittelohr und einer Flugreise kann nicht nur schmerzhaft sein, sondern sogar gefährlich werden, weil sie zur Verletzung des Trommelfells führen kann. Sollten Ihre Nasennebenhöhlen sehr verstopft sein, ist es, falls möglich, am besten, nicht zu fliegen. Doch wenn Sie unbedingt fliegen müssen, besprechen Sie mit Ihrem Arzt, ob Sie vor dem Start und eventuell vor der Landung (je nach Dauer des Flugs) ein Antihistaminikum oder ein abschwellendes Mittel nutzen können, um Ihre Nasennebenhöhlen vom Schleim zu befreien und die Schwellung zu reduzieren.

Menschen mit Bluthochdruck, Herzerkrankungen oder Schilddrüsenerkrankung sollten viele dieser frei verkäuflichen Antihistaminika nicht einnehmen. Fragen Sie Ihren Arzt nach Produkten, die für Sie geeignet sind. Und bitte machen Sie es sich nicht zur Gewohnheit, Antihistaminika zu nutzen – sie können mit unerwünschten Nebenwirkungen verbunden sein und verlieren recht rasch ihre Wirksamkeit, wenn Sie sie zu häufig einsetzen.

## RAUCHFREIES REISEN

Obwohl inzwischen sämtliche in den Vereinigten Staaten startenden Flüge rauchfrei sind, ist das auf anderen Kontinenten nicht unbedingt der Fall. Wenn Sie bei einer ausländischen Airline einen Flug buchen, geben Sie ausdrücklich an, dass Sie einen rauchfreien Flug wünschen. Und falls Sie mit dem Zug fahren, vergewissern Sie sich bei der Sitzplatzbuchung, dass es sich um ein rauchfreies Abteil handelt. In den Vereinigten Staaten sind die meisten Nah- und Fernzüge rauchfrei, allerdings können einige ein Raucherabteil haben. In Europa, wo noch mehr geraucht wird, werden Sie einen Sitz in einem speziellen Nichtraucherabteil buchen müssen. Und wenn Sie auf Ihrer Reise ein Auto mieten, vergessen Sie nicht, bei der Reservierung anzugeben, dass Sie ein rauchfreies Auto wünschen.

# IN RESTAURANTS

Wenn Sie auf Reisen sind, müssen Sie, insbesondere in einem fremden Land, bei einer Lebensmittelallergie sehr vorsichtig sein. Es geschieht schnell ein Unglück, wenn Sie die Sprache nicht gut beherrschen. Falls Sie an einer potenziell lebensbedrohlichen Lebensmittelallergie leiden, achten Sie darauf, jemanden bei sich zu haben, der die Sprache spricht, oder falls das nicht möglich ist, schreiben Sie Ihre Bedürfnisse in Sachen Ernährung in der Fremdsprache auf eine kleine Karte, die Sie in Ihre Brieftasche stecken und dem Kellner oder Koch zeigen können.

Falls Ihnen eine Zutat in einem bestimmten Gericht unbekannt ist oder falls sie in einer rätselhaften Soße schwimmt, sollten Sie das Gericht nicht essen. Es ist sicherer, einfache Nahrungsmittel zu bestellen, die so nah wie möglich an ihrem natürlichen Zustand (und tatsächlich auch wesentlich gesünder!) sind.

Auf Reisen ist es besonders wichtig, dass Sie ein medizinisches Notfallarmband tragen, damit die Menschen wissen, dass Sie an einer schweren Allergie leiden, die eine medizinische Behandlung erforderlich machen könnte.

# IHRE MEDIKAMENTE

Wir hoffen, dass viele von Ihnen, wenn Sie unsere Ratschläge befolgen, weniger Medikamente oder womöglich gar keine mehr benötigen werden. Doch falls Sie wegen Ihrer Allergie oder Ihres Asthmas noch Medikamente einnehmen, vergewissern Sie sich, dass Sie eine für die ganze Dauer der Reise ausreichende Menge einpacken. Lassen Sie Ihre Medizin in der Originalverpackung, weil Sie sonst beim Zoll Probleme bekommen könnten.

Darüber hinaus empfiehlt es sich, eine Kopie der Verschreibung mitzunehmen, für den Fall, dass Sie mehr Medikamente benötigen oder auf einen misstrauischen Zollbeamten treffen. Lassen Sie sich von Ihrem Arzt den Namen eines Kollegen geben, den Sie kontaktieren können, falls Sie ein Problem haben sollten.

# ZUSAMMENFASSUNG

Das Reisen kann für Allergiker besondere Herausforderungen und Anstrengungen mit sich bringen, doch die Erlebnisse auf Reisen und die neuen Erfahrungen machen die ganzen Vorbereitungsbemühungen wett. Die Tipps in diesem Kapitel werden Ihnen helfen, mit den Hindernissen und möglichen Unannehmlichkeiten, mit denen das Reisen für Allergiker häufig verbunden ist, fertigzuwerden.

Im nächsten Teil des Buches finden sich Leitlinien, die Ihnen den Umgang mit Ihrer Allergie erleichtern; ein Leitfaden für Nahrungsergänzungsmittel gegen Allergien, ein Leitfaden für Allergiemedikamente und alternative Behandlungsmöglichkeiten.

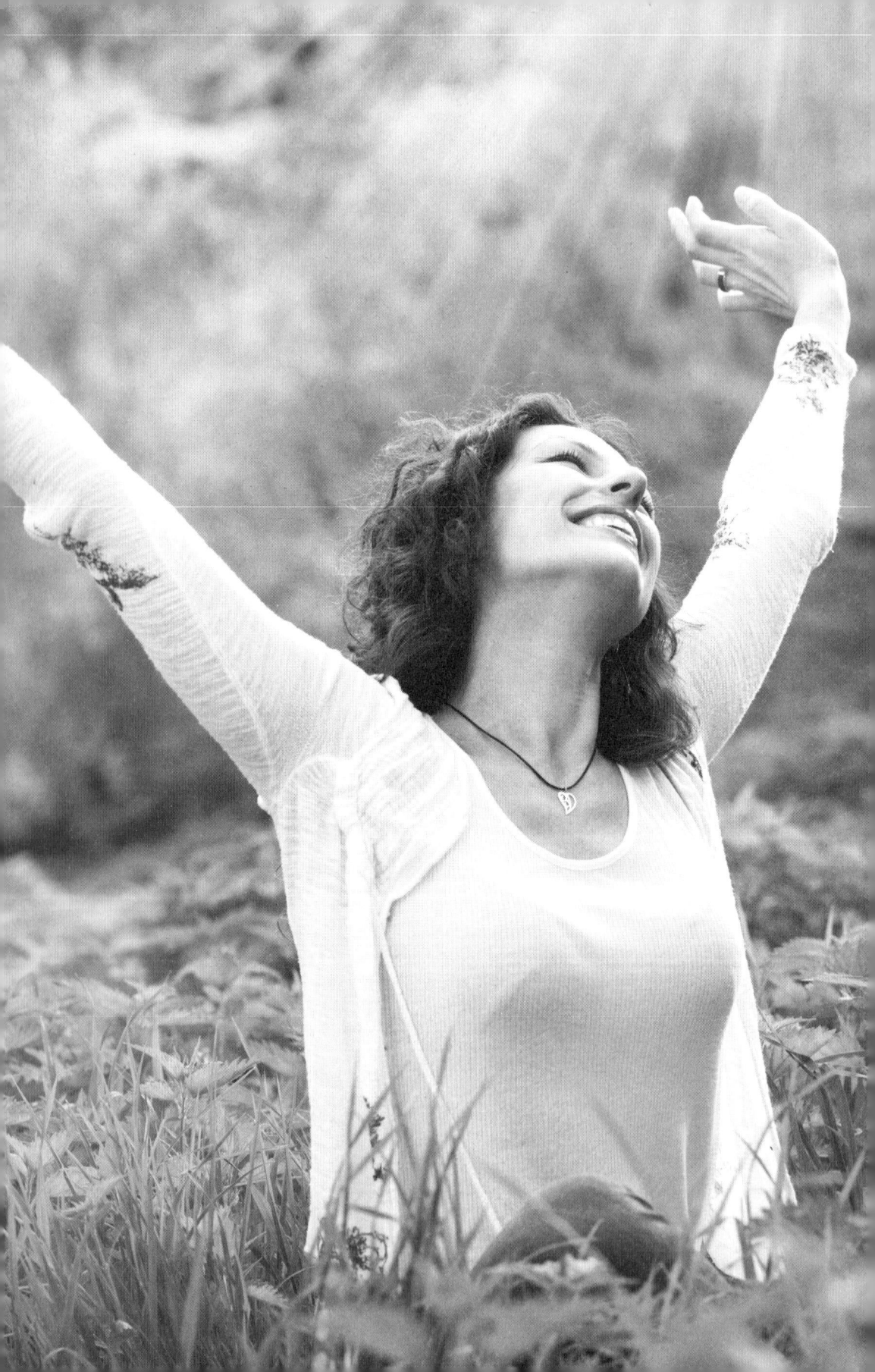

# TEIL 3

## ALLERGIE-BEHANDLUNGEN

# KAPITEL II
# EIN LEITFADEN FÜR NAHRUNGSERGÄNZUNGSMITTEL GEGEN ALLERGIEN UND ASTHMA

Wir haben aus den vielen Hundert auf dem Markt erhältlichen Nahrungsergänzungsmitteln die 60 besten Präparate gegen Allergien und Asthma herausgesucht, die wir für Menschen mit allergischen und asthmatischen Erkrankungen für die wirksamsten halten. Wir wollen damit nicht etwa vorschlagen, dass jemand alle 60 einnehmen sollte! Für manche von Ihnen wird es angeraten sein, ein paar wenige zu nutzen, andere werden vielleicht feststellen, dass sie ihre Symptome am besten unter Kontrolle bringen, wenn sie ein Kombipräparat verwenden, das bis zu zwölf Wirkstoffe enthält. Wir sind, unabhängig davon, wie viele Ergänzungsmittel Sie einnehmen, der Meinung, dass es für Sie entscheidend ist zu wissen, was Sie einnehmen, wie Sie es richtig einnehmen und warum Sie es einnehmen. Unserer Erfahrung nach sind Sie bei der Einnahme Ihrer Ergänzungsmittel wahrscheinlich weniger gewissenhaft, wenn Sie nicht genau wissen, was Sie tun.

Im Gegensatz zur Schulmedizin soll der natürliche Ansatz für die Allergie- und Asthmakontrolle die dem Problem zugrunde liegende Ursache behandeln, nicht einfach nur die Symptome mit einem starken Medikament lindern. Wenn Sie die Beschreibung jedes der 60 besten Ergänzungsmittel gegen Allergien lesen, werden Sie erkennen, auf welch geniale Weise jedes dieser Mittel wirkt. Viele Ergänzungsmittel haben eine direkte Auswirkung auf Allergiesymptome und sind schwächere und verträglichere Varianten der frei verkäuflichen oder rezeptpflichtigen Antihistaminika. Sehr häufig sind sie mit deutlich weniger Nebenwirkungen verbunden als stärkere Medikamente. Aber die Wirkung der Ergänzungsmittel gegen Allergien und Asthma geht weit über die Linderung der Symptome hinaus – sie sind *wirksame gesundheitsfördernde Mittel*.

So sind zum Beispiel viele Ergänzungsmittel Antioxidantien, also natürliche Verbindungen, die uns vor den freien Radikalen schützen, jenen chemischen Stoffen, die vom Körper als Nebenprodukt der Energieerzeugung gebildet werden und eine Allergie- oder Asthmaerkrankung verschlimmern können. Tatsächlich weisen Asthmatiker ebenso wie Menschen mit anderen chronischen Erkrankungen gewöhnlich hohe Spiegel an freien Radikalen und niedrige Spiegel an Antioxidantien auf.

Andere Ergänzungsmittel besitzen eine natürliche entzündungshemmende Wirkung. Entzündungen, die Nebenprodukte von Allergien und Asthma sind, können Ihre Symptome verstärken und für Ihre Lunge und anderen Organsysteme sehr schädlich sein. Und wieder andere Ergänzungsmittel normalisieren die Immunfunktion und senken damit von vornherein die Wahrscheinlichkeit, dass Sie Allergien entwickeln.

Und das Beste daran ist, dass die meisten der von uns ausgewählten Ergänzungsmittel im Gegensatz zu Medikamenten, die endlos viele negative Nebenwirkungen haben, signifikante *positive Nebeneffekte* mit sich bringen. Sie sind nicht nur gut für die Allergiekontrolle, viele tragen darüber hinaus zum Schutz vor anderen häufigen Krankheiten bei, wie zum Beispiel Herz-Kreislauf-Erkrankungen, Krebs und Arthritis.

# DIE 60 BESTEN ERGÄNZUNGSMITTEL GEGEN ALLERGIEN UND ASTHMA

Im folgenden Abschnitt werden wir ein paar grundlegende Fragen zu den 60 besten Nahrungsergänzungsmitteln gegen Allergien und Asthma beantworten, damit Sie ein sachkundiger Konsument von Ergänzungsmitteln werden können.

## WAS IST EIN NAHRUNGSERGÄNZUNGSMITTEL?

Ein Nahrungsergänzungsmittel ist ein Lebensmittel oder ein synthetisches Produkt, das zur Verbesserung der Gesundheit eingesetzt wird. Es ist kein Ersatz für eine gute Ernährung, aber es kann helfen, Mangelerscheinungen zu beheben, falls Sie sich nicht so ausgewogen ernähren, wie es eigentlich erforderlich wäre. Es gibt mehrere Kategorien von Ergänzungsmitteln:

- Aminosäuren
- Enzyme
- Heilkräuter
- Kräuterextrakte (aus Kräutern gewonnene chemische Verbindungen)
- Mineralien
- Phytochemikalien (sekundäre Pflanzenstoffe)
- Vitamine

Einzelne Ergänzungsmittel sind separat erhältlich oder in Kombipräparaten enthalten, die für die Behandlung bestimmter Erkrankungen entwickelt wurden. So stärken zum Beispiel Präparate zur Linderung von Allergiesymptomen die Immunfunktion, das heißt, sie verbessern die Gesamtgesundheit.

## AMINOSÄUREN

Aminosäuren sind die Bausteine der Proteine. Im menschlichen Körper wurden 40.000 verschiedene Proteine identifiziert, und alle sind aus zwanzig Aminosäuren aufgebaut.

Es gibt drei Arten von Aminosäuren: essenzielle, bedingt essenzielle und nicht essenzielle. Die essenziellen Aminosäuren werden nicht vom Körper gebildet, sondern müssen mit der Nahrung aufgenommen werden. Hier finden Sie die essenziellen Aminosäuren aufgelistet:

- Histidin
- Isoleucin
- Leucin
- Lysin
- Methionin
- Phenylalanin
- Threonin
- Tryptophan
- Valin

Bedingt essenzielle Aminosäuren sind diejenigen, die der Körper unter normalen Bedingungen produzieren kann. Doch wenn der Körper unter Stress steht, wie zum Beispiel bei lang anhaltendem Fieber, Krankheit, Schlankheitsdiät oder während einer Chemotherapie, werden sie nicht in ausreichender Menge gebildet, deshalb müssen wir Nahrungsmittel zu uns nehmen, die reich an folgenden Aminosäuren sind. Zum Beispiel:

- Arginin
- Cystein
- Cystin
- Glutamin
- Taurin
- Tyrosin

Nun folgen die nicht essenziellen Aminosäuren, die vom Körper in ausreichender Menge gebildet werden können:

- Alanin
- Arganin
- Asparaginsäure
- Glutaminsäure
- Glycin
- Prolin
- Serin

Erst vor wenigen Jahren hat man herausgefunden, dass spezielle Aminosäuren besonders positive Auswirkungen auf die Gesundheit haben, wenn sie in höheren Dosen eingenommen werden, als in der normalen Nahrung enthalten ist, und dass sie deshalb durch Ergänzungsmittel zugeführt werden sollten.

## ENZYME

*Enzyme* sind Proteine, die chemische Veränderungen herbeiführen; Koenzyme sind organische Verbindungen, die zusammen mit den Enzymen wirken. Beide Stoffe werden vom Körper produziert und sind in Nahrungsmitteln enthalten.

## HEILKRÄUTER UND KRÄUTEREXTRAKTE

Als *Heilkraut* wird jede Pflanze beziehungsweise jeder Pflanzenteil (Stiel, Blatt, Frucht und Wurzel) bezeichnet, die aufgrund ihrer medizinischen Eigenschaften genutzt werden. Zwar werden in vielen Reformhäusern noch immer lose getrocknete Kräuter verkauft, aus denen Tee zubereitet werden kann, doch in den meisten Fällen werden Kräuter inzwischen als Kapseln, Pillen und benutzerfreundliche Säfte angeboten. Doch wenn Sie ein Medikament einnehmen – egal, worum es sich handelt –, müssen Sie sich mit Ihrem Arzt oder Apotheker beraten, um sich zu vergewissern, dass das Kräuterergänzungsmittel nicht am Ende zu einer schädlichen Wechselwirkung mit Ihrem Medikament führt.

Die meisten Kräuter enthalten einen oder mehrere aktive Wirkstoffe, die für ihre vorteilhaften Effekte verantwortlich sind. In vielen Fällen werden die-

## DIE KRAFT DER KRÄUTER

Zwischen 25 und 50 Prozent der heute auf dem Markt erhältlichen Medikamente werden entweder aus pflanzlichen Quellen gewonnen oder enthalten chemische Nachahmungen pflanzlicher Bestandteile. Die chemischen Stoffe Ephedrin und Pseudoephedrin etwa, die in den Vereinigten Staaten in vielen frei verkäuflichen Erkältungs- und Allergiepräparaten enthalten sind, stammen von der *Ephedra* (Meerträubel). Die in vielen Asthma-Medikamenten enthaltene Cromoglicinsäure ist ein natürlicher Bronchodilatator, der aus dem ursprünglich aus Eurasien und Nordafrika stammenden Bischofskraut (*Ammi visnaga*) extrahiert wird.

se Wirkstoffe inzwischen separat als Ergänzungsstoffe angeboten. Wie Vitamine und Mineralien werden Heilkräuter in Mikrogramm (µg), Milligramm (mg) oder Gramm (g) gemessen. Doch in manchen Fällen werden Sie auf dem Beipackzettel keine spezifische Menge angegeben bekommen, sondern werden lesen, dass Sie eine oder zwei Kapseln einnehmen sollen. Warum? Die Kräuterheilkunde beruht auf einer uralten, schon mehrere Tausend Jahre alten Tradition. Zwar wurden in den vergangenen Jahren zahlreiche Studien durchgeführt, die die Wissenschaftlichkeit der Kräuterheilkunde bestätigen sollten, Fakt ist jedoch, dass die Kräuterheilkunde keine exakte Wissenschaft ist.

Die Dosierung von Kräutern erfolgt häufig nicht so präzise wie die Dosierung von Vitaminen und Mineralien. Das ist keine Überraschung: In früheren Zeiten verschrieben Kräuterheilkundige eine Tasse Tee oder ein paar Gramm eines Extrakts einer gekochten Wurzel. Sie gaben keine Dosis bis aufs Milligramm genau an, weil das gar nicht notwendig war. Die meisten (aber nicht alle!) Kräuter sind benigne (ungefährliche) Substanzen, und wenn Sie etwas mehr verwenden, als Sie benötigen, schadet Ihnen das nicht.

In vielen Fällen war es gar nicht möglich, die exakte Menge eines Heilkrauts anzugeben, die benötigt wurde, um den erwünschten Effekt zu erzielen, weil der Gehalt des aktiven Wirkstoffs in Pflanzen je nach Erdboden, in dem sie wächst, variiert. Dank der wissenschaftlichen Methoden ist es heutzutage möglich, standardisierte Pflanzenprodukte mit garantierter Wirkkraft zu kaufen, das heißt, Sie erhalten eine ausreichende Menge des aktiven Pflanzenwirkstoffs.

## MINERALIEN

Ein *Mineral* ist ein im Körper natürlich vorkommendes Element, das durch die Nahrung oder durch Ergänzungsmittel wieder aufgestockt werden muss. Es gibt zwei Arten von Mineralien: Spurenelemente (Sie benötigen zum Überleben nur eine winzige Menge) und essenzielle Mineralstoffe (Sie benötigen vielleicht mehrere Gramm pro Tag). Spurenelemente werden in Mikrogramm (µg) gemessen, essenzielle Mineralstoffe in Milligramm (mg) oder Gramm (g).

## PHYTOCHEMIKALIEN (SEKUNDÄRE PFLANZENSTOFFE)

*Phytochemikalien* sind aus Pflanzen (Obst, Gemüse, Hülsenfrüchte und Getreide) gewonnene Chemikalien, die gesundheitliche Vorzüge besitzen. Viele Phytochemikalien werden aus Pflanzen isoliert und als Ergänzungsmittel verkauft. Doch falls Sie ein Medikament einnehmen – egal, welches –, müssen Sie sich mit Ihrem Arzt oder Apotheker beraten und sich vergewissern, dass die Phytochemikalien nicht am Ende zu einer schädlichen Wechselwirkung mit Ihrem Medikament führen.

## VITAMINE

Ein *Vitamin* ist eine lebensnotwendige organische Substanz, die vom Körper nicht produziert wird und durch die Nahrung oder durch Ergänzungsmittel zugeführt werden muss. Es gibt zwei Arten von Vitaminen, wasserlösliche und fettlösliche. Wasserlösliche Vitamine (wie zum Beispiel Vitamin C und die B-Vitamine) werden im Körper nicht gespeichert, und eine übermäßige Zufuhr wird durch den Urin wieder ausgeschieden. Fettlösliche Vitamine (A, D und E) werden im Fettgewebe des Körpers eingelagert. Das andere fettlösliche Vitamin, Vitamin K, wird im Körper nicht gespeichert. Vitamine werden in IE (der Internationalen Einheit) gemessen. Eine Ausnahme bildet Vitamin A, das manchmal in RE, Retinol-Einheiten, angegeben wird.

# KANN ICH ERGÄNZUNGSMITTEL ZUSAMMEN MIT VER-SCHREIBUNGSPFLICHTIGEN MEDIKAMENTEN EINNEHMEN?

Falls Sie keine Medikamente einnehmen, können Sie Ergänzungsmittel selbst ausprobieren und feststellen, ob sie zu einer ausreichenden Linderung Ihrer Allergiesymptome führen. Viele von Ihnen werden beobachten, dass die Einnahme von Nahrungsergänzungsmitteln die Symptome von saisonalen Allergien reduzieren, wenn nicht sogar ganz beheben, und die Symptome chronischer Allergien minimieren. Falls Sie ein verschreibungspflichtiges Arzneimittel einnehmen, können Sie in den meisten Fällen Ihr Ergänzungsmittel zusammen mit dem verschreibungspflichtigen Allergie- oder Asthmamedikament verwenden. Doch Sie sollten Ihren Arzt konsultieren, bevor Sie irgendwelche natürlichen Ergänzungsmittel nutzen, die eine Wechselwirkung mit Ihrem Medikament haben könnten. Vielleicht werden Sie mit der Zeit, wenn die Ergänzungsmittel Wirkung zeigen, weniger „Notfallmedikamente" benötigen.

Teilen Sie Ihrem Arzt mit, welche Ergänzungsmittel Sie einnehmen, vor allem, wenn Sie auch wegen anderer gesundheitlicher Probleme behandelt werden oder sich irgendwelchen medizinischen Maßnahmen unterziehen müssen. Manche Ergänzungsmittel sind natürliche Blutverdünner, was positiv ist, weil sie die Bildung von Blutgerinnseln verhindern, aber sie könnten nach einer OP den Heilungsprozess beeinträchtigen. Darüber hinaus könnten einige Ergänzungsmittel zu Wechselwirkungen mit Ihrem verschreibungspflichtigen Medikament führen. Falls Ihr Arzt sich mit Ergänzungsmitteln gar nicht auskennt, bitten Sie Ihren Apotheker zu überprüfen, ob eine Gefahr von Wechselwirkungen besteht. Apotheker kennen sich in der Regel mit Medikamenten und Ergänzungsmitteln sehr gut aus, weil die meisten von ihnen beide Produkte verkaufen.

## KANN ICH GEGEN ERGÄNZUNGSMITTEL ALLERGISCH SEIN?

Auf jeden Fall! Wenn Sie zum Beispiel an einer Pollenallergie leiden, könnten einige pflanzliche Ergänzungsmittel, wie zum Beispiel Kamille oder Echinacea, eine allergische Reaktion auslösen. Falls Sie gegen viele Pflanzen sehr allergisch sind, raten wir Ihnen dringend, sich vor pflanzlichen Ergänzungsmitteln zu hüten. Es gibt zahlreiche andere Präparate, die Sie wählen können. Damit wollen wir nicht etwa sagen, dass alle Allergiker sämtliche pflanzliche Ergänzungsmittel meiden sollten. Tatsächlich wird eine der erfolgreichsten Behandlungen von Heuschnupfen mithilfe einer Pflanze durchgeführt, nämlich der Brennnessel. Es wurde nachgewiesen, dass sie bei vielen Menschen die allergischen Symptome lindert. Doch wenn Sie keine Pflanze „ansehen können", ohne dass Ihre Augen zu tränen beginnen und Ihre Brust sich verengt, sollten Sie um pflanzliche Mittel definitiv einen Bogen machen.

Sie können auch gegen einen Zusatz in einem Ergänzungsmittel allergisch sein, genau wie Sie auf einen Zusatz in einem pharmazeutischen Produkt allergisch reagieren können. Gegen Vitamine können Sie zwar nicht allergisch sein, weil Sie ohne sie nicht überleben können, aber es ist durchaus möglich, dass Sie gegen das in Ihrem Vitaminpräparat genutzte Sojaöl allergisch sind oder gegen die Maisstärke beziehungsweise die Molkereinebenprodukte, die als Füllstoffe

**SCHON KLEINSTE MENGEN ...**
Falls Sie gegen eine Substanz sehr allergisch sind, kann schon eine kleine Menge davon Symptome auslösen.

oder Bindemittel verwendet werden. Deshalb müssen Sie das Etikett sorgfältig lesen, bevor Sie irgendein Produkt kaufen. Suchen Sie nach Produkten, die keine künstlichen Aromen enthalten, und falls Sie gegen Mais, Soja, Milchprodukte, Hefe, Weizen oder Gluten allergisch sind, vergewissern Sie sich, nur Produkte zu kaufen, auf welchen speziell festgehalten ist, dass sie diese Zutaten nicht enthalten. Wenn Sie Zweifel haben, rufen Sie den Hersteller an, um sich zu vergewissern.

## WIE WERDEN ERGÄNZUNGSMITTEL VERKAUFT?

Ergänzungsmittel werden in vielen verschiedenen Formen angeboten. Die meisten Ergänzungsmittel, die wir empfehlen, werden in Form von praktischen Kapseln, Pillen oder Tabletten verkauft. Andere sind als Pulver erhältlich, das mit einer Flüssigkeit eingenommen werden muss, oder als Flüssigextrakt und Tee. Zwar ist jedes Ergänzungsmittel separat erhältlich, doch in letzter Zeit gab es einen Trend hin zu Kombipräparaten mit spezieller Zusammensetzung für bestimmte Erkrankungen.

Wenn Sie zum Beispiel in Ihr Reformhaus oder Ihre Apotheke gehen, sehen Sie viele Reihen Allergiepräparate mit bis zu zwölf oder mehr pflanzlichen Inhaltsstoffen, Vitaminen oder Phytochemikalien. Aller Wahrscheinlichkeit nach werden Sie fast alle diese Inhaltsstoffe auf der Liste der besten 60 Ergänzungsmittel finden.

## WELCHE MARKEN SIND DIE BESTEN, UND WO KANN MAN SIE KAUFEN?

Heutzutage werden überall Ergänzungsmittel verkauft, vom Internet über Biofachgeschäfte bis hin zu Drogeriemärkten, Discount-Apotheken, Apotheken mit eigener Herstellung, Arztpraxen und sogar in Supermärkten. Wählen Sie das Geschäft, das für Sie am leichtesten erreichbar ist und die beste Produktauswahl bietet. Es gibt auf dem Markt zahllose Anbieter, von denen manche besser sind als andere. Halten Sie sich an namhafte Marken und lassen Sie sich nicht vom billigsten Preis beeinflussen. Es gibt große Qualitätsunterschiede, und in vielen Fällen bekommen Sie das, was Sie bezahlen.

Bemühen Sie sich, falls möglich, Produkte zu kaufen, die als von pharmazeutischer Qualität und frei von Verunreinigungen gekennzeichnet sind. Über ein Buch wissen Sie anhand seines Covers nur wenig, aber die Verpackung eines Ergänzungsmittels verrät Ihnen eine ganze Menge. Ein guter Hersteller wird sein Produkt in einer manipulationssicheren, verschlossenen Verpackung anbieten. Das Produkt sollte mit einem leicht lesbaren Etikett versehen sein, auf dem alle Inhaltsstoffe aufgelistet sind. Auf jedem Produkt sollten ein Haltbarkeitsdatum und eine Chargennummer vermerkt sein, damit der Hersteller im Falle eines Problems das betreffende Produkt schnell vom Markt nehmen kann.

Wir empfehlen den Kauf von pflanzlichen Ergänzungsmitteln, die biologisch angebaut wurden und frei von Pestiziden, künstlichen Farbstoffen oder anderen chemischen Zusätzen sind.

## WIE SOLLTEN ERGÄNZUNGSMITTEL AUFBEWAHRT WERDEN?

Zur Erhaltung der Wirkkraft sollten Ergänzungsmittel an einem kühlen, dunklen Ort ohne direkte Sonneneinstrahlung aufbewahrt werden. Doch manche Ergänzungsmittel müssen im Kühlschrank gelagert werden. Suchen Sie auf dem Etikett nach Informationen über Lagerung und Handhabung. Hohe Temperaturen können die Wirkkraft mancher Ergänzungsmittel beeinträchtigen.

## WANN SOLLTE ICH MEINE ERGÄNZUNGSMITTEL EINNEHMEN?

Die Faustregel besagt, dass die meisten Ergänzungsmittel am besten absorbiert werden, wenn sie zu den Mahlzeiten eingenommen werden. Darüber hinaus ist die Wahrscheinlichkeit geringer, dass ein Ergänzungsmittel Magenprobleme hervorruft, wenn es auf vollen Magen eingenommen wird. Sollten Sie jedoch eine ballaststoffreiche Mahlzeit zu sich nehmen, warten Sie zwei Stunden nach dem Essen ab, bevor Sie Ihre Mineralien einnehmen, weil ein ballaststoffreiches Essen die Absorption hemmt.

Desgleichen werden wir Ihnen in einigen seltenen Fällen dazu raten, ein bestimmtes Ergänzungsmittel zwischen den Mahlzeiten einzunehmen, weil es zu derjenigen Gruppe zählt, die bei leerem Magen am besten absorbiert wird und die beste Wirkung zeigt.

# WIE LANGE WERDE ICH ERGÄNZUNGSMITTEL EINNEHMEN MÜSSEN, BIS SICH IRGENDEIN RESULTAT ZEIGT?

Bitte bedenken Sie, dass Ergänzungsmittel selten über Nacht wirken. In den meisten Fällen kann es zwei bis vier Wochen dauern, bis die volle Wirkung einsetzt. Falls Sie an saisonalen Allergien leiden, ist es am besten, mit der Einnahme Ihrer Allergie-Ergänzungsmittel mindestens einen Monat, bevor Ihre Symptome in der Regel auftauchen, zu beginnen. Falls Sie an ganzjährigen Allergien leiden, sollten Sie Ihre Ergänzungsmittel täglich einnehmen. Manchmal könnte Ihre Kur mit Ergänzungsmitteln eine Weile gut funktionieren, dann könnten Ihre Symptome wieder aufflammen. Ist das der Fall, sollten Sie auf eine andere Zusammensetzung umsteigen.

# SIND IRGENDWELCHE ERGÄNZUNGSMITTEL GEFÄHRLICH?

Wie wir den Menschen seit Jahrzehnten erklären, heißt es noch lange nicht, dass eine Substanz, von der behauptet wird, sie sei „natürlich", auch sicher ist. Manche Hersteller sind nicht so ehrlich wie andere und verkaufen Produkte, die zweifelhafte Sicherheitsrekorde aufweisen. In manchen Fällen kann ein Produkt, das korrekt angewendet wird, für die meisten Menschen sicher sein. Dennoch kann das Produkt unter Umständen missbräuchlich verwendet werden, wie im Fall von Ephedra, einer altbewährten Heilpflanze zur Behandlung von Erkältungen und Allergien, die schwer missbraucht wurde und deshalb inzwischen ungerechtfertigter Kritik ausgesetzt ist.

Die Ergänzungsmittel, die unter den besten 60 beschrieben werden, sind für die meisten Menschen sicher, doch wenn das nicht der Fall ist, warnen wir bestimmte Leser, sie nicht zu verwenden.

> **LIEBER ZUM ARZT!**
> Schwangere und stillende Mütter sowie Menschen mit Vorerkrankungen sollten bei der Nutzung von Medikamenten beziehungsweise Ergänzungsmitteln besonders vorsichtig sein und zuerst ihren Arzt oder Heilpraktiker konsultieren.

# WOHER WEISS ICH, WELCHES MITTEL BEI MIR WIRKT?

Wenn Sie den Abschnitt über die 60 besten Ergänzungsmittel gegen Allergien und Asthma lesen, werden Sie feststellen, dass jedes Ergänzungsmittel seine eigenen einzigartigen Vorzüge besitzt, und manche werden für Ihre spezielle Allergie allem Anschein nach eher passen als andere. Zum Beispiel:

▸ Falls Sie feststellen, dass Ihre Allergien häufig von Infektionen ausgelöst werden, werden Sie sich über Ergänzungsmittel informieren wollen, die die Immunfunktion ankurbeln und normalisieren.

▸ Falls Sie den Eindruck haben, dass Sie mit Ihrer Ernährung nicht genügend Antioxidantien zu sich nehmen, werden Sie feststellen wollen, welche Antioxidantien Sie einnehmen sollten.

▸ Falls Sie an Asthma leiden, werden Sie daran interessiert sein, sich über die ausgewählte Gruppe derjenigen Ergänzungsmittel zu informieren, die helfen könnten, Ihre Symptome unter Kontrolle zu bringen.

▸ Falls Sie an Ekzemen oder Psoriasis leiden, zwei Hauterkrankungen, die mit Allergien in Verbindung stehen, werden Sie eventuell ein paar Ergänzungsmittel ausprobieren wollen, die zur Verbesserung Ihres Hautbilds beitragen könnten.

▸ Falls Sie an Arthritis leiden, werden Sie vielleicht ein Ergänzungsmittel gegen Allergien einnehmen wollen, das auch die Schmerzen und Entzündungen in Ihren Gelenken lindern kann.

# DIE 60 BESTEN ERGÄNZUNGSMITTEL GEGEN ALLERGIEN UND ASTHMA

Nachdem Sie die Liste der 60 besten Ergänzungsmittel gelesen haben, entscheiden Sie sich möglicherweise, ein oder zwei Ergänzungsmittel gegen Allergien und Asthma einzunehmen oder ein reichhaltigeres Kombipräparat auszuprobieren. Vielleicht versuchen Sie es ein paar Wochen lang mit einem Mittel, dann fügen Sie weitere hinzu, um festzustellen, ob diese zu einer noch besseren Linderung der Symptome führen. Wir liefern Ihnen die notwendigen Informationen, aber wir wissen, dass jeder Mensch anders reagiert, und wenn es um die Allergiekontrolle geht, gibt es keine für alle gleich wirksame Formel. Deshalb nutzen Sie diese Informationen bitte, um das Programm zusammenzustellen, das bei Ihnen am besten funktioniert.

- Alant, echter
- Aloe vera
- Augentrost
- Bockshornklee
- Brennnessel
- Bromelain
- Capsicum frutescens
- Cayennepfeffer
- Coenzym Q10
- Dong Quai
- Efeu
- Eibisch, echter
- Eukalyptus
- Fettsäuren, essenzielle
- Flavonoide
- Forskolin
- Ginkgo
- Grindelia
- Grüntee
- Helmkraut, chinesisches
- Histidin
- Holunder
- Ingwerwurzel
- Knoblauch
- Königskerze
- Kolostrum
- Kurkumin
- Lakritze
- Lobelie
- Lungenkraut
- Lungenkraut, indisches
- Magnesium
- Mariendistel
- Meerrettich
- MSM (Methyl-Sulfonyl-Methan)
- Mutterkraut
- NAC (N-Acetylcystein)
- Perillaöl
- Pestwurz
- Probiotika
- Pycnogenol
- Quercetin
- Reishi-Pilz
- Selen
- Springkraut
- Stechwinde
- Synephrin
- Thymian
- Tylophora
- Verdauungsenzyme
- Vitamin A
- Vitamin-B-Komplex
- Vitamin C
- Vitamin D
- Vitamin E
- Weihrauch
- Weintrauben-kernextrakt
- Wildkirsche
- Yerba santa (Santakraut)
- Zink

Die in diesem Abschnitt vorgeschlagenen Mengen gelten für Erwachsene mit normaler Nieren- und Leberfunktion. Schwangere und stillende Mütter sollten keines dieser Ergänzungsmittel einnehmen, ohne zuvor ihren Arzt konsultiert zu haben.

# ALANT, ECHTER

Echter Alant, auch unter dem botanischen Namen *Inula helenium* bekannt, wurde seit der Antike von Naturheilkundigen weltweit für die Behandlung von gewöhnlichen Atemwegserkrankungen, einschließlich Asthma und Bronchitis, genutzt. Zwar liegen keine klinischen Studien vor, die die Wirkung bei diesen Erkrankungen bestätigten, doch wenn ein Heilkraut über lange Zeit für einen bestimmten Zweck eingesetzt wurde, kann man davon ausgehen, dass es wirksam ist.

Heutzutage ist Echter Alant in vielen antiallergischen pflanzlichen Kombipräparaten zu finden. Er enthält zwei Bestandteile, Inulin und Mucilago, die die Atemwege mit einer beruhigenden Schicht auskleiden. In Europa gilt Echter Alant als starke Medizin und war deshalb lange Zeit rezeptpflichtig, inzwischen ist er aber frei verkäuflich. Zwar ist er in den Vereinigten Staaten rezeptfrei erhältlich, doch wir empfehlen Ihnen, einen sachkundigen Arzt oder Heilpraktiker zu konsultieren, bevor Sie dieses (oder jedes andere pflanzliche Präparat) nutzen, insbesondere, wenn Sie aufgrund Ihres Asthmas in Behandlung sind. Diese Heilpflanze wird auch für die Behandlung von Verdauungsstörungen und Darmparasiten eingesetzt.

## WIRKUNG

Lindert Hustenanfälle aufgrund von Bronchitis und Asthma

## ANWENDUNG

Nehmen Sie bis zu dreimal täglich einen halben bis einen Teelöffel (3 ml) Tinktur (Extrakt) ein, oder trinken Sie bis zu dreimal täglich eine Tasse Alanttee.

# ALOE VERA

Studien haben ergeben, dass oral eingenommene Aloe vera bei manchen Menschen eine wirksame Asthmatherapie sein kann. In der Regel wirkt sie nicht, wenn

Sie zugleich Corticosteroide einnehmen. Aloe vera stellt die Schutzmechanismen des Körpers wieder her und stärkt das Immunsystem. In der traditionellen Medizin wurde sie bei Verdauungsproblemen und zum Schutz der Leber eingesetzt. Äußerlich angewandt, hat sich Aloe vera als wirksames Mittel bei Verbrennungen, Ekzemen, Psoriasis und Akne bewährt, weil sie die Hautreparatur verstärkt.

## WIRKUNG

▸ Stellt den Schutzmechanismen wieder her
▸ Verbessert das Immunsystem

## ANWENDUNG

Nehmen Sie täglich eine 200 bis 300 mg Kapsel ein. In flüssiger Form nehmen Sie zwei bis drei Esslöffel pro Tag verarbeiteten Aloe-vera-Saft. Verwenden Sie keinen unbehandelten Aloe-vera-Saft direkt von der Pflanze, weil darin potenziell gefährliche Pflanzenteile enthalten sind.

## WAS MAN BEDENKEN MUSS

▸ Könnte zu weichem Stuhlgang führen
▸ Äußerlich auf der Haut angewandt, könnte es bei Lichtempfindlichkeit zu einer Reaktion kommen, deshalb sollten Sie Sonnenexpositionen vermeiden.

# AUGENTROST

Augentrost (*Euphrasia officinalis*) ist ein altbewährtes Heilmittel gegen brennende, juckende und gereizte Augen aufgrund einer Erkältung oder Allergie. Augentrost ist von Natur aus entzündungshemmend und enthält viele Flavonoide, jene chemischen Stoffe, die dazu beitragen, die Ausschüttung von Histamin durch die Mastzellen zu unterdrücken, welches die Ursache der unangenehmen Symptome einer allergischen Reaktion ist. Innerlich angewandt, kann Augentrost die Verstopfung der Nase lindern, doch diese Heilpflanze wird hauptsächlich als Augenspülung genutzt.

Verwenden Sie ausschließlich von namhaften Herstellern produzierte und abgepackte Augentropfen mit Augentrost. Versuchen Sie nicht, diese selbst herzustellen! Sie wollen mit Sicherheit nichts in Ihre Augen träufeln, was eine bakterielle Infektion auslösen könnte. Unserer Erfahrung nach eignen sich Augentrosttropfen hervorragend zur Beruhigung aufgrund von Allergien oder Umweltverschmutzung gereizter und entzündeter Augen.

## WIRKUNG

Beruhigt allergische Augen

## ANWENDUNG

Suchen Sie nach einem antiallergischen Kombipräparat, das Augentrost enthält. Falls Sie eine Augenspülung benötigen, nutzen Sie bitte ein steriles, abgepacktes Extrakt oder Kombipräparat aus einem namhaften Reformhaus oder einer Apotheke. Folgen Sie den Hinweisen auf dem Beipackzettel. In den meisten Fällen wird Ihnen geraten, eine bestimmte Menge Augentrost in einen kleinen Becher zu geben und die Augen täglich drei- oder viermal auszuwaschen. Achten Sie darauf, den Becher und das Augentrostpräparat sauber zu halten und sich die Hände gründlich zu waschen, bevor Sie die Augen berühren. Falls Sie an Ihrem Auge Ausfluss feststellen oder falls Ihre Augen sehr entzündet und gerötet sind, sollten Sie Ihren Arzt anrufen, bevor Sie irgendein Augenpräparat verwenden.

# BOCKSHORNKLEE

Bockshornklee (*Trigonella foenum-graecum*), ein altbewährtes Heilmittel gegen Erkältungen und Halsschmerzen, ist inzwischen für die Behandlung von saisonalen Allergien wiederentdeckt worden. Man findet ihn in der Regel in Kombipräparaten gegen Allergien, aber er kann auch allein für die Behandlung spezieller gesundheitlicher Probleme eingesetzt werden. So wirkt eine Tasse mit warmem Bockshornkleetee hervorragend gegen Halsschmerzen. Bockshornklee enthält Schleimstoffe (Seim), ein schwammiges Material, das in Wasser zu Gel aufquillt und damit einen gereizten, trockenen Hals mit einer glatten Schicht auskleidet. Der an Flavonoiden reiche Bockshornklee kann darüber hinaus Schleim verdünnen und die entzündeten Schleimhäute beruhigen.

Bockshornklee wirkt entzündungshemmend, was zur Linderung von Allergiesymptomen und Kopfschmerzen aufgrund verstopfter Nasennebenhöhlen beiträgt. Manche Kräuterheilkundige nutzen Bockshornklee gegen Arthritis, eine weitere Erkrankung, die durch Entzündungen verschlimmert wird. Dieses Kraut enthält steroidähnliche Verbindungen, die schmerzlindernd wirken; tatsächlich enthielt die im 19. Jahrhundert berühmte pflanzliche Mischung gegen Frauenleiden, die Lydia E. Pinkham auf den Markt brachte, eine ordentliche Menge Bockshornklee. Er kann auch den Blutzuckerspiegel senken und könnte daher zur Verhinderung von Diabetes beitragen. Darüber hinaus hat Bockshornklee eine positive Wirkung auf den Cholesterin- und den Triglyceridspiegel.

## WIRKUNG

- ▶ Gut bei Nebenhöhlenerkrankungen
- ▶ Von Natur aus entzündungshemmend
- ▶ Hilft gegen Halsschmerzen

## ANWENDUNG

Trinken Sie täglich eine Tasse Bockshornkleetee. Suchen Sie nach Kombipräparaten gegen Allergien, die Bockshornklee enthalten.

## WAS MAN BEDENKEN MUSS

Schwangere sollten Bockshornklee nicht verwenden.

# BRENNNESSEL

Wie schon ihr Name verrät, sollte mit der Brennnesselpflanze (*Urtica dioica*) vorsichtig umgegangen werden. Die stacheligen Haare an den Blättern sind sehr scharf, sie dringen bei Berührung in die Haut ein und injizieren einen Reizstoff, der einen Ausschlag hervorrufen kann. Die gute Nachricht ist, dass ein oral einzunehmendes Präparat aus Brennnesseln Ihre Allergiesymptome lindern kann. Noch besser ist, dass Sie diese Pflanze inzwischen nicht mehr selbst sammeln müssen. In den meisten Reformhäusern und Apotheken finden Sie benutzerfreundliche Kapseln mit Brennnesselextrakt.

Brennnesseln wirken, indem sie die Ausschüttung von Tryptase hemmen, die ein sogenannter Mastzellmediator bei Entzündungen aufgrund einer allergischen

Reaktion ist. Darüber hinaus senken Brennnesseln die entzündungsfördernden Mediatoren, wie zum Beispiel COX-1, COX-2 und Prostaglandin-D2-Synthase. Außerdem hemmen sie die Expression entzündungsfördernder Gen-Marker, wie zum Beispiel IL-1, IL-2, IL-6, IL-8 und TNF-alpha.

Bei einer Doppelblindstudie, einer placebokontrollierten Studie, die während der Heuschnupfenzeit (Anfang Mai bis Anfang Juli) am National College of Naturopathic Medicine in Portland durchgeführt wurde, wurde Allergikern täglich entweder ein Placebo oder Kapseln mit gefriergetrockneten Brennnesselblättern verabreicht. Die Teilnehmer wurden angewiesen, beim ersten Auftreten von Heuschnupfensymptomen zwei (300 mg) Kapseln einzunehmen und dann eine Stunde abzuwarten, um das Ausmaß der Verbesserung einzuschätzen. Von den Patienten, die Brennnesseln einnahmen, beurteilten 58 Prozent die Behandlung als moderat bis hoch wirksam im Gegensatz zu 37 Prozent bei denjenigen, die das Placebo erhielten. Zweiunddreißig Prozent der Brennnesselnutzer erklärten, dass sie eine herausragende Verbesserung verspürten! Das soll nicht heißen, dass Brennnesseln ein Heilmittel für Heuschnupfen sind, aber es hat den Anschein, als könnten sie die Symptome reduzieren.

In seltenen Fällen können Brennnesseln zu Magenverstimmungen führen, und sie sollten zu den Mahlzeiten eingenommen werden. Wir sind der Meinung, dass sie am besten wirken, wenn sie mit anderen Ergänzungsmitteln kombiniert werden, zum Beispiel mit Quercetin und Vitamin C.

Brennnesseln haben für Männer einen weiteren Vorzug. Sie können die Produktion von Enzymen verhindern, die zur Vergrößerung der Prostata beitragen. Tatsächlich sind Brennnesseln in fast allen Kombipräparaten für die Gesundheit der Prostata enthalten.

Brennnesseln sind ein natürliches Diuretikum (harntreibendes Mittel) und könnten das Kalium aus Ihrem Körper buchstäblich ausschwemmen. Falls Sie Brennnesseln einnehmen, achten Sie bitte darauf, das ausgeschwemmte Kalium zu ersetzen, indem Sie eine Banane oder ein paar zusätzliche Portionen frisches Obst oder Gemüse verzehren.

## WIRKUNG

▸ Vermindern Entzündungsmarker
▸ Vermindern die Ausschüttung von Mastzellmediatoren
▸ Können Heuschnupfensymptome reduzieren

## ANWENDUNG

Nehmen Sie zu jeder Mahlzeit eine Kapsel (300 mg) ein; also bis zu drei Kapseln am Tag.

## WAS MAN BEDENKEN MUSS

Wenn Sie schwanger sind oder werden wollen, wenn Sie an Nierenproblemen oder einer Herzerkrankung leiden, sollten Sie Brennnesseln nicht verwenden.

# BROMELAIN

Bromelain ist der Name zweier Enzyme, die in der Ananaspflanze entdeckt wurden. Bromelain wird als Mittel für die Anregung der Verdauung angepriesen, als Heilmittel für Arthritis sowie als natürlicher Wundheiler. Vielleicht fragen Sie sich, wie ein Ergänzungsmittel so vielseitig sein kann. Seine Heilkraft verdankt Bromelain seiner entzündungshemmenden Wirkung, und wie bereits erwähnt, spielen Entzündungen bei buchstäblich allen Erkrankungen eine Rolle, von Erkältungen bis hin zu Krebs. Darüber hinaus sind Entzündungen unangenehme Nebenwirkungen von Allergien und könnten zu dem bei der Nebenhöhlenentzündung typischen Anschwellen der Nasenwege beitragen.

Bei einer Studie mit an Nasennebenhöhlenentzündung leidenden Patienten wurde Bromelain als Teil der Behandlung zugefügt, obwohl die Patienten bereits die bei dieser Erkrankung üblichen Medikamente, nämlich Antibiotika und Antihistaminika, zu sich nahmen. Denjenigen, die zusätzlich Bromelain erhielten, ging es deutlich schneller besser (gemessen anhand der Schwellung der Nasenwege), als den anderen. Weitere Untersuchungen haben ergeben, dass Bromelain zur Verflüssigung des Schleims in den Atemwegen beitragen kann. Bromelain ist kein eigenständiges Mittel gegen Allergien, sondern ist häufig in Kombipräparaten zu finden, die auch Quercetin, ein aufsteigender Stern unter den Flavonoiden, und Vitamin C enthalten. Die Kombination von Bromelain und Quercetin ist sinnvoll. Zwar bekämpft Quercetin Allergien wirkungsvoll, wird aber, wie andere Flavonoide, vom Körper nicht gut absorbiert. Bromelain dagegen wird gut absorbiert und verstärkt während dieses Prozesses die Absorption anderer Nahrungsmittel, einschließlich des Quercetins.

Ein weiterer Vorteil, falls Sie Sport treiben: Bromelain kann Muskelkater und andere sportbedingte Schmerzen lindern.

## WIRKUNG

▸ Wirkt entzündungshemmend und verflüssigt die Schleimsekretionen
▸ Verstärkt die Absorption von Flavonoiden

## ANWENDUNG

Falls Sie Bromelain separat verwenden, nehmen Sie zweimal am Tag zwischen den Mahlzeiten eine Kapsel (500 mg) ein. Wenn Sie Bromelain in Kombination mit Quercetin verwenden, nehmen Sie eine Kapsel (100 mg) zusammen mit 400 mg Quercetin bis zu dreimal täglich zu den Mahlzeiten ein.

## PERSÖNLICHER RATSCHLAG

Der Verzehr von Ananas reicht nicht aus! Die meisten der in Bromelain verwendeten Enzyme finden sich im Stamm der Ananaspflanze.

## WAS MAN BEDENKEN MUSS

Falls Sie gegen Ananas allergisch sind, sollten Sie Bromelain nicht verwenden.

# CAPSICUM FRUTESCENS

Es wurde nachgewiesen, dass Capsaicin, der wichtigste aktive Wirkstoff im Cayennepfeffer, die langfristige Desensibilisierung der Atemwegsschleimhäute gegen mechanische und chemische Reizstoffe fördern kann. Dies ist dem durch das Capsaicin verursachten Abbau der Substanz P zu verdanken, die aufgrund ihres direkten Zusammenwirkens mit Histamin auf das periphere Nervensystem mit Entzündungen in Verbindung gebracht wird.

## WIRKUNG

▸ Unterbindet Entzündungen

## ANWENDUNG

Diese ist abhängig von der Nutzung und dem Hersteller des Produkts.

## WAS MAN BEDENKEN MUSS

▶ Schwangere und stillende Mütter sollten Capsicum nicht verwenden.

▶ Falls Sie ein aktives Magengeschwür haben, sollten Sie auf die Nutzung von Capsicum verzichten.

# CAYENNEPFEFFER

Haben Sie schon einmal festgestellt, dass Ihre Nase nach dem Verzehr einer stark gewürzten Mahlzeit zu laufen beginnt und Ihre Nasennebenhöhlen rasch frei werden? Dann werden Sie nicht überrascht sein zu erfahren, dass Cayennepfeffer (*Capsicum frutescens*), auch als roter Pfeffer bekannt, in vielen Kombipräparaten gegen Allergien enthalten ist. Cayennepfeffer hilft, die Schleimsekretionen zu verflüssigen, er ist ein guter Schleimlöser, und das ist hilfreich, wenn Ihre Nasenwege während der Allergiesaison verstopft sind. Denselben Effekt erzielen Sie natürlich, wenn Sie einen Teller sauer-scharfe Suppe oder eine scharfe Tamale essen!

Das in Cayennepfeffer enthaltene Capsaicin ist eine natürliche entzündungshemmende Substanz.

## WIRKUNG

▶ Macht verstopfte Nasennebenhöhlen frei

▶ Reduziert Schmerzen und Entzündungen

## ANWENDUNG

Cayennepfeffer ist an sich kein Mittel für die Allergiebehandlung, sondern kann in Kombipräparaten gegen Allergien genutzt werden, um ihnen zusätzliche Wirkkraft zu verleihen.

## WAS MAN BEDENKEN MUSS

Falls Sie Theophyllin-haltige Asthmamedikamente einnehmen, sollten Sie Cayennepfeffer nicht regelmäßig nutzen. Cayennepfeffer kann die Absorption von Theophyllin beschleunigen, was Toxizität verursachen kann. Cayennepfeffer zeigt Wechselwirkungen mit dem Wirkstoff Warfarin. Wenn Sie dieses Arzneimittel einnehmen, sollten Sie keinen Cayennepfeffer nutzen.

# COENZYM Q 10 (COQ10)

CoQ10 ist ein Coenzym, also eine Substanz, die zusammen mit einem Enzym (beziehungsweise Protein) wirkt, um im Körper eine chemische Reaktion herbeizuführen. CoQ10 ist für die Bildung von ATP unerlässlich, dem Zellbrennstoff, der den Körper mit Energie versorgt. Darüber hinaus ist es ein fettlösliches Antioxidans, das die Wirkung eines anderen entscheidenden Antioxidans, nämlich Vitamin E, verstärkt. Asthmatiker und Allergiker weisen in der Regel niedrige Antioxidantien-Spiegel auf, insbesondere während der Allergiesaison. Wie andere Antioxidantien trägt CoQ10 zur Kontrolle der Aktivität der freien Radikale bei, die durch Entzündungen aufgrund von allergischen Reaktionen stimuliert werden kann. Die Einnahme von CoQ10 allein wird Ihre Allergien nicht bekämpfen, aber es ist durch Synergieeffekte mit anderen antiallergischen Ergänzungsstoffen wirksam. Und das ist der Grund, weshalb es in zahlreichen antiallergischen Kombipräparaten enthalten ist.

Es gibt einen weiteren triftigen Grund für die Einnahme von CoQ10: Es ist gut für Ihr Herz. In Japan und Italien wird es für die Behandlung von Herzinsuffizienz eingesetzt. In den Vereinigten Staaten verschreiben innovative Kardiologen ihren Patienten CoQ10 zur Vorbeugung von Herz-Kreislauf-Erkrankungen.

Viele Medikamente entziehen dem Körper diese wichtige Substanz. Falls Sie also irgendwelche Arzneimittel einnehmen, klären Sie diese Frage mit Ihrem Arzt oder Apotheker ab.

## WIRKUNG

▸ Kann die Energieproduktion auf Zellebene erhöhen
▸ Stärkt die antioxidativen Schutzsysteme des Körpers

## ANWENDUNG

Nehmen Sie zweimal täglich eine Kapsel (60 mg) ein oder suchen Sie nach einem Multivitamin- oder Antiallergiepräparat, das CoQ10 enthält. Falls Sie älter als 50 Jahre sind, bildet Ihr Körper weniger Coenzym Q10, deshalb sollten Sie vielleicht neben den 60 mg zweimal täglich zusätzlich 100 mg pro Tag einnehmen.

# DONG QUAI

Dong Quai (*Angelica sinensis*), die Chinesische Engelwurz, wurde mit dem Namen „Ginseng für Frauen" versehen, weil sie in der chinesischen Heilkunst für die Behandlung von Frauenleiden genutzt wird, von Menstruationskrämpfen über das prämenstruelle Syndrom (PMS) bis hin zu Hitzewallungen. Weshalb erwähnen wir Dong Quai in einem Buch über Allergien? Traditionelle chinesische Heilkundige verwenden Dong Quai häufig in ihren Kräutermischungen für die Behandlung von Atemwegssymptomen, die durch Allergien und Erkältungen hervorgerufen werden. Dong Quai ist ein Schleimlöser, der zur Lockerung von Schleim beiträgt und die Verstopfung der Atemwege lindert. Es enthält Bestandteile, die glattes Muskelgewebe entspannen, was nicht nur gegen Menstruationskrämpfe wirksam ist, sondern auch die Krämpfe lindern kann, die die Bronchien reizen und zu unproduktiven und trockenen Hustenanfällen führen.

## WIRKUNG

- Natürlicher Schleimlöser
- Lindert das durch allergische Symptome hervorgerufene Engegefühl in der Brust

## ANWENDUNG

Suchen Sie nach einem antiallergischen Präparat, das Dong Quai enthält.

## WAS MAN BEDENKEN MUSS

Dong Quai sollte von Schwangeren und von menstruierenden Frauen, die außergewöhnlich starke Blutungen haben, nicht eingenommen werden. Darüber hinaus kann Dong Quai zu Lichtempfindlichkeit führen, das heißt, Sie sollten Ihre Sonnenexposition einschränken, solange Sie dieses pflanzliche Mittel einnehmen.

# EFEU

In Europa wurde nachgewiesen, dass Kräuterextrakte aus Efeublättern (*Hedera helix*) Hustenanfälle und asthmatische Symptome lindern. Die meisten der 2007 in Deutschland verschriebenen pflanzlichen Schleimlöser enthielten Efeuextrakt. Efeublätter enthalten Saponine, die mehrere Funktionen erfüllen: Sie sind schleim-, husten- und krampflösend, sie weiten die Bronchiolen und besitzen sogar antibakterielle Wirkung.

Eine Metaanalyse mit an Asthma leidenden Kindern ergab, dass Efeupräparate bei der Kontrolle asthmatischer Symptome wirksamer sind als Placebos. Darüber hinaus verbesserten Efeuextrakt-Hustentropfen bei einer placebokontrollierten Studie die Lungenfunktion.

## WIRKUNG

▶ Wirkt antibakteriell
▶ Weitet die Bronchiolen und lindert Bronchiolenkrämpfe
▶ Schleimlöser

## ANWENDUNG

Verwenden Sie es als Extrakt in Hustentropfen. Wird auch als Tinktur, Tee, Wickel und Infusion genutzt.

## WAS MAN BEDENKEN MUSS

Schwangere und stillende Mütter sollten Efeu nicht verwenden.

# EIBISCH, ECHTER

Echter Eibisch (*Althea officinalis*) wird seit mehr als tausend Jahren für die Behandlung von Husten und Erkältungen genutzt. Echter Eibisch ist reich an Mucilago, einer Substanz, die, sobald sie mit Wasser in Berührung kommt, ein Gel bildet, das den Hals beruhigt und schützt. Darüber hinaus ist Echter Eibisch ein guter Schleimlöser. Außerdem ist er ein altbewährtes Mittel gegen Magen-Darm-Erkrankungen, wie zum Beispiel Geschwüre und Colitis. Falls Sie sowohl an einer Allergie als auch an Magen-Darm-Störungen leiden, dann ist Echter Eibisch für Sie das richtige Kraut. Er ist in vielen antiallergischen pflanzlichen Kombipräparaten enthalten.

## WIRKUNG

▸ Hilft bei entzündetem, trockenem Hals und lindert Hustenanfälle
▸ Hilft bei Magengeschwüren

## ANWENDUNG

Trinken Sie täglich eine Tasse Eibischtee. Suchen Sie nach einem antiallergischen Kombipräparat, das Echten Eibisch enthält.

# EUKALYPTUS

Ist Ihre Nase verstopft? Versuchen Sie, einen Hauch Eukalyptusöl, gewonnen aus dem Blatt des in Australien beheimateten Eukalyptusbaums (*Eucalyptus globulus*), einzuatmen. Diese Form der Aromatherapie wird schon seit Jahrtausenden für die Behandlung von verstopften Nasen und Husten aufgrund von Allergien, Erkältungen und der Grippe genutzt. Eukalyptus wirkt außerdem antiseptisch und kann bei Halsschmerzen zum Gurgeln verwendet werden.

Falls Sie aufgrund von Allergien oder Erkältung an Sinusitis, der Entzündung der Nasennebenhöhlen, leiden, sollten Sie bitte einen oder zwei Tage die unten beschriebene „Dampftherapie" ausprobieren, bevor Sie abschwellende Mittel schlucken. Diese Therapie hilft, die Atemwege zu befreien und lindert die Nasenverstopfung, ohne die Nasennebenhöhlen auszutrocknen, was bei den abschwellenden Mitteln häufig der Fall ist. Und bitte verzichten Sie darauf, Ihren Arzt aufzufordern, Ihnen Antibiotika zu verschreiben. In den meisten Fällen helfen Antibiotika bei Sinusitis nicht, sie können sie sogar verschlimmern, indem sie eine Reihe von Infektionen auslösen, sobald Sie das Medikament absetzen, oder Sie für eine Pilzinfektion der Nasennebenhöhlen anfällig machen. Nehmen Sie Antibiotika nur dann ein, wenn Sie sie wirklich benötigen!

## WIRKUNG

▸ Macht Atemwege und Nasennebenhöhlen frei

## ANWENDUNG

Geben Sie einen bis fünf Tropfen des Extrakts in einen Verdampfer oder einen bis fünf Tropfen in einen großen Topf mit heißem Wasser. Inhalieren Sie den Wasserdampf. Bedecken Sie den Kopf mit einem Handtuch, und bilden Sie damit ein Zelt, um das Entweichen des Dampfs zu verhindern. Atmen Sie den Dampf etwa zehn Minuten lang ein. Wiederholen Sie den Vorgang bei Bedarf alle paar Stunden. Achten Sie darauf, dass Sie sich nicht verbrennen. Es handelt sich um eine uralte, aber sehr effiziente Heilmethode.

## WAS MAN BEDENKEN MUSS

Bei sehr empfindlichen Menschen können starke Gerüche Asthmaanfälle aus-lösen. Falls Sie feststellen, dass sich Ihr Asthma durch Gerüche verschlimmert, raten wir von jeder Form der Aromatherapie ab.

# FETTSÄUREN, ESSENZIELLE

Nicht nur Ihr Auto braucht hin und wieder einen Ölwechsel. Falls Sie an Asthma oder Allergien leiden, könnten auch Sie einen Ölwechsel benötigen! Mit „Öl" mei-nen wir die Fette, die Sie zum Kochen verwenden, für die Salatsoßen nutzen und die in den von Ihnen verzehrten Nahrungsmitteln enthalten sind. Der modernen Ernährung fehlt es unbestritten an „guten Fetten", den essenziellen Fettsäuren, die wir mit der Nahrung zu uns nehmen müssen, weil der Körper sie nicht produ-zieren kann. Es gibt zwei Arten von essenziellen Fettsäuren: Omega-3- und Ome-ga-6-Fettsäuren. Omega-3-Fettsäuren finden sich in fettreichen Kaltwasserfischen (wie zum Beispiel Lachs, Thunfisch und Makrelen) und in einigen Samen, beispiels-weise Leinsamen, sowie in verschiedenen Getreidearten. Omega-6-Fettsäuren sind in Pflanzenölen und Nüssen enthalten. In der Regel nehmen wir mehr als genug Omega-6-Fettsäuren zu uns, aber nicht ausreichend Omega-3-Fettsäuren.

Es ist wichtig, daran zu erinnern, dass in den meisten Arten von rotem Fleisch, Pizza, Pommes frites, Snacks und anderen Nahrungsmitteln, aus denen die US-amerikanische Standardernährung besteht, keine essenziellen Fettsäuren enthalten sind. Falls Sie sich auf die typisch moderne Art und Weise ernähren, dann konsumieren Sie riesige Mengen sogenannter schlechter Fette – gesättig-te Fettsäuren und Transfette (auch gehärtete Fette genannt) –, aber bei Weitem nicht genügend gute Fette.

Und aus folgenden Gründen kann Ihnen der Verzehr von zu wenigen guten Fetten schaden: Diese Fette kurbeln die Aktivität der natürlichen Killerzellen an, die die Fähigkeit Ihres Körpers verbessern, sich gegen Infektionen und Krebs zur Wehr setzen zu können, aber sie hemmen die Bildung von Prostaglandinen im Prostaglandin II Signalweg, jenen hormonähnlichen Substanzen, die Entzündungen auslösen und Allergie- und Asthmasymptome verstärken können. Im Gegensatz dazu können gesättigte Fettsäuren und Transfette (die entstehen, wenn Pflanzenöle zu Margarine gehärtet oder beim Braten erhitzt werden) entzündungsfördernd sein. Viele Wissenschaftler sind der Meinung, dass die Zunahme von Asthma- und Allergieerkrankungen auf den Mangel an guten Fetten in der modernen Ernährung und den übermäßigen Konsum von schlechten Fetten zurückzuführen ist.

Wie können Sie für mehr gute Fette in Ihrer Ernährung sorgen? Essen Sie mehr fettreichen Fisch (falls Sie nicht gegen Fisch allergisch sind!), und streuen Sie geschroteten Leinsamen über Ihr Müsli oder Ihren Joghurt. Leinsamen ist in den meisten Reformhäusern erhältlich. Verzichten Sie darauf, in Fast-Food-Restaurants zu essen (eine der Hauptquellen schlechter Transfette) und meiden Sie sämtliche verarbeiteten Lebensmittel (wie zum Beispiel Knabberzeug, Chips und abgepackte Kekse). Aber um wirklich sicherzustellen, dass Sie sich ausreichend gute Fette zuführen, empfehlen wir die Einnahme eines Ergänzungsmittels, das essenzielle Fettsäuren enthält.

Diverse Studien haben ergeben, dass Kinder, die mehr als einmal wöchentlich Fisch essen, ein um ein Drittel geringeres Risiko aufweisen, Asthma zu entwickeln, als Kinder, die nicht regelmäßig Fisch verzehren. Mit anderen Untersuchungen wurde nachgewiesen, dass die Erhöhung der Zufuhr von Omega-3-Fettsäuren bei Patienten mit Asthma die Atemfunktion und das Ansprechen der Atemwege auf Medikamente verbessert. Darüber hinaus führt die Einnahme von Omega-3-Fettsäuren zu einer Veränderung der Produktion von Leukotrienen hin zu weniger entzündungsfördernden Formen, die mit einer Verbesserung der asthmatischen Symptome in Verbindung stehen. Geben Sie mit den „guten Fetten" nicht vorzeitig auf. Wenn man an Asthma leidet, kann es bis zu einem Jahr dauern, bis man eine Veränderung feststellt.

Essenzielle Fettsäuren schützen auch vor Herz-Kreislauf-Erkrankungen und können das Risiko, an bestimmten Krebsformen zu erkranken, reduzieren.

## WIRKUNG

▸ Normalisieren die Immunfunktion
▸ Reduzieren Asthma- und Allergiesymptome
▸ Lindern Entzündungen

## ANWENDUNG

Nehmen Sie bis zu zweimal täglich eine Kapsel essenzielle Fettsäuren ein. Streuen Sie täglich ein bis drei Esslöffel gemahlenen Leinsamen über Ihre Nahrungsmittel.

# FLAVONOIDE

Flavonoide sind eine Gruppe von über viertausend verschiedenen Verbindungen, die in Pflanzenpigmenten enthalten sind – es handelt sich um die chemischen Stoffe, die Pflanzen, Blumen, Obst und Gemüse die leuchtende Farbe verleihen. Nur etwa fünfzig davon sind in gewöhnlich konsumierten Lebensmitteln enthalten, wie zum Beispiel in Orangen, Äpfeln, Zitronen, Sojaprodukten, Zwiebeln, Beeren, roten Weintrauben und Tee. Etwa die Hälfte aller Flavonoide sind Antioxidantien, aber sie sind aus anderen Gründen für die Gesundheit wichtig.

Flavonoide verlangsamen den Abbau von Vitamin C im Körper und verhindern so, dass das Vitamin C zu schnell aufgebraucht ist. Wenn Sie Vitamin-C-Ergänzungsmittel einnehmen, werden Sie wahrscheinlich festgestellt haben, dass in vielen Produkten zur Steigerung der Wirkung Flavonoide enthalten sind. Weil Vitamin C auch für die Ankurbelung der Bildung von Glutathion, einem weiteren bedeutenden Antioxidans, wichtig ist, sind Flavonoide zumindest indirekt für die Aufrechterhaltung gesunder Vitamin-C- und Glutathionspiegel verantwortlich.

Einige der beliebtesten pflanzlichen Heilmittel, wie zum Beispiel Ginkgo und Weintraubenkernextrakt, verdanken ihre heilende Wirkung ihrem Flavonoidgehalt.

Für Allergiker können Flavonoide ein Geschenk des Himmels sein. Erstens stärken sie die Kapillaren, die kleinen Blutgefäße, die zum Schutz der Zellen vor fremden Partikeln (wie zum Beispiel Allergenen) beitragen, indem sie eine Schutzbarriere bilden. Zweitens reduzieren Flavonoide die für Allergien typischen Entzündungen und tragen zur Normalisierung der Immunfunktion bei, wodurch die Allergiesymptome gelindert werden. Vor allem stabilisieren Flavonoide die

Mastzellen, jene Immunzellen, die Histamin bilden, sobald sie mit einem Allergen in Berührung kommen. Flavonoide beruhigen diese hyperaktiven Zellen und verhindern die Ausschüttung von Histamin, das für die unangenehmen Allergiesymptome verantwortlich ist. Und schließlich helfen Flavonoide durch die Beibehaltung optimaler Antioxidantienspiegel dem Körper, sich von Schadstoffen, Giften und anderen chemischen Stoffen zu befreien, die das Immunsystem übersteuern lassen und eine allergische Reaktion auslösen.

Kiefernrindenextrakt (*Pycnogenol*) verbessert bei Asthmatikern die Lungenfunktion und lindert die Asthmasymptome. Bei einer medizinischen Untersuchung linderten die Flavonoide in der Schale der purpurnen Passionsfrucht (150 mg täglich) Asthmasymptome und verbesserten nachweislich die Lungenfunktion.

Flavonoide sind nicht nur gegen Allergien wirksam, sondern bieten einen Schutz sowohl gegen Krebs als auch Herz-Kreislauf-Erkrankungen. Mithilfe zahlreicher Studien wurde nachgewiesen, dass Menschen, die eine Flavonoid-reiche Ernährung konsumieren (hauptsächlich Obst und Gemüse), ein deutlich geringeres Risiko für Herz-Kreislauf-Erkrankungen und viele verschiedene Krebsformen aufweisen, als andere, die sich herkömmlich ernähren.

Auf dem Markt werden verschiedene Formen von Flavonoiden angeboten. Flavonoid-Kombinationen werden separat, zusammen mit Vitamin C oder in antiallergischen Präparaten verkauft. Manche Flavonoide sind gegen Allergien so wirkungsvoll (Quercetin und oligomere Proanthocyanidine [OPCs]), dass sie auch separat angeboten werden. Sie sind meist teurer als generische Bioflavonoid-Produkte, aber häufig auch wirksamer.

## WIRKUNG

▸ Wirken antioxidativ
▸ Hemmen die anaphylaktische Kontraktion der glatten Muskulatur
▸ Verbessern die Blutzirkulation
▸ Hemmen die Phospholipase A
▸ Senken die Phosphodiesterase-Spiegel in der Lunge
▸ Senken die Synthese von Leukotrienen
▸ Normalisieren die Immunzellen
▸ Wirken entzündungshemmend
▸ Reduzieren die Lipoxygenase
▸ Lindern Allergiesymptome durch Hemmung der Histaminausschüttung
▸ Stabilisieren die Mastzellen

## ANWENDUNG

Nehmen Sie täglich eine Kapsel (2.500 mg) gemischter Zitrus-Flavonoide ein.

# FORSKOLIN

Forskolin ist das Extrakt der Pflanze *Coleus forskohlii*, das in der Ayurveda-Medizin für die Behandlung von Asthma und Allergien genutzt wird. Die Pflanze zählt zur Familie der Minzen und wächst in Nepal, Indien und Thailand. Man geht davon aus, dass Forskolin wie der Wirkstoff Theophyllin wirkt, weil es ein effektiver Bronchodilatator ist. *Coleus forskohlii* wirkt dadurch, dass sie die cAMP-Spiegel erhöht und die Zellen stabilisiert, die Histamin ausschütten. Mit mindestens zwei Studien wurde nachgewiesen, dass inhaliertes Forskolin ebenso wirksam war wie bronchienerweiternde Medikamente, die in rezeptpflichtigen Inhalationslösungen enthalten sind. Oral eingenommen, zeigt es die gleiche Wirkung, allerdings verlangsamt.

Außerdem wurde Forskolin für die Behandlung von hohem Blutdruck und dem Glaukom (erhöhter Blutdruck im Auge; grüner Star) verwendet. In letzter Zeit wurde es auch als mögliches Krebsmedikament getestet.

Forskolin wird separat verkauft, ist aber auch in Kombipräparaten gegen Allergien enthalten. Diese Pflanze kann den Spiegel des Schilddrüsenhormons erhöhen, was positiv sein kann, falls Sie an Schilddrüsenunterfunktion leiden und Ihr Schilddrüsenhormonspiegel niedrig ist, aber negative Folgen haben kann, wenn Sie an Schilddrüsenüberfunktion leiden und zu viel Schilddrüsenhormon produzieren.

Forskolin kann auch einen plötzlichen Blutdruckabfall hervorrufen und eignet sich daher nicht für Menschen mit niedrigem oder schwankendem Blutdruck. Forskolin ist eine starke Medizin, deshalb ist sie so wirksam, doch unserer Meinung nach sollte es nur unter Anleitung eines ernährungsorientierten Arztes eingesetzt werden.

## WIRKUNG

▸ Weitet die Bronchien
▸ Erhöht den cAMP-Spiegel
▸ Lindert Asthmasymptome
▸ Stabilisiert die Zellen, die Histamin ausschütten

## ANWENDUNG

Konsultieren Sie einen sachkundigen, ernährungsorientierten Arzt oder Heilpraktiker, um die für Sie richtige Dosis festzulegen. Die empfohlene Menge liegt bei 50 mg eines standardisierten Extrakts (zwei- oder dreimal täglich), das 18 Prozent Forskolin enthält, beziehungsweise 10 mg beim Einsatz eines Inhalationsgeräts.

## WAS MAN BEDENKEN MUSS

Falls Sie andere Medikamente einnehmen, konsultieren Sie bitte Ihren Arzt, bevor Sie ein Forskolin-haltiges Produkt verwenden. Schwangere sollten Forskolin nicht nutzen.

# GINKGO

Ginkgo (*Ginkgo biloba*) ist die älteste lebende Baumart, und einige Exemplare sind über tausend Jahre alt. Zwar ist er insbesondere als Mittel für die Ankurbelung der Gehirnleistung bekannt, doch traditionelle chinesische Heilkundige haben die Blätter und Früchte des Ginkgobaums seit Jahrtausenden auch für die Behandlung von Husten, Asthma und Entzündungserkrankungen, einschließlich Allergien, genutzt. Sachkundige Naturheiler verschreiben Ginkgo noch heute gegen diese Krankheiten. Im Gegensatz zu den Heilkundigen der Vergangenheit, die sich auf Intuition und Ausprobieren verließen, wissen wir heute selbstverständlich besser Bescheid, wie Ginkgo wirkt. Tatsächlich ist Ginkgo eine der am gründlichsten untersuchten Heilpflanze überhaupt.

Ginkgo ist ein wirksames Antioxidans, das einige der stärksten freien Radikale auf dem Planeten besiegen kann, einschließlich des Superoxid- und des Hydroxyl-Radikals, die beide in der Lage sind, die Zellen und das Gewebe des Körpers stark zu schädigen. Darüber hinaus wirkt er entzündungshemmend – spezielle chemische Stoffe im Ginkgo, Ginkgolide genannt, verhindern den Plättchen-aktivierenden Faktor (PAF), der sowohl an der Aktivierung der allergischen Reaktion des Körpers als auch an der darauf folgenden Entzündung beteiligt ist. Mithilfe einer in der medizinischen Fachzeitschrift *Prostaglandins* publizierten Studie mit Asthmapatienten verbesserte ein Ginkgoextrakt die Bronchienverengung bei Patienten, die mit einem Allergen in Kontakt gebracht wurden, welches bei ihnen normalerweise eine asthmatische Reaktion auslöste, bis zu sechs Stunden lang.

Ginkgo verbessert die Mikrozirkulation, das heißt, er erhöht den Blutfluss in die kleinen Gefäße, der durch Asthma häufig beeinträchtigt ist. Er hilft, einen chemischen Stoff, nämlich Stickoxid, zu regulieren, der die Muskelspannung von Blutgefäßen verbessert und damit den Blutfluss anregt. Ginkgo, der reich an Flavonoiden, wie zum Beispiel Quercetin und Proanthocyanidinen, ist, bietet einen signifikanten Schutz vor allergischen Reaktionen.

Ginkgo besitzt einige beeindruckende Nebeneffekte. Er verbessert nicht nur die geistige Leistungsfähigkeit, sondern schützt vor Arteriosklerose (Verhärtung der Arterien) und ist ein natürlicher Blutverdünner, wodurch er Schlaganfälle zu verhindern hilft. Und im Gegensatz zu den herkömmlichen Allergiemedikamenten, die schläfrig machen können, fördert Ginkgo Ihre Aufmerksamkeit. Nachdem Sie dieses fantastische Heilmittel eingenommen haben, dürfen Sie ohne Weiteres Auto fahren und schwere Maschinen bedienen.

## WIRKUNG

- ▸ Verhindert allergische Reaktionen
- ▸ Verbessert die Blutzirkulation
- ▸ Beugt Entzündungen vor

## ANWENDUNG

Nehmen Sie ein- oder zweimal täglich eine Kapsel (60 mg) oder Tablette ein. Ginkgo ist in vielen antiallergischen Kombipräparaten enthalten.

## WAS MAN BEDENKEN MUSS

Weil Ginkgo blutverdünnend wirken kann, achten Sie darauf, Ihrem Arzt mitzuteilen, dass Sie Ginkgo einnehmen, falls Sie sich einer Operation unterziehen oder verschreibungspflichtige Herzmedikamente einnehmen müssen.

# GRINDELIA

Grindelia (*Grindelia camporum*), auch Teer- oder Gummikraut genannt, ist ein altbewährtes Heilmittel gegen Asthma, Bronchitis, Keuchhusten und alle Atemwegserkrankungen, die zu einem chronischen trockenen Husten führen. Sie ist ein natürliches Muskelrelaxans, das auf die glatten Muskeln der Atemwege einwirkt und dabei die Krämpfe zu verhindern hilft, die für Asthma und Bronchitis typisch sind.

Außerdem senkt Grindelia den Blutdruck, was positiv ist, wenn Sie hohen Blutdruck haben, aber für Menschen mit niedrigem Blutdruck zu sedierend wirken kann.

Grindelia ist in mehreren antiallergischen Kombipräparaten enthalten, häufig zusammen mit anderen traditionellen Heilmitteln wie zum Beispiel dem echten Alant und der Lobelie. Kräutersachkundige warnen, dass hohe Dosen Grindelia zu Nierenproblemen und Magenverstimmungen führen können, deshalb sollten Sie sich an die empfohlene Dosis halten. Grindelia wird auch in der Homöopathie gegen Allergien verwendet.

## WIRKUNG

▶ Lindert Bronchialkrämpfe

## ANWENDUNG

Suchen Sie nach einem antiallergischen Kombipräparat, das Grindelia enthält.

# GRÜNTEE

Machen Ihnen die Allergiesymptome zu schaffen? Probieren Sie es mit einer Tasse grünem Tee (*Camellia sinensis*), oder nehmen Sie ein Ergänzungsmittel ein, das grünen Tee enthält. Eine Tasse grüner Tee, der etwa halb so viel Koffein enthält wie eine vergleichbare Menge Kaffee, wird Ihnen ein wenig Auftrieb geben. (Falls Sie auf Koffein empfindlich reagieren, suchen Sie nach entkoffeiniertem grünem Tee.)

Grüner Tee ist außerdem reich an einer bestimmten Art von Bioflavonoiden namens Catechine, die natürliche Antihistaminika sind. Darüber hinaus enthält grüner Tee wirkungsvolle Antioxidantien. Weil grüner Tee weniger verarbeitet wird als Schwarztee, enthält er mehr nützliche Flavonoide, die bei Erhitzung oder anderen Verarbeitungsprozessen zerstört werden können. Grüner Tee kann allein verwendet werden oder in einem antiallergischen Kombipräparat enthalten sein.

Grüner Tee besitzt noch weitere Vorzüge. Zahlreiche Studien haben belegt, dass Verbindungen, die im grünen Tee entdeckt wurden, bei Tieren das Wachstum von Krebstumoren hemmen können. Bevölkerungsstudien legen den Schluss nahe, dass grüner Tee selbst Raucher vor Lungenkrebs schützt. So rauchen japanische Männer zum Beispiel deutlich mehr als US-Amerikaner, doch die Lungenkrebsrate liegt in Japan niedriger als in den Vereinigten Staaten. (Das soll nicht etwa heißen, dass das Rauchen unbedenklich sei – es ist wahrscheinlich das Schlechteste, was Sie Ihrer Gesamtgesundheit antun können, insbesondere, wenn Sie an Allergien leiden.)

## WIRKUNG

▸ Kann allergische Symptome lindern
▸ Schützt vor freien Radikalen

## ANWENDUNG

Trinken Sie eine Tasse grünen Tee. Falls Sie das Koffein stört, kaufen Sie eine entkoffeinierte Sorte. Nehmen Sie täglich ein oder zwei Grünteetabletten ein.

## WAS MAN BEDENKEN MUSS

Grüner Tee könnte mit dem gerinnungshemmenden Mittel Warfarin in Wechselwirkung treten. Deshalb sollten Sie, wenn Sie dieses Medikament einnehmen, grünen Tee nicht verwenden. Es stehen Ihnen zahlreiche Alternativen zur Verfügung.

# HELMKRAUT, CHINESISCHES (BAIKAL-HELMKRAUT)

Die Wurzel der chinesischen Helmkrautpflanze (*Scutellaria baicalensis*) findet in antiallergischen Kombi-Kräuterpräparaten der Traditionellen Chinesischen Medizin (TCM) häufig Verwendung. Sie ist ein altbewährtes Heilmittel gegen Asthma. Das chinesische Helmkraut wird in China und Russland angepflanzt. Chinesisches Helmkraut ist ein natürliches Antihistaminikum und reich an Flavonoiden (siehe Seite 198 ff.). Tatsächlich kann ein bestimmtes Flavonoid, das im Helmkraut entdeckt wurde, nämlich Baicalin, die Produktion von Leukotrienen, jenen Entzündungszellen, hemmen, die dazu führen, dass sich die Bronchien zusammenziehen, was zu Verkrampfungen der Bronchien führt (Bronchospasmus). Chinesisches Helmkraut ist ein natürlicher Entzündungshemmer und wurde auch für die Behandlung von entzündlichen Hauterkrankungen (wie zum Beispiel Psoriasis) genutzt.

Wie andere chinesische Kräuter soll auch das chinesische Helmkraut nicht allein eingesetzt werden; es wirkt am besten in Kombination mit anderen Kräutern.

## WIRKUNG

▸ Vermindert Entzündungen
▸ Lindert Asthma und Allergiesymptome

## ANWENDUNG

Suchen Sie nach antiallergischen Kombipräparaten, die chinesisches Helmkraut enthalten. Falls Sie mit einem in der chinesischen Heilkunde sachkundigen Arzt zusammenarbeiten, bitten Sie ihn oder sie um getrocknete Helmkrautwurzeln für die Teezubereitung.

# HISTIDIN

Histidin ist eine Aminosäure, also ein Eiweißbaustein. Bei Kindern gilt Histidin als essenzielle Aminosäure, nicht aber bei Erwachsenen. Doch wenn Sie an Allergien leiden, könnte Histidin für Sie lebenswichtig sein!

Der Körper verwendet Histidin, um Histamin zu produzieren, jene Substanz, die von den Mastzellen ausgeschüttet wird und die mit Allergien zusammenhängenden unangenehmen Symptome hervorruft, wie zum Beispiel tränende Augen und eine verstopfte Nase. Auf den ersten Blick hat es also den Anschein, als wäre Histidin bei der Bekämpfung der Allergie unser Feind, aber in Wahrheit ist es unser Verbündeter. Histidin hilft, die entzündliche Reaktion zu dämpfen, die durch die Histaminausschüttung ausgelöst wird, und es reduziert damit die vom Allergen hervorgerufene Irritation. Histidin ist ein üblicher Inhaltsstoff in antiallergischen Kombipräparaten und wird häufig mit Knoblauch, Meerrettich und anderen Kräutern und Ergänzungsstoffen kombiniert.

Aufgrund seiner entzündungshemmenden Eigenschaften wird Histidin auch als natürliches Heilmittel gegen rheumatoide Arthritis eingesetzt, die, ähnlich wie eine Allergie, eine Autoimmunerkrankung ist, verursacht durch ein übereifriges Immunsystem, das die Gelenke angreift.

Darüber hinaus weitet Histidin die Gefäße und hilft, Schwermetalle auszuleiten. Außerdem wird Histidin für die Erhaltung der Myelinscheiden des Nervensystems benötigt. In folgenden Nahrungsmitteln ist Histidin enthalten: Hühnchen, Truthahn, Fisch, Bohnen (einschließlich Sojabohnen), Käse, Milch, Eier, Getreide, Nüssen, Samen, Müsli und Kartoffeln.

## WIRKUNG

▸ Wirkt entzündungshemmend
▸ Lindert allergische Reaktionen

## ANWENDUNG

Suchen Sie ein antiallergisches Kombipräparat, das 50 mg Histidin enthält.

# HOLUNDER

Holunder (*Sambucus nigra*) ist ein altbewährtes Heilmittel gegen Erkältungen, die Grippe und Atemwegsinfektionen. Eine vielfach publizierte Studie aus Israel hat belegt, dass mit dem Grippevirus infizierte Menschen, die Holunder einnahmen, sich deutlich schneller erholten als andere, die das nicht taten, und außerdem weniger schwere Symptome aufwiesen. Mithilfe von Untersuchungen wurde nachgewiesen, dass Holunder starke antivirale Eigenschaften besitzt: Er tötet Viren ab, indem er verhindert, dass sie in die Körperzellen eindringen. Weil Viren sich erst vermehren können, wenn sie sich an eine andere Zelle angedockt haben, sterben sie schnell ab.

Zwar wurden keine Studien über die Wirkung von Holunder gegen Allergien durchgeführt, aber diese Pflanze ist in vielen antiallergischen Kombipräparaten enthalten. Aufgrund der Studie mit Grippepatienten wissen wir, dass Holunder die durch eine virale Infektion ausgelösten Atemwegssymptome lindern kann; man kann also davon ausgehen, dass er eine ähnliche Wirkung erzielt, wenn diese Symptome aufgrund einer Allergie auftreten. Holunder ist reich an Flavonoiden, die nicht nur wirkungsvolle Antioxidantien sind, sondern auch zur Stabilisierung der Immunfunktion beitragen und die Ausschüttung von Histamin durch die Mastzellen unterbinden können. Außerdem ist Holunder ein natürlicher Entzündungs-hemmer und kann somit zur Beruhigung der irritierten Nasenwege beitragen.

## WIRKUNG

▸ Wirkt antiviral
▸ Lindert allergische Symptome
▸ Wirkt schleimverdünnend

## ANWENDUNG

Nehmen Sie zweimal täglich eine Kapsel (500 mg) ein oder suchen Sie nach einem antiallergischen Kombipräparat, das Holunder enthält. Falls Sie einen trockenen, rauen und gereizten Hals haben, nehmen Sie einen Teelöffel Holundersirup ein.

# INGWERWURZEL

Der in der Traditionellen Chinesischen Medizin (TCM) seit Jahrtausenden ge-nutzte Ingwer (*Zingiber officinale*) wurde inzwischen auch in der westlichen Welt zu einem beliebten Heilmittel gegen Allergien. Der vor allem aufgrund seiner entzündungshemmenden Wirkung bekannte Ingwer wurde weltweit umfassen-den Laboruntersuchungen unterzogen. Erst jüngst haben Wissenschaftler her-ausgefunden, dass Ingwer die Produktion von Leukotrienen unterbindet, jener Immunzellen, die Entzündungen auslösen. Außerdem enthält er zwei Öle, Gin-gerol und Shogaol, die das glatte Muskelgewebe entspannen. Wie viele von Ihnen bereits wissen, wird Ingwer häufig für die Behandlung von Übelkeit und Magen-krämpfen genutzt. Doch die gleiche Art glatten Muskelgewebes, das den Magen-Darm-Trakt auskleidet, kleidet auch die Atemwege aus und kann zu Krämpfen neigen, wenn es von Allergenen oder anderen Giften gereizt wird. Ingwer lindert die bei Asthma, Bronchitis und anderen Atemwegserkrankungen typische Brust-verengung, indem er die Bronchien weitet und entspannt.

Viele der heute gebräuchlichen Allergiemedikamente können zu Müdigkeit, Schwindel oder Benommenheit führen. Das Problem ist, dass viele Allergiker sich zunächst „benebelt" fühlen, vor allem an Tagen mit starker Pollenbelastung. Ing-wer ist dagegen auch ein ausgezeichnetes Mittel gegen Schwindel beziehungs-weise gegen die Reisekrankheit. Die tägliche Einnahme einer Ingwerkapsel kann zur Vorbeugung gegen Arthritis beitragen, einer Erkrankung, die ebenfalls durch Entzündungen verstärkt wird.

Ingwer kann in vielen verschiedenen Formen eingenommen werden, von frisch geriebenem Ingwer über Ingwertee und getrocknete Ingwerkapseln bis hin zu antiallergischen Kombipräparaten, die Ingwer enthalten. Und wie Sushi-Liebhaber wissen, wird zu Sushi häufig geriebener Ingwer serviert. Beachten Sie, dass wir Ginger Ale nicht erwähnt haben: Das beliebte Getränk enthält nicht genügend Ingwer, um wirksam zu sein. Außerdem enthält es viel zu viel Zucker.

## WIRKUNG

▸ Mildert Entzündungen, die Allergiesymptome verstärken
▸ Beruhigt die Bronchien

## ANWENDUNG

Suchen Sie nach einem antiallergischen Kombipräparat, das Ingwerwurzelpulver enthält. Trinken Sie eine Tasse Ingwertee (Teebeutel sind in Reformhäusern und manchen Supermärkten erhältlich). Essen Sie eine Scheibe frischen Ingwer.

## WAS MAN BEDENKEN MUSS

Ingwer kann blutverdünnend wirken und beugt damit Schlaganfällen vor. Doch wenn Sie andere Medikamente einnehmen oder sich einer Operation unterziehen müssen, achten Sie darauf, Ihrem Arzt mitzuteilen, dass Sie ein ingwerhaltiges Ergänzungsmittel einnehmen. Sie werden das Mittel vor der Operation absetzen müssen.

# KNOBLAUCH

Eine mit etwas Honig vermischte gehackte Knoblauchzehe ist ein altbewährtes Heilmittel gegen Bronchitis, Halsschmerzen und andere Atemwegsinfektionen. Knoblauch (*Allium sativum*) kann die Schleimbildung in den Atemwegen und der Lunge reduzieren und die Verschleimung lindern. Heutzutage enthalten antiallergische Kombipräparate häufig Knoblauchextrakt beziehungsweise bestimmte Knoblauchbestandteile.

Knoblauch enthält starke Schwefelverbindungen (jene chemischen Stoffe, die ihm seinen verräterischen scharfen Geruch verleihen), die eine wahre Naturapotheke sind. Außerdem ist er reich an Quercetin, einem Flavonoid, das für seine antiallergischen Eigenschaften bekannt ist (siehe Seite 231). Knoblauch wirkt stark entzündungshemmend; er verlangsamt die Produktion von Prostaglandinen und Leukotrienen, die Entzündungen fördern und Asthmasymptome verstärken können.

Darüber hinaus wirkt Knoblauch antibakteriell und antifungal. Er ist eine der wenigen natürlichen Substanzen, die gegen den Hefepilz *Candida albicans* wirksam sind. Und wo ist die Verbindung zu Allergien? Viele Naturheilkundige sind der Meinung, dass bei manchen Menschen chronische Pilzinfektionen das Immunsystem übererregen und es für Autoimmunerkrankungen, wie zum Beispiel Allergien, anfällig machen. Tatsächlich wurde mithilfe einer Studie nachgewiesen, dass die chronische Entzündung der Nasennebenhöhlen bei den meisten Menschen mit einer Hefepilzinfektion in Zusammenhang stand, nicht mit einer bakteriellen Infektion.

Knoblauch ist außerdem ein hervorragender Lieferant von Selen, einem wichtigen Antioxidans, das vor Asthma schützen kann (siehe Seite 233 f.). Darüber hinaus ist Knoblauch gut für Ihr Herz und könnte der Leber bei der Entgiftung von chemischen Stoffen helfen, die Krebs auslösen können. Gekochter Knoblauch ist ein ausgezeichneter Blutverdünner. Aus allen diesen Gründen empfehlen wir, Knoblauch zu essen oder Knoblaucherganzungsmittel einzunehmen.

## WIRKUNG

▸ Bekämpft Mikroben – wirkt antibakteriell, antiviral und antimykotisch
▸ Natürlicher Entzündungshemmer
▸ Reduziert die Schleimbildung

## ANWENDUNG

Nehmen Sie täglich eine Kapsel geruchloses Knoblauchextrakt ein (500 mg).

## WAS MAN BEDENKEN MUSS

So gut Knoblauch auch wirkt, manche Menschen reagieren auf ihn allergisch. Ist dies bei Ihnen der Fall, dann sollten Sie knoblauchhaltige Produkte natürlich meiden. Und falls Sie Blutverdünner einnehmen, sollten Sie auf knoblauchhaltige Ergänzungsmittel verzichten. Wenn bei Ihnen eine Operation ansteht, werden Sie die Einnahme von Knoblauch sieben bis zehn Tage vor dem Eingriff beenden müssen.

# KÖNIGSKERZE

Die Königskerze (*Verbascum thapsus*) ist ein altbewährtes Heilmittel gegen mit Husten einhergehende Atemwegserkrankungen, wie zum Beispiel Bronchitis, Erkältungen, Heuschnupfen und Asthma. Sie enthält entzündungshemmende Flavonoide und beruhigendes Mucilago, das den Hals und die Bronchien auskleidet und damit die durch das ständige Husten hervorgerufene Reizung lindert. Außerdem wirkt sie schleimlösend, was den Husten produktiver macht – man hustet nur dann, wenn es wirklich nötig ist, um die Atemwege frei zu bekommen. Heutzutage wissen nur die begeistertsten Kräuterkenner, wie man die Königskerze nutzt, aber zum Glück ist sie in vielen antiallergischen Kombipräparaten enthalten.

## WIRKUNG

▸ Wirkt wohltuend bei gereiztem Hals

## ANWENDUNG

Suchen Sie nach einem antiallergischen Kombipräparat, das Königskerze enthält. Gut sortierte Reformhäuser könnten getrocknete Königskerze anbieten, die für die Teezubereitung genutzt werden kann. Geben Sie knapp 30 Gramm getrocknete Königskerzenwurzel in eine Tasse heißes Wasser, lassen Sie den Tee ziehen und trinken Sie täglich eine Tasse.

# KOLOSTRUM

Kolostrum ist die Vormilch, die von weiblichen Säugetieren in den ersten achtundvierzig Stunden nach der Geburt produziert wird. Bovines Kolostrum (ein aus dem Kolostrum von Kühen gewonnenes Ergänzungsmittel) wird als Allheilmittel gegen fast alles angepriesen. Es wird als leistungssteigerndes Mittel für Sportler beworben, als Anti-Aging-Ergänzungsmittel für die Babyboomer, als natürlicher Fettverbrenner und als Regulator des Immunsystems, das sowohl Krankheiten bekämpft als auch ein überaktives Immunsystem (wie im Fall von Allergien) beruhigt. Es ist verlockend, ein „Allheilmittel" als nichts anderes als einen Hype abzutun, aber beim Kolostrum ist das nicht der Fall. Den Behauptungen liegen einige interessante wissenschaftliche Erkenntnisse zugrunde, die für Allergiker nützlich sein könnten.

Kolostrum enthält nämlich spezielle Proteine, die das Immunsystem stärken können. So bringt eine bestimmte Proteinart, *Transfer Factor* genannt, zum Beispiel den unreifen Immunzellen eines Babys bei, wie sie zwischen Freund und Feind zu unterscheiden haben. Eine allergische Reaktion ist laut Definition ein Prozess, bei dem das Immunsystem auf eine normalerweise harmlose Substanz überreagiert. Die Einnahme von Kolostrum durch einen Erwachsenen könnte möglicherweise helfen, die Immunzellen „davon abzuhalten", harmlose Substanzen ins Visier zu nehmen, wodurch allergische Reaktionen von vornherein unterbunden wären.

Eine weitere Proteinart im Kolostrum, nämlich die Wachstumsfaktoren, helfen dem Magen-Darm-Trakt des Babys, schneller zu reifen. Wie Sie wissen, können Babys keine feste Nahrung zu sich nehmen, weil ihr Darm zu „durchlässig" ist, das heißt, fremde Proteine, die im Darm bleiben sollten, gelangen in den Blutkreislauf, wo sie eine schwere allergische Reaktion auslösen können. Das ist der Grund, warum Babys nur mit Muttermilch oder Säuglingsnahrung gefüttert werden. Wachstumsfaktoren helfen, den Darm zu stärken, sodass das Kind schließlich normale Nahrung zu sich nehmen kann. Viele Naturheilkundige sind der Meinung, dass manche Menschen als Erwachsene ein „Leaky-Gut-Syndrom" entwickeln (siehe Seite 13), was die Ursache ihrer Allergien sein könnte. Die Einnahme von Kolostrum mit Wachstumsfaktoren könnte zur Heilung des Darms beitragen, wodurch verhindert wird, dass fremde Proteine in den Blutkreislauf gelangen und eine Allergieattacke auslösen.

Kolostrum ist besonders gut für Menschen, die an chronischen Erkältungen und Nebenhöhlenentzündung leiden und scheinbar nie gesund werden und bleiben.

## WIRKUNG

▸ Normalisiert ein überaktives Immunsystem
▸ Schützt vor Infektionen

## ANWENDUNG

Nehmen Sie täglich drei Kapseln (480 mg) ein.

## WAS MAN BEDENKEN MUSS

Kolostrum wird häufig als für Menschen mit Milchallergien sicher angepriesen. Doch falls Sie gegen Molkereiprodukte allergisch sind, raten wir Ihnen von der Nutzung dieses Ergänzungsmittels ab. Sie sollten lieber auf Nummer sicher gehen (außerdem gibt es jede Menge anderer Ergänzungsmittel, die Sie wählen können!).

# KURKUMIN

Kurkumin ist ein aus der Wurzel der Kurkumapflanze (*Curcuma longa*) gewonnenes Öl, ein in der indischen Küche viel genutztes Gewürz und ein Hauptbestandteil des Currypulvers. (Es ist dieses Gewürz, das dem Curry seine herrliche gelbe Farbe verleiht.) Kurkumin wird seit Jahrtausenden in der ayurvedischen Medizin für die Behandlung einer Vielzahl von Krankheiten eingesetzt. Vor der Erfindung der Kühltechnik wurden Kurkumin und andere Gewürze zur Konservierung von Lebensmitteln genutzt. Inzwischen wissen wir, dass diese Gewürze wirkungsvolle Antioxidantien sind, die die Nahrungsmittel vor Oxidation und dem Angriff freier Radikale schützen, die die Verderbnis beschleunigen können. Außerdem wissen wir, dass sich der gleiche Mechanismus in unseren Körpern abspielt, und das ist der Grund, weshalb antioxidative Nahrungs- und Ergänzungsmittel so populär geworden sind.

Kurkumin ist in vielen antiallergischen Produkten enthalten, häufig in Kombination mit einem anderen Heilkraut, nämlich Weihrauch. Neben seiner starken antioxidativen Wirkung besitzt Kurkumin effiziente entzündungshemmende Eigenschaften. Tatsächlich haben Studien mit an rheumatoider Arthritis leidenden Patienten belegt, dass Kurkumin, was die Reduktion von Entzündungen anbelangt, ebenso gut wirkt wie bekannte verschreibungspflichtige Medikamente, jedoch ohne die mit der Einnahme von nicht steroidalen entzündungshemmenden Arzneimitteln typischerweise verbundenen Magenbeschwerden. Bei einer in Indien durchgeführten Studie wurde Kurkumin erfolgreich für die Behandlung von Patienten mit chronischen Atemwegserkrankungen eingesetzt, die durch Entzündungen verschlimmert werden können.

Die Einnahme von Kurkumin allein wird wahrscheinlich nicht zur Linderung Ihrer Allergiesymptome führen, sie wird aber die Wirkung anderer antiallergischer Ergänzungsmittel verstärken.

## WIRKUNG

▸ Wirkt entzündungshemmend
▸ Wirkt antioxidativ
▸ Lindert nachweislich Atemwegssymptome, wie Husten und Kurzatmigkeit

## ANWENDUNG

Suchen Sie nach einem antiallergischen Kombipräparat, das Kurkumin enthält.

## WAS MAN BEDENKEN MUSS

Kurkumin ist ein natürlicher Blutverdünner. Falls Sie andere Blutverdünner einnehmen, sollten Sie Ihren Arzt konsultieren, bevor Sie ein Kurkumin-haltiges Ergänzungsmittel verwenden.

## PERSÖNLICHE EMPFEHLUNG

Kurkumin kann auch hohe Cholesterinspiegel senken, und Vorstudien legen den Schluss nahe, dass es ein wirkungsvolles Mittel gegen Krebs sein könnte. Die Nutzung dieser „die ganze Bandbreite abdeckenden" natürlichen Heilmittel bringt Ihnen so viel mehr als das Schlucken eines Antihistaminikums!

# LAKRITZE

In den Vereinigten Staaten ist Lakritze in erster Linie als Süßigkeit bekannt, aber in Wahrheit ist die Süßholzwurzel (*Glycyrrhiza glabra*) eines der beliebtesten pflanzlichen Heilmittel der Welt. Sie ist eine tragende Säule im System der Traditionellen Chinesischen Medizin und wurde seit Jahrtausenden für die Behandlung von Asthma, Allergien, Erkältungen, der Grippe und anderen Erkrankungen verwendet. Auch in Westeuropa wird sie viel genutzt. Lakritze ist reich an Flavonoiden, die wirkungsvolle Antioxidantien sind. Sie wirkt darüber hinaus entzündungshemmend, allerdings nicht direkt. Sie enthält einen chemischen Stoff namens Glycyrrhizin, der die Bildung eines Enzyms hemmt, welches Cortison, den natürlichen körpereigenen Entzündungshemmer, abbaut und damit dessen Wirksamkeit verstärkt. Cortison ist dem steroiden Medikament ähnlich, das bei schwerem Asthma und Allergien verschrieben wird. In den meisten Hustensäften ist Lakritze enthalten: Sie kleidet den Hals mit einer Schutzschicht aus, die sowohl die Reizung lindert als auch die Heilung fördert. Außerdem ist sie ein hervorragender Schleimlöser und kann die Bronchien vom Schleim befreien. Nicholas Culpeper, der große Kräuterheilkundige des 17. Jahrhunderts, schrieb, dass Lakritze „... eine gute Medizin gegen Heiserkeit ist". Darüber hinaus besitzt Lakritze wirksame antivirale Eigenschaften und wird von Wissenschaftlern als mögliche Therapie gegen Krebs ernsthaft untersucht. Außerdem wird sie für die Behandlung von Symptomen der Menopause genutzt. Doch Glycyrrhizin hat eine Kehrseite: Es erhöht den Spiegel eines anderen Hormons, das den Blutdruck erhöhen kann. Deshalb sollten Menschen mit unbehandeltem Bluthochdruck und Herzerkrankungen auf Lakritze verzichten. (Es gibt eine spezielle Art von Lakritze, nämlich eine Süßholzwurzel, die kein Glycyrrhizin enthält und für die Behandlung von Magengeschwüren eingesetzt wird, aber sie wirkt nicht gegen Allergien.)

Lakritze sollte nur kurzfristig für die Behandlung akuter Symptome verwendet werden. Menschen, die Lakritze einnehmen, könnten Salz speichern und Kalium ausscheiden (das ist einer der Prozesse, durch den Lakritze den Blutdruck erhöht). Wenn Sie also ein Ergänzungsmittel mit Lakritze einnehmen, sollten Sie darauf achten, viel frisches Obst und Gemüse zu essen, um den Kaliumverlust auszugleichen. Falls Sie Lakritze nutzen wollen, empfehlen wir Ihnen, dies unter der Anleitung eines sachkundigen Arztes oder Heilpraktikers zu tun. Lakritze ist eine starke Medizin und kann, wenn sie richtig eingesetzt wird, positive Wirkung erzielen.

## WIRKUNG

▸ Wirkt entzündungshemmend
▸ Wirkt hervorragend bei Husten infolge von Erkältungen oder Allergien
▸ Hemmt Phospholipase A2

## ANWENDUNG

Nehmen Sie täglich zwei Kapseln (250 mg) getrocknetes Pulver ein oder eine Tagesdosis mit einer Gesamtmenge von 200 bis 400 mg Glycyrrhizin.

## WAS MAN BEDENKEN MUSS

Schwangere und Frauen, die am Prämenstruellen Syndrom (PMS) leiden, insbesondere bei Flüssigkeitseinlagerung, und Menschen mit Nierenerkrankungen, Herz-Kreislauf-Erkrankungen oder unbehandeltem Bluthochdruck sollten Lakritze nicht verwenden. Nehmen Sie dieses pflanzliche Heilmittel nicht länger als zwei Wochen ein, es sei denn, Ihr Arzt hat es angeordnet. Die langfristige Nutzung kann Kopfschmerzen und Schwindel hervorrufen. Falls Sie während der Einnahme von Lakritze hohen Blutdruck bekommen, sollten Sie sie absetzen. Weil die Einnahme von Lakritze zu niedrigen Kaliumspiegeln führen kann, sollte darauf verzichtet werden, wenn Sie Herzglykoside, Blutdruckmedikamente, Corticosteroide, Diuretika (harntreibende Mittel) oder Monoaminoxidase-Hemmer einnehmen.

# LOBELIE

Die Lobelie (*Lobelia inflata*) ist auch unter den Namen Indianertabak und Aufgeblasene Lobelie bekannt. Diese Pflanze wurde als Heilmittel gegen die Tabaksucht angepriesen, allerdings wurde diese Wirkung nie nachgewiesen. Die Lobelie, die jahrhundertelang von Kräuterheilkundigen in Europa und den Vereinigten Staaten genutzt wurde – sie war auch unter den Indianern eine beliebte Heilpflanze –, ist ein traditionelles Standardmittel gegen Asthma und Bronchitis.

Sie wirkt zugleich muskelentspannend wie auch schleimlösend, weshalb sie insbesondere bei Krankheiten wie Bronchitis eingesetzt wird, die durch Schleimbildung in den Bronchien und Atemwegen verschlimmert werden kann. Heutzutage wird die Lobelie häufig in antiallergischen Kombipräparaten mit anderen pflanzlichen Stoffen kombiniert, wie zum Beispiel Grindelia und Cayennepfeffer. Der aktive Inhaltsstoff ist Lobelin. Naturheilkundige nutzen Lobelin für die Behandlung von Nikotinsucht: Angeblich reduziert Lobelin den Drang zu rauchen.

## WIRKUNG

▸ Wirkt schleimlösend

## ANWENDUNG

Suchen Sie nach einem antiallergischen Kombipräparat, das Lobelie enthält.

## WAS MAN BEDENKEN MUSS

Schwangere und stillende Mütter sollten Lobelie nicht verwenden. Dieses pflanzliche Mittel kann, in sehr hohen Dosen konsumiert, zu Übelkeit und Erbrechen führen und toxisch sein. Am besten ist, Sie greifen zu antiallergischen Kombipräparaten.

# LUNGENKRAUT

Heutzutage ist Lungenkraut (*Pulmonaria officinalis*) kein gebräuchlicher Begriff mehr, aber wir wetten, dass Ihre Urgroßmutter alles über diese Heilpflanze wusste. Und auch die modernen Kräuterheilkundigen kennen und nutzen sie als Teil des pflanzlichen Instrumentariums zur Bekämpfung von Allergiesymptomen. Wie aus seinem Namen hervorgeht, ist Lungenkraut ein altbewährtes Heilmittel gegen Bronchitis, Infektionen der oberen Atemwege und starke Hustenanfälle.

Es enthält Flavonoide, wie zum Beispiel Quercetin und andere entzündungshemmende chemische Stoffe, die Allergiesymptome lindern. Außerdem ist es schleimlösend und befreit die Lunge von Schleim. Lungenkrauttee oder getrocknetes Lungenkrautpulver findet man eventuell in gut sortierten Reformhäusern. Am häufigsten wird es in antiallergischen Kombipräparaten zusammen mit anderen bewährten Heilkräutern, wie zum Beispiel der Königskerze, genutzt.

## WIRKUNG

▸ Natürlicher Entzündungshemmer
▸ Lindert Infektionen der oberen Atemwege

## ANWENDUNG

Bereiten Sie sich eine Tasse Lungenkrauttee zu. Geben Sie einen Esslöffel getrocknetes Lungenkrautpulver in heißes Wasser. Lassen Sie den Tee ziehen. Trinken Sie täglich eine Tasse. Oder suchen Sie nach einem antiallergischen Kombipräparat, das Lungenkraut enthält.

# LUNGENKRAUT, INDISCHES

Das Blatt dieser immergrünen Pflanze wird seit mehr als 3.000 Jahren genutzt, um asthmatische Erkrankungen zu lindern. Es wirkt bronchienerweiternd. Indisches Lungenkraut (*Adhatoda vasica*) ist leicht schleimlösend, weil es die Zähflüssigkeit des Schleims verringert. Das wichtigste Alkaloid im Indischen Lungenkraut ist Vasicin, Ausgangsstoff des Arzneimittels Bromhexin, das als Schleimlöser wirkt. Darüber hinaus enthält das Indische Lungenkraut Tannine, Saponine, Phenole und Flavonoide.

## WIRKUNG

▸ Wirkt bronchienerweiternd
▸ Wirkt schleimlösend

## ANWENDUNG

Nehmen Sie täglich ein bis zwei Kapseln ein.

## WAS MAN BEDENKEN MUSS

Schwangere sollten Indisches Lungenkraut nicht verwenden.

# MAGNESIUM

Magnesium ist ein Mineral, das für die Gesundheit unverzichtbar ist. Es erfüllt jede Menge lebenswichtiger Aufgaben, die von der Produktion von ATP, dem Treibstoff, der die Zellen mit Energie versorgt, über die Knochenbildung und die Produktion entscheidender Proteine bis zum Herzschlag reichen. Magnesium findet man in Vollkorngetreide, Nüssen, Samen und Gemüse. Das Problem ist, dass die Ernährung in den westlichen Ländern wenig Magnesium enthält. Vor allem verarbeiteten Lebensmitteln, die die Grundlage der modernen Ernährung darstellen, fehlt es an Nährstoffen wie Magnesium, was eine alles andere als optimale Magnesiumzufuhr zur Folge hat. Der übermäßige Konsum von Koffein, Limonade, Alkohol und Zucker kann Ihre Magnesiumspeicher weiter leeren.

Viele ernährungsorientierte Ärzte sind der Meinung, dass niedrige Magnesium-spiegel uns anfälliger machen, Asthma und Allergien zu entwickeln. Tatsächlich weisen Asthmatiker in der Regel niedrige Magnesiumspiegel auf. Heilpraktiker verschreiben für die Behandlung von Asthma und allergischen Erkrankungen routinemäßig magnesiumhaltige Ergänzungsmittel. Magnesium, das an der Kon-traktion des glatten Muskelgewebes beteiligt ist, kann zur Entspannung irritier-ter Bronchien beitragen und so Krämpfe lindern und die Atemwege frei machen. Es wurde nachgewiesen, dass Magnesium bei schweren Asthmaanfällen wirksam ist, wenn es intravenös verabreicht oder zerstäubt eingeatmet wird.

Darüber hinaus ist Magnesium ein schwaches Antihistaminikum und kann Allergiesymptome reduzieren, die in manchen Fällen Asthmaattacken auslösen können.

Magnesium wird auch für die Behandlung zahlreicher verbreiteter Leiden genutzt, einschließlich hohem Blutdruck, Angina, stressbedingten Störungen, Herzerkrankungen und dem chronischen Erschöpfungssyndrom.

## WIRKUNG

▶ Wirkt gut gegen Stress
▶ Kann allergische Reaktionen dämpfen
▶ Lindert das Engegefühl in der Brust infolge von Bronchialkrämpfen

## ANWENDUNG

Magnesium wirkt am besten in Kombination mit einem anderen wichtigen Mi-neral, nämlich Kalzium. Nehmen Sie täglich zwei oder drei Kapseln oder Ta-bletten ein, die 250 mg Magnesium in Form von Magnesiumglycinat und 500 mg Kalzium enthalten. Wir bezeichnen diese Kombination als „natürliches Beruhi-gungsmittel". Aber seien Sie unbesorgt, es wird Sie nicht schläfrig machen! Haben Sie Geduld! Wenn dieses wunderbar wirkende Mineral oral eingenommen wird, dauert es etwa sechs Wochen, bis im Körpergewebe eine Anhebung des Spiegels erreicht wird.

## WAS MAN BEDENKEN MUSS

Bei manchen Menschen löst Magnesium Durchfall aus. Falls Sie Magenverstim-mungen bekommen, verringern Sie die Dosis.

# MARIENDISTEL

Die Mariendistel (*Silybum marianum*) – insbesondere ihre Samenkörner – ist vor allem als Mittel für die Lebergesundheit bekannt, sie ist aber auch ein traditionelles Heilmittel gegen Psoriasis, eine Hauterkrankung, die von Allergien ausgelöst und sogar verstärkt werden kann. Der aktive Wirkstoff der Mariendistel ist Silymarin, ein wirkungsvolles Antioxidans und Entzündungshemmer. Schulmediziner werden den Zusammenhang zwischen der Leber und Allergien abtun, aber in Wahrheit ist er durchaus einleuchtend. In der Leber werden viele Giftstoffe abgebaut. Wenn die Leber nicht richtig funktioniert oder geschädigt ist (wie es bei der Leberzirrhose oder Hepatitis der Fall ist), dann können sich im Körper höhere Konzentrationen von Toxinen ansammeln. Zu viele Toxine können das Immunsystem überreagieren lassen, die normale Immunfunktion beeinträchtigen und auch zu Entzündungen, insbesondere im Magen-Darm-Trakt, beitragen. Studien haben belegt, dass Menschen, die sowohl an Ekzemen als auch an Psoriasis leiden, in ihrem Blut erhöhte Endotoxinspiegel aufweisen. Dies ist ein Hinweis darauf, dass ihre Leberfunktion den Anforderungen nicht gerecht wird.

Und das ist der Zusammenhang mit Allergien – eine Allergie ist laut Definition ein außer Kontrolle geratenes Immunsystem. Und Allergien werden durch Entzündungen verstärkt. Jede Heilpflanze, die die Toxinbelastung senken und Entzündungen lindern kann, wirkt sich positiv auf das Immunsystem aus und vermindert damit das Risiko einer allergischen Reaktion. Viele bekannte Naturheilkundige raten Menschen mit allergiebedingten Hauterkrankungen, insbesondere Psoriasis, Mariendistel zu nutzen, und sie haben damit gute klinische Erfahrungen gemacht. Mariendistel kann auch den Glutathionspiegel erhöhen, jenes wichtigen Antioxidans, das den Körper vor Angriffen durch freie Radikale und vor Entzündungen schützt.

In den vergangenen Jahren wurde Mariendistel als Heilmittel gegen schwere Lebererkrankungen, einschließlich Leberkrebs, angepriesen. Falls Sie an einer Lebererkrankung leiden, sollten Sie sich in ärztliche Behandlung begeben, im Idealfall einen Arzt aufsuchen, der hilfreiche natürliche Therapien mit schulmedizinischen Maßnahmen kombiniert. Aber bitte versuchen Sie nicht, eine schwere Erkrankung selbst zu behandeln.

Wenn Sie einer hohen Toxinbelastung ausgesetzt sind, das heißt, wenn Sie in einer verschmutzten Gegend wohnen oder arbeiten, könnte Mariendistel Ihrem Körper helfen, mit der toxischen Belastung besser fertigzuwerden.

## WIRKUNG

‣ Fördert die Gesundheit der Leber
‣ Reduziert Entzündungen
‣ Traditionelles Heilmittel gegen Psoriasis und Ekzeme

## ANWENDUNG

Die benötigte Menge Mariendistel ist von ihrem Silymaringehalt abhängig. Nehmen Sie zweimal täglich eine Kapsel ein (140 mg Silymarin). Verwenden Sie ein Standardextrakt. Bitte bedenken Sie, dass die erforderliche Dosis von Mariendistel bei vorliegender Lebererkrankung höher ist. Konsultieren Sie Ihren Arzt oder Heilpraktiker.

## WAS MAN BEDENKEN MUSS

Zu den möglichen Nebenwirkungen der Mariendistel zählen Durchfall, Übelkeit und Magenschmerzen. Es könnte auch zu Wechselwirkungen mit oralen Empfängnisverhütungsmitteln kommen.

# MEERRETTICH

Zerkleinerte Meerrettichwurzel (*Armoracia lapathifolia*) ist sowohl ein Gewürz als auch eine in der ganzen Welt viel genutzte Heilpflanze. In Osteuropa isst man Meerrettich zu Fisch und Eintöpfen; in Japan wird eine Meerrettichart, Wasabi genannt, zu Sushi serviert. Falls Sie schon einmal Meerrettich gegessen haben, wissen Sie, dass Sie in dem Moment, in dem Sie hineinbeißen, ein stechendes Gefühl wahrnehmen, das direkt durch Ihren Mund in die Nasennebenhöhlen eindringt. Innerhalb von Sekunden beginnt Ihre Nase zu laufen, und Sie fangen vielleicht sogar an zu husten. Kein Wunder also, dass Heilkundige Meerrettich seit Jahrhunderten genutzt haben, um infolge von Erkältungen, Allergien oder anderen Atemwegsproblemen verstopfte Nasennebenhöhlen oder verschleimte Bronchien frei zu bekommen.

Meerrettich ist ein ausgezeichneter Schleimlöser und wirkt leicht antiseptisch, was wahrscheinlich der Grund ist, warum die Japaner Wasabi zu rohem Fisch verzehren, der mit Bakterien belastet sein könnte, welche beim Braten abgetötet würden.

Das Extrakt von getrocknetem Meerrettich wird in antiallergischen Kombipräparaten genutzt. Selbstverständlich können Sie, wenn Sie experimentierfreudig sind, dieses Wurzelgemüse verwenden, das in vielen Supermärkten und Feinkostläden erhältlich ist.

## WIRKUNG

▶ Hilft, Nase und Bronchien von Schleim zu befreien

## ANWENDUNG

Suchen Sie ein Kombipräparat, das getrockneten Meerrettich enthält. Oder vermischen Sie zwei Esslöffel geriebenen Meerrettich mit etwas Honig und warmem Wasser. Nehmen Sie davon zweimal täglich einen Esslöffel ein.

## WAS MAN BEDENKEN MUSS

Meerrettich könnte, wenn er in hohen Dosen eingenommen wird, Wechselwirkungen mit Schilddrüsenmedikamenten hervorrufen.

# MSM (METHYL-SULFONYL-METHAN)

MSM ist eine in der Natur vorkommende organische Schwefelverbindung, die im menschlichen Körper eine Schlüsselrolle spielt. Sie ist für die Produktion von Aminosäuren, den Eiweißbausteinen, unverzichtbar und wird für die Bildung von Bindegewebe (wie zum Beispiel Knorpel und Kollagen), von Enzymen, Antikörpern und Glutathion, dem wichtigsten Antioxidans des Körpers, benötigt. MSM findet man in Fleisch, Eiern, Geflügel und Molkereiprodukten, aber weil es vom Körper schnell aufgebraucht wird, kann es sein, dass wir durch die Ernährung nicht genügend zu uns nehmen. MSM-Ergänzungsmittel können diesen Mangel beheben.

In den vergangenen Jahren wurde MSM als Mittel gegen eine Vielzahl von Erkrankungen angepriesen, von Allergien über Arthritis und Darmproblemen bis hin zu Haarausfall. Unserer Erfahrung nach ist MSM eines der wirksamsten auf dem Markt erhältlichen Ergänzungsmittel, vor allem im Hinblick auf Allergien. Untersuchungen, die an der Universität von Oregon durchgeführt wurden, haben belegt, dass MSM Allergiesymptome und den Medikamentenbedarf von stark allergischen Menschen signifikant reduzieren kann, die mit Umweltallergenen, wie zum Beispiel Hausstaubmilben, Pollen und Tierschuppen, in Kontakt kommen. In einigen Fällen minderte es sogar die Symptome, die mit Allergien gegen übliche Nahrungsmittel, wie Milch, Garnelen oder Zitrusfrüchte, in Zusammenhang stehen. Wir raten Ihnen nicht, alle Bedenken in den Wind zu schlagen und davon auszugehen, dass Sie alles essen können, wenn Sie MSM einnehmen. Keineswegs! Was Lebensmittelallergien anbelangt, ist das Vermeiden nach wie vor die beste Strategie, doch selbst unter den besten Bedingungen kann es dennoch passieren, dass Sie versehentlich ein Nahrungsmittel essen, gegen das Sie allergisch sind, und es ist gut zu wissen, dass MSM Ihre allergische Reaktion abmildern könnte.

Wir persönlich haben allergischen Freunden und Familienmitgliedern während der Heuschnupfenzeit die Einnahme von MSM zusammen mit Vitamin C und anderen Flavonoiden empfohlen und haben festgestellt, dass in buchstäblich allen Fällen die Symptome, wie tränende Augen und eine laufende Nase, innerhalb von wenigen Wochen beseitigt waren. Wissenschaftler sind der Meinung, dass MSM die Schleimhäute auskleidet und damit für die Allergene und Schadstoffe, die eine allergische Reaktion auslösen könnten, eine physikalische Barriere bildet. Darüber hinaus ist MSM ein natürlicher Entzündungshemmer.

MSM ist eine nicht toxische, nicht allergische Substanz. Doch wir wollen einer möglichen Verwechslung vorbeugen: MSM ist eine Schwefelverbindung. Sie hat nichts mit Sulfonamiden zu tun. Wenn Sie gegen Sulfonamide allergisch sind, heißt das also nicht, dass Sie auf MSM allergisch reagieren. MSM ist nicht pflanzlich, deshalb ist es ein gutes Mittel für Allergiker, die auf Pflanzenpollen besonders empfindlich reagieren und pflanzliche Ergänzungsmittel vermeiden sollten.

Wie bereits erwähnt, leiden Allergiker häufig an Magen-Darm-Störungen. Falls Sie ständig Magensäuremittel schlucken, um die Bildung von zu viel Magensäure zu unterdrücken, kann MSM Ihnen helfen, die Übersäuerung in den Griff zu bekommen und zugleich dazu beitragen, Ihre Allergiesymptome in Schach zu halten.

Folgende Nahrungsmittel enthalten MSM:

| | | |
|---|---|---|
| ▸ Alfalfasprossen | ▸ Lauch | ▸ Rosenkohl |
| ▸ Blumenkohl | ▸ Mais | ▸ Sareptasenf |
| ▸ Brunnenkresse | ▸ Meerrettich | ▸ Tee |
| ▸ Grünkohl | ▸ Milch | ▸ Tomaten |
| ▸ Kohl | ▸ Paprika | ▸ Wasserkresse |
| ▸ Kohlrabi | ▸ Rettich | ▸ Zwiebeln |

## WIRKUNG

▸ Gute, nicht pflanzliche Alternative zu Kräutern
▸ Kann dem Körper helfen, nachdem er Lebensmittelallergien überwunden hat
▸ Reduziert Symptome von Umwelt- und Innenraumallergien
▸ Lindert Entzündungen

## ANWENDUNG

MSM wird in Tabletten- oder Pulverform angeboten. Nehmen Sie dreimal täglich 1.000 mg MSM zusammen mit 500 mg Vitamin C plus Flavonoiden ein. Zu Beginn der Einnahme sollten Sie das Ergänzungsmittel zu den Mahlzeiten einnehmen, um möglichem Sodbrennen vorzubeugen.

Verrühren Sie einen halben bis dreiviertel Teelöffel Pulver in einem Viertelliter Wasser oder Saft. Trinken Sie täglich drei Gläser zu den Mahlzeiten.

Die meisten Menschen müssen MSM mindestens zwei Wochen – manchmal bis zu zwei Monate – lang einnehmen, bis sie irgendwelche Ergebnisse feststellen.

# MUTTERKRAUT

Das zur Familie der Sonnenblumengewächse gehörende Mutterkraut (*Chrysanthemum parthenium*) ist vor allem als Heilmittel gegen Migräne bekannt und wurde seit Jahrtausenden in der Naturmedizin verwendet. Migräneattacken werden durch die Ausschüttung zweier entzündlicher Substanzen ausgelöst – Serotonin aus den Blutplättchen und Prostaglandin aus den weißen Blutkörperchen –, die die Blutgefäße verengen. Diese Substanzen können auch eine Autoimmunreaktion hervorrufen, die nicht nur diese starken Kopfschmerzen verursacht, sondern zu einer allergischen Reaktion führen kann. Untersuchungen mit Mutterkrautextrakt belegen, dass es die Produktion dieser und anderer potenziell irritierender chemischer Stoffe unterdrückt und damit die Ausbreitung von Entzündungen verhindert.

Mutterkraut ist häufig Bestandteil in antiallergischen Kombipräparaten. Es lindert die üblichen Allergiesymptome vielleicht nicht so gut wie andere Ergänzungsmittel, aber wir sind der Meinung, dass es für Menschen, die feststellen, dass ihre Migräneattacken während der Allergiesaison schlimmer werden, von großem Nutzen sein könnte.

Mutterkraut wirkt außerdem fiebersenkend.

## WIRKUNG

▸ Natürlicher Entzündungshemmer
▸ Lindert Migränekopfschmerzen

## ANWENDUNG

Suchen Sie nach einem antiallergischen Kombipräparat, das Mutterkraut enthält.

## WAS MAN BEDENKEN MUSS

Mutterkraut kann die Blutgerinnung beeinträchtigen und sollte nicht ohne Abklärung mit dem Arzt zusammen mit gerinnungshemmenden Arzneimitteln eingenommen werden. Während der Schwangerschaft sollten Sie Mutterkraut nicht verwenden. Falls Sie gegen Pflanzen der Familie der Korbblütler allergisch sind (wie zum Beispiel Kamille oder Ambrosie) sollten Sie auf die Verwendung von Mutterkraut verzichten.

# NAC (N-ACETYL-CYSTEIN)

NAC ist eines der wenigen der 60 besten antiallergischen Ergänzungsmittel, das wirkungsvoll genug ist, um separat genutzt zu werden, aber es ist auch in vielen Kombipräparaten enthalten. Zunächst einmal ist NAC ein wirksames Antioxidans. Es erhöht den Glutathionspiegel, des wichtigsten Antioxidans der unteren Atemwege, das das empfindliche Lungengewebe vor den durch den Körper gebildeten freien Radikalen oder durch die Nase eingeatmeten Toxinen und Reizstoffen schützt. Außerdem besitzt NAC schleimlösende Wirkung, das heißt, es verdünnt überschüssigen Schleim, indem es die Schwefelbindungen aufbricht, die ihn zusammenhalten.

Wenn Sie also während der Allergiesaison an chronisch verstopfter oder laufender Nase oder an verschleimten Bronchien leiden, kann dieses Ergänzungsmittel dazu beitragen, die verstopften Atemwege frei zu machen. NAC ist so wirksam, dass eine NAC-haltige Inhalationslösung für die Behandlung von Mukoviszidose genutzt wird, einer durch die Bildung außergewöhnlich zähen Schleims gekennzeichneten Krankheit, der die Atemfunktion ernsthaft bedrohen kann. Außerdem werden Sie feststellen, dass in den meisten Notfallambulanzen NAC vorrätig gehalten wird.

NAC ist ein medizinisch anerkanntes Mittel für die Behandlung von Paracetamolvergiftungen. In hohen Dosen eingenommen, vergiftet Paracetamol die Leber, indem es ihr das Glutathion entzieht, was zum Tod führen kann. NAC hilft, den Glutathionverlust auszugleichen und damit die Leber und letztlich das Leben des Betroffenen zu retten.

Vor wenigen Jahren haben italienische Wissenschaftler nachgewiesen, dass NAC die Symptome und Schwere der Grippeerkrankung bei älteren, nicht gegen Grippe geimpften Menschen deutlich reduziert. Besonders wirksam war es im Hinblick auf die Linderung der Atemwegssymptome.

## WIRKUNG

▸ Hilft bei der Beseitigung überflüssigen Schleims
▸ Schützt vor freien Radikalen
▸ Reduziert Entzündungen

## ANWENDUNG

Bei starker Verschleimung nehmen Sie täglich drei Kapseln (500 mg) ein. Bei schwachen Symptomen nehmen Sie täglich zwei Kapseln (500 mg) ein oder suchen Sie nach einem NAC-haltigen antiallergischen Kombipräparat. Falls Sie NAC langfristig nutzen wollen (drei Monate oder länger), sollten Sie darauf achten, täglich ein Multivitamin-/Mineralpräparat einzunehmen, weil NAC dem Körper Zink und Kupfer entzieht. Und falls Sie zur Bildung von Cystinsteinen in den Harnwegen neigen, sollten Sie mit dem NAC täglich 1.000 mg Vitamin C einnehmen, um die Bildung von Nierensteinen zu verhindern.

# PERILLAÖL

Zwar ist Perilla in der westlichen Welt noch vergleichsweise neu, doch asiatische Kräuterheilkundige nutzen Perillablätter (*Perilla frutescens*) schon lange für die Behandlung von Atemwegserkrankungen, wie zum Beispiel Husten, Erkältungen, Grippe und Asthma. Laut Aussage chinesischer Heiler hat Perilla eine wärmende, beruhigende Wirkung auf die Lunge. Sie empfehlen es für die Kontrolle von überschüssiger Schleimbildung, starkem Husten und unangenehmen Allergiesymptomen.

Im Vergleich zu anderen pflanzlichen Ölen ist Perillaöl äußerst reich an Omega-3-Fettsäuren, den guten essenziellen Fettsäuren, die Entzündungen hemmen und ein überaktives Immunsystem beruhigen. Im Gegensatz dazu enthält die westliche Ernährung zu viele Omega-6-Fettsäuren, die in Mais, Soja und anderen Pflanzenölen enthalten sind und Entzündungen fördern können. Neben seinen vielen anderen Vorzügen enthält Perillaöl außerdem antioxidative Flavonoide.

Wie im Fall so vieler altbewährter Heilmittel hat die Wissenschaft inzwischen erkannt, dass Perilla der wissenschaftlichen Untersuchung standhält. Bei einer in *International Archives of Medicine* veröffentlichten japanischen Studie hemmte die tägliche Einnahme eines Perilla-Ergänzungsmittels die Produktion von Leukotrienen, jenen Botenmolekülen, die Entzündungen auslösen und sowohl mit Asthma als auch mit allergischen Reaktionen in Verbindung gebracht werden. Bei der Studie wurde vierzehn Asthmatikern über vier Wochen täglich entweder das Extrakt aus Perillasamen oder Maiskeimöl (reich an Omega-6-Fettsäuren) verabreicht. Diejenigen, die Perillaöl einnahmen, wiesen eine signifikante Reduktion der Leukotriene auf, während diejenigen, die Maiskeimöl erhielten, eine Zunahme der allergischen Marker, wie zum Beispiel Leukotriene und Antikörper, verzeichneten. Darüber hinaus wurde bei der Perillaöl-Gruppe nach zwei bis vier Wochen eine deutliche Verbesserung der Lungenfunktion festgestellt.

Andere Studien bestätigen, dass Perillaöl zur Linderung allergischer Dermatitis beitragen kann, jener nicht spezifischen Hautausschläge, die durch Kontakt mit Allergenen hervorgerufen werden. Außerdem ist Perilla ein Antihistaminikum und reduziert die Produktion von Immunoglobulinen, die eine allergische Reaktion auslösen können.

Darüber hinaus können Perillablätter und -öl zur Reduzierung der allergischen Empfindlichkeit gegen Lebensmittel beitragen. Interessanterweise fügen chinesische Köche bei der Zubereitung von Schellfisch häufig Perillablätter hinzu – könnte es sein, dass diese Blätter genutzt werden, um allergische Reaktionen gegen ein Lebensmittel zu verhindern, das ein bekanntes Allergen ist?

## WIRKUNG

▸ Kann die Empfindlichkeit gegenüber Lebensmittelallergien reduzieren
▸ Normalisiert die Immunfunktion
▸ Lindert Entzündungen

## ANWENDUNG

Nehmen Sie täglich drei Kapseln (200 mg) oder einen Teelöffel Öl ein.

# PESTWURZ

Kann eine wenig bekannte europäische Pflanze ebenso wirksam gegen Heuschnupfen sein wie ein hoch gepriesenes pharmazeutisches Arzneimittel? Laut einer Schweizer Studie ist die Antwort ein klares Ja! Pestwurz ist eine Pflanze, die in Europa, im südwestlichen Asien und in Nordasien wächst. Seit Jahrhunderten haben europäische Heilkundige Pestwurz (*Petasites hybridus*) für die Behandlung von Fieber, Kopfschmerzen und fast allen anderen Leiden genutzt. Pestwurz wird als Mittel gegen Allergien empfohlen, weil er die Schleimbildung mindert, die Leukotrien-Aktivität hemmt und allergische Entzündungen der Atemwege sowie bronchiale Hyperaktivität reduziert.

Vor Kurzem verglich eine Gruppe von Wissenschaftlern aus der Schweiz und Deutschland die Wirksamkeit eines standardisierten Pestwurzextrakts mit dem Stoff Cetirizin, der auch unter dem Namen Zyrtec vermarktet wird und ein beliebtes rezeptfreies Allergie-Medikament ist. Knapp die Hälfte der 125 an Heuschnupfen leidenden Studienteilnehmer erhielten Pestwurz, die anderen Cetirizin. Nach zwei Wochen wurden die Patienten beider Gruppen aufgefordert, ihre Symptome einzuschätzen. Beide Patientengruppen berichteten von einem ähnlichen Rückgang der Symptome, doch diejenigen, die Cetirizin eingenommen hatten, verzeichneten mehr Schläfrigkeit und Müdigkeit. Auf unserer Bewertungsskala erhält Pestwurz eine 1, Cetirizin eine 0 (zumindest laut dieser Studie). Die Wissenschaftler sind jedoch der Meinung, dass weitere Studien notwendig sind, bevor Sie Ihre Antihistaminika gegen Pestwurz eintauschen, aber die ersten Ergebnisse sind vielversprechend.

An Migräne Leidende sollten Folgendes beachten: Pestwurz könnte zur Reduktion der Häufigkeit und Stärke Ihrer Kopfschmerzattacken beitragen.

## WIRKUNG

▸ Wirkt entzündungshemmend
▸ Hilft, Migräneattacken zu verhindern
▸ Hemmt die Leukotrien-Aktivität
▸ Mindert Heuschnupfensymptome

## ANWENDUNG

Nehmen Sie täglich zwei Kapseln (500 mg) ein, oder suchen Sie nach einem Kombipräparat, das Pestwurz enthält.

# PROBIOTIKA

Probiotika, wörtlich „für das Leben", sind Bakterien, die sich im Dünn- und im Dickdarm ansiedeln. Im Gegensatz zu den „schlechten" Bakterien, die zu Krankheiten führen, sind Probiotika „gute" Keime und helfen bei der Verdauung und der Erhaltung der Gesundheit. Es gibt im Darm mehr als vierhundert Mikroorganismen, darunter auch die nützlichen Keime *Lactobacillus acidophilus*, die für die Joghurtkultur verwendet werden, die Bifidobakterien und die Hefekeime *Saccharomyces boulardii*. Nützliche Bakterien erfüllen mehrere lebenswichtige Aufgaben, wie zum Beispiel, die schlechten Bakterien in Schach zu halten und das Immunsystem zu stärken. Es wurde nachgewiesen, dass manche Stämme nützlicher Bakterien das Wachstum von Krebstumoren hemmen. Neuere Studien legen den Schluss nahe, dass nützliche Bakterien auch vor Allergien und Asthma schützen könnten.

Bei einer in Finnland durchgeführten Studie erhielten 46 Schwangere mit einer Krankengeschichte von Asthma, Heuschnupfen oder Ekzemen zwei bis vier Wochen vor dem errechneten Geburtstermin entweder ein Placebo oder ein probiotisches Ergänzungsmittel (Lactobacillus GG). Nach der Geburt der Babys nahmen die Mütter entweder selbst das Ergänzungsmittel weiter ein und stillten ihre Kinder, oder die Kinder bekamen die nützlichen Bakterien in Wasser aufgelöst zu trinken, bis sie sechs Monate alt waren. Die Forscher beobachteten die Kinder bis zu ihrem zweiten Geburtstag. Sie stellten fest, dass bei den Kindern, die mit den nützlichen Bakterien entweder direkt oder durch die Muttermilch in Berührung gekommen waren, die Wahrscheinlichkeit, diese allergischen Erkrankungen zu entwickeln, um 50 Prozent geringer war als bei den Kindern, deren Mütter und sie selbst das Placebo erhalten hatten.

Wie kommt es, dass Probiotika zur Verhinderung von Allergien beitragen? Wissenschaftler spekulieren, dass die nützlichen Bakterien das Immunsystem irgendwie trainieren, zwischen harmlosen Substanzen und potenziellen Störenfrieden besser unterscheiden zu lernen. Dies unterstützt die Theorie, dass die Ursache für die exponentielle Zunahme der Allergieraten in der westlichen Welt darin zu suchen ist, dass uns „unsere enorme Reinlichkeit nicht guttut". Mit anderen Studien wurde nachgewiesen, dass Probiotika die Bildung entzündungsförderlicher Substanzen unterdrücken, wie zum Beispiel des TNF-alpha, des vom Immunsystem produzierten Proteins, das eine entzündliche Reaktion auslöst.

Nicht nur Kinder profitieren von Probiotika – auch Erwachsene benötigen sie, insbesondere zur Aufrechterhaltung der normalen Immunfunktion. Zahlreiche Untersuchungen haben belegt, dass Menschen mit Autoimmunerkrankungen, wie zum Beispiel rheumatoider Arthritis, einen Mangel an nützlichen Bakterien aufweisen. Das ist allerdings auch bei vielen vermeintlich gesunden Menschen der Fall. Nützliche Bakterien gedeihen durch eine ballaststoffreiche Ernährung, also das genaue Gegenteil der in der westlichen Welt konsumierten Kost aus stark raffinierten, verarbeiteten Nahrungsmitteln. Darüber hinaus töten Antibiotika sowohl die nützlichen als auch die schädlichen Bakterien ab, was ein weiterer Grund dafür darstellt, dass es ratsam ist, Antibiotika wirklich nur dann einzunehmen, wenn es absolut notwendig ist. Und selbst wenn Sie keine Antibiotika einnehmen: Regelmäßig werden Rückstände der den Nutztieren routinemäßig verabreichten Antibiotika im Fleisch und in Molkereiprodukten nachgewiesen. Selbst zu viel Stress kann die nützlichen Bakterien abtöten. Deshalb ist es mehr als wahrscheinlich, dass auch Sie keinen optimalen Wert an nützlichen Bakterien haben, und wir empfehlen jedem, ein probiotisches Ergänzungsmittel einzunehmen.

## WIRKUNG

▸ Helfen, chemische Stoffe, Zusätze und Lebensmittel zu entgiften
▸ Normalisieren die Immunfunktion
▸ Unterstützen die Darmgesundheit, weil sie zu einer normalen Darmflora beitragen

Dies sind einige der vorteilhaften Effekte einer gesunden Darmflora:
▸ Abbau von Medikamenten und pflanzlichen Stoffen
▸ Ankurbelung des Immunsystems
▸ Erhöhung der Nährstoffaufnahme
▸ Minderung von Blähungen durch Gasbildung
▸ Produktion von Polyamiden und kurzkettigen Fettsäuren
▸ Rückgang von Verstopfungen
▸ Steigerung der Motilität des Darmtrakts
▸ Synthese der B-Vitamine und von Vitamin K
▸ Unterdrückung von Pathogenen
▸ Verbesserung der Verdauung

## ANWENDUNG

Nehmen Sie täglich einen Teelöffel L-acidophilus oder zwei Kapseln ein. Manche probiotische Produkte müssen im Kühlschrank aufbewahrt werden. Die Verwendung eines Probiotikums, das auch Bifidobakterien enthält, könnte hilfreich sein.

# PYCNOGENOL®

Pycnogenol ist der Markenname einer Mischung aus 40 verschiedenen Antioxidantien aus der Rinde der Seekiefer (*Pinus maritima*). Sie wird gegen Allergien und Asthma genutzt, weil sie entzündungslindernd wirkt, indem sie Leukotriene und andere Zytokine blockiert, die Entzündungen hervorrufen. Eine medizinische Untersuchung mit asthmatischen Kindern ergab, dass Pycnogenol die Lungenfunktion verbesserte und die notwendige Einnahme von Notfallmedikamenten verringerte.

## WIRKUNG

- ▸ Wirkt entzündungshemmend
- ▸ Blockiert Leukotriene

## ANWENDUNG

Pycnogenol wird in 30, 50 und 100 mg Tabletten angeboten. Die übliche Menge liegt zwischen 30 und 100 mg pro Tag.

## WAS MAN BEDENKEN MUSS

Es wird empfohlen, Pycnogenol zu oder nach den Mahlzeiten einzunehmen, weil es bitter schmeckt. Nebenwirkungen sind selten, aber es kann zu Magen-Darm-Beschwerden, Kopfschmerzen, Übelkeit und Schwindel kommen; wird das Ergänzungsmittel abgesetzt, verschwinden diese Beschwerden.

# QUERCETIN

Quercetin, ein Superstar unter den Flavonoiden, ist ein bevorzugtes Mittel gegen Allergien und Asthma. Es findet sich in den Schalen von Äpfeln, gelben Paprika sowie gelben und roten Zwiebeln und wird auch in Kapselform angeboten. Eine im *American Journal of Respiratory and Critical Care Medicine* veröffentlichte Studie ergab, dass Menschen, die mehr Äpfel essen, weniger wahrscheinlich Asthma entwickeln als diejenigen, die nur selten Äpfel essen. Die Forscher schrieben den Rückgang der Asthmafälle dem Flavonoid-Gehalt in den Äpfeln zu, und mit Sicherheit ist Quercetin zu einem Teil, wenn nicht gar gänzlich, dafür verantwortlich.

Zwar ist Quercetin neben zahlreichen anderen Inhaltsstoffen in vielen antiallergischen Kombipräparaten enthalten, aber es wirkt so gut, dass Sie vielleicht feststellen, dass Quercetin allein ausreicht, Ihre Allergiesymptome in Schach zu halten. (Nehmen Sie Quercetin immer zusammenn mit Bromelain ein, um die Absorption zu unterstützen, sowie mit Vitamin C, das die Aktivität von Flavonoiden verstärkt.) Quercetin stabilisiert die Wände der Mastzellen und verhindert damit die Ausschüttung von Histamin und Serotonin, jenen chemischen Stoffen, die Ihnen während der Allergiesaison so zu schaffen machen. Darüber hinaus wirkt Quercetin entzündungshemmend, was zur Linderung der Allergiesymptome beiträgt und die Anschwellung der Atemwege reduziert, die durch Allergene und Asthma verstärkt werden kann. Außerdem unterdrückt es die Produktion von Leukotrienen. Quercetin sollte als Vorbeugemaßnahme genutzt werden, bevor es zum Kontakt mit dem Allergen kommt.

Als Antioxidans verhindert Quercetin die Oxidation von LDL, das heißt des schlechten Cholesterins, das das Risiko für Herzerkrankungen erhöhen kann.

## WIRKUNG

▸ Wirkt entzündungshemmend
▸ Unterdrückt die Produktion von Leukotrienen
▸ Reduziert die Histaminausschüttung und lindert Allergiesymptome
▸ Reduziert das Asthmarisiko

## ANWENDUNG

Nehmen Sie bis zu dreimal täglich eine Quercetinkapsel (400 mg) mit einer Bromelainkapsel (100 mg) und 500 mg Vitamin C zu den Mahlzeiten ein.

# REISHI-PILZ

Der Reishi-Pilz (*Ganoderma lucidum*) wird in der Traditionellen Chinesischen Medizin seit mehr als zweitausend Jahren genutzt, wo er als „Medizin der Könige" gilt. Reishi, der im berühmten Heilkräuterklassiker *Shennong Bencaojing* erwähnt wird, wird zur Linderung von Stress und zur Normalisierung des Immunsystems verordnet, beziehungsweise wie der Chinese es nennt, zum „Wei Chi". Im Gegensatz zur westlichen Medizin, die sich in erster Linie auf die Linderung von Symptomen konzentriert, liegt der Fokus in der chinesischen Medizin auf der Erhaltung der Gesundheit und der Aufrechterhaltung der normalen Balance der Organsysteme.

Reishi ist eine der wenigen Pflanzen, die sowohl die Wirkung der die Krankheit bekämpfenden Immunzellen verstärken als auch die Aktivität von Zellen dämpfen kann, die Entzündungen hervorrufen. Mit mehreren Studien wurde bestätigt, dass Reishi ein Antihistaminikum ist, das zur Linderung von allergischen Symptomen beiträgt. Wie eine ebenfalls hochverehrte Pflanze, der Ginseng, wird Reishi täglich als Tonikum zur Erhaltung der Gesundheit eingenommen, nicht zur Bekämpfung einer Krankheit.

Wie Ginseng wirkt Reishi beruhigend auf das Nervensystem und enthält auch antioxidative Bestandteile. Falls Sie feststellen, dass Ihre Allergiesymptome Sie unter Stress setzen, könnte Reishi für Sie das richtige Mittel sein.

Reishiextrakt wird unvermischt angeboten, ist aber auch in vielen antiallergischen Kombipräparaten enthalten. Der Pilz selbst ist als Nahrung nicht so beliebt wie andere asiatische Pilze, wie zum Beispiel der Shiitake, deshalb werden Sie ihn wahrscheinlich nicht in der Gemüseabteilung des Supermarkts finden. Reishi ist in Kapselform oder als Extrakt wirksamer und wird vom Körper leichter absorbiert.

## WIRKUNG

▸ Kann durch die Normalisierung der Immunfunktion zur Verhinderung allergischer Reaktionen beitragen
▸ Lindert Stress
▸ Wird manchmal als Mittel gegen Schlaflosigkeit genutzt

## ANWENDUNG

Nehmen Sie täglich eine Kapsel (500 mg) ein, oder verwenden Sie ein antiallergisches Kombipräparat, das Reishi-Pilze enthält.

## WAS MAN BEDENKEN MUSS

Falls Sie gegen Pilze oder Schimmelsporen allergisch sind, sollten Sie auf die Nutzung von Reishi oder jedes anderen pilzhaltigen Produkts verzichten.

# SELEN

Selen ist ein Mineral, das der Körper nicht selbst produziert, das ihm also durch die Nahrung oder Ergänzungsmittel zugeführt werden muss. Es ist in Knoblauch, Zwiebeln, roten Weintrauben, Brokkoli, Paranüssen, Vollkorngetreide und Meeresfrüchten enthalten. Falls Sie gegen eines dieser Nahrungsmittel allergisch sind (Nüsse, Getreide und Meeresfrüchte sind häufige Allergene), nehmen Sie durch die Ernährung vielleicht nicht genügend Selen zu sich.

Warum sollte Ihnen das Sorgen bereiten? Mit mehreren Studien wurde nachgewiesen, dass Asthmatiker niedrige Selenspiegel aufweisen. Eine im *American Journal of Respiratory and Critical Care Medicine* publizierte Untersuchung fand heraus, dass Menschen, die die selenreichsten Nahrungsmittel konsumieren, das geringste Risiko haben, Asthma zu entwickeln. Selen ist an sich kein Antioxidans, aber es ist für die Produktion mehrerer Antioxidantien unverzichtbar, einschließlich Glutathion, eines der wichtigsten Antioxidantien für die Gesundheit sowohl der Lunge als auch der Leber. Darüber hinaus wirkt Glutathion entzündungshemmend, was zur Reduzierung der Komplikationen beitragen kann, die mit Asthma in Verbindung stehen, wie zum Beispiel die Zerstörung des Lungengewebes. Außerdem hilft Selen, die Bildung von Leukotrienen zu hemmen, indem es die maximale Aktivität der Glutathion-Peroxidase gewährleistet.

Liegen irgendwelche Beweise vor, dass selenhaltige Ergänzungsmittel Asthmatikern helfen können? Eine kleine Studie wies nach, dass eine tägliche Nahrungsergänzung mit 100 µg (Mikrogramm) Selen die Asthmasymptome bei sechs von elf Studienteilnehmern linderte. Im Gegensatz dazu berichtete in der Placebogruppe nur einer von zehn Studienteilnehmern von einer Verbesserung.

Selen, eines der gut erforschten Nahrungsergänzungsmittel, besitzt eine lange Liste nachgewiesener Nebeneffekte. So fördert es zum Beispiel die Herzgesundheit. Tatsächlich ist die Wahrscheinlichkeit bei Menschen, die in amerikanischen Bundesstaaten mit dem geringsten Selengehalt im Boden leben, dreimal höher, an Herz-Kreislauf-Erkrankungen zu sterben, als bei Menschen, die in Staaten mit selenhaltigem Boden wohnen. (Colorado, Nord- und Süddakota, Indiana und Iowa haben selenhaltige Böden. Zu den Staaten mit geringem Selengehalt zählen

Michigan, Arizona, New Hampshire und der Norden von Florida.) Mit verschiedenen Untersuchungen wurde nachgewiesen, dass Selen das Risiko verschiedener Krebsarten reduzieren kann, insbesondere von Lungen-, Prostata- und Darmkrebs. Falls Sie Corticosteroide, orale Empfängnisverhütungsmittel oder Valproinsäure einnehmen, könnte bei Ihnen Selenmangel vorliegen.

## WIRKUNG

▸ Erhöht den Glutathionspiegel
▸ Kann dazu beitragen, Herz-Kreislauf-Erkrankungen und mehrere Krebsformen zu verhindern
▸ Reduziert Entzündungen
▸ Reduziert das Asthmarisiko

## ANWENDUNG

Nehmen Sie täglich eine Tablette oder Kapsel (100 bis 200 µg) ein. Oder suchen Sie nach einem antioxidativen Kombipräparat, das die richtige Menge Selen enthält. Nehmen Sie nicht mehr als 400 µg am Tag ein. Hohe Dosen Selen können toxisch sein.

Zu den Symptomen einer Selenvergiftung zählen Übelkeit, Unterleibsschmerzen, Erbrechen, Müdigkeit und Reizbarkeit. Falls Sie in einem amerikanischen Bundesstaat mit hohem Selengehalt im Boden leben, benötigen Sie möglicherweise keine selenhaltige Nahrungsergänzung.

# SPRINGKRAUT

Falls Sie Zeit im Freien verbringen, entweder in Ihrem Garten arbeiten oder durch den Wald wandern, dann sollten Sie dieses Heilmittel stets zur Hand haben. Springkraut (*Impatiens capensis*) ist eine wild wachsende Pflanze. Der Saft des Stiels ist ein altbewährtes Heilmittel gegen den juckenden und brennenden Hautausschlag, der durch Kontakt mit Giftefeu, Gifteiche und Giftsumach hervorgerufen wird, die alle eine chemische Substanz enthalten, nämlich das starke Allergen Urushiol.

Es gibt kein Mittel, das diese Hautausschläge wie durch Zauberhand verschwinden lässt, aber aus Springkraut gewonnene Hautlotionen und Seifen helfen, das Schlimmste zu überstehen. Springkraut wird auch bei Hautabschürfungen aufgrund von Insektenbissen empfohlen. Springkrautprodukte sind in Sportgeschäften, Reformhäusern und über das Internet erhältlich.

## WIRKUNG

▸ Reduziert durch Urushiol verursachte Hautreizungen

## ANWENDUNG

Seifen Sie sich unter der Dusche mit Springkrautseife ein. Lassen Sie die Seife dreißig Sekunden auf der Haut, und spülen Sie sie dann ab. Wenden Sie einen Flüssigspray dreimal täglich direkt an der betroffenen Stelle an.

## WAS MAN BEDENKEN MUSS

Manche Menschen könnten gegen Springkraut allergisch sein. Warten Sie nicht ab, das herauszufinden, bis Ihr Körper mit einem von Giftefeu verursachten Hautausschlag bedeckt ist! Nach dem Kauf eines Springkrautprodukts sollten Sie es mit einer kleinen Menge am Oberarm testen. Lassen Sie die Seife oder Lotion vierundzwanzig Stunden einwirken. Falls die Stelle gerötet oder gereizt ist, sollten Sie das Produkt nicht verwenden.

# STECHWINDE

Falls Sie an Ekzemen oder Psoriasis leiden, sind Sie vielleicht der Meinung, Sie hätten eine Hauterkrankung, aber in Wahrheit könnte Ihr Problem ausschließlich von Ihrem Darm verursacht werden. Viele Naturheilkundige und fortschrittliche Ärzte sind der Meinung, dass ein Zusammenhang zwischen der Darmgesundheit und Hauterkrankungen besteht. Und der gemeinsame Nenner ist die Allergie.

Menschen, die sowohl an Ekzemen als auch an Psoriasis leiden, haben deutlich erhöhte Spiegel von Endotoxinen im Blut, jener Abfallprodukte, die vom Darm aus Darmbakterien, der Verdauung und dem Stoffwechsel gebildet werden. Endotoxine sollten eigentlich im Darm bleiben, aber das Vorhandensein erhöhter Endotoxinspiegel außerhalb des Darms legt den Schluss nahe, dass das Verdauungssystem seine Aufgabe in Bezug auf den Abbau der Nahrung und der Beseitigung von Toxinen nicht richtig erfüllt.

Wenn Endotoxine ins Blut gelangen, wird das Immunsystem gewarnt, dass etwas nicht in Ordnung ist. Das Ergebnis ist, dass das Immunsystem ständig in Alarmbereitschaft bleibt und veranlasst wird, ansonsten harmlose Substanzen zu attackieren – mit anderen Worten, eine allergische Reaktion auszulösen. Diese allergische Reaktion ruft dann Entzündungen hervor, die wiederum zu entzündlichen Hauterkrankungen wie Psoriasis und Ekzemen führen.

Wie kann die Stechwinde dagegen helfen? Stechwinde enthält steroidähnliche Bestandteile, die sich mit den Endotoxinen im Darm verbinden und verhindern, dass diese in den Blutkreislauf gelangen. Angesichts der Tatsache, dass die Behandlung von Ekzemen und Psoriasis so schwierig ist, lohnt es sich in jedem Fall, ein Stechwindenpräparat auszuprobieren. Falls Sie an diesen Hauterkrankungen leiden, empfehlen wir Ihnen, für die Behandlung Ihrer Allergie auch Mariendistel (siehe Seite 219 f.) zu nutzen.

## WIRKUNG

▸ Kann sich bei Psoriasis und Ekzemen vorteilhaft auswirken
▸ Reduziert Entzündungen, indem sie Endotoxine in Schach hält

## ANWENDUNG

Nehmen Sie beim Aufflammen von Psoriasis und Ekzemen dreimal täglich eine Kapsel (2.000 mg) zwischen den Mahlzeiten ein.

# SYNEPHRIN

Synephrin ist das aus einer unreifen Bitterorange (*Citrus aurantium*) beziehungsweise Zhi Shi, wie sie in der Traditionellen Chinesischen Medizin genannt wird, gewonnene Extrakt. Synephrin, eine mildere Version des aus der Ephedra gewonnenen Ephedrin, wird auch in Kombipräparaten gegen Erkältungen, die Grippe und Asthma eingesetzt. Falls Sie auf Stimulanzien im Allgemeinen und auf Ephedrin im Besonderen empfindlich reagieren, könnte das auch bei Synephrin der Fall sein. Synephrin ist ein Bronchodilatator: Es weitet die Bronchien und erleichtert damit das Atmen. Außerdem wirkt es schleimlösend. Ähnlich wie Ephedrin kurbelt Synephrin den Stoffwechsel an und kann dadurch das Abnehmen erleichtern.

## WIRKUNG

▸ Lindert die Verstopfung von Nase und Verschleimung der Lunge

## ANWENDUNG

Synephrin wirkt am besten in Kombination mit anderen Heilkräutern und Ergänzungsmitteln in antiallergischen Kombipräparaten.

## WAS MAN BEDENKEN MUSS

Falls Sie an hohem Blutdruck oder an einer Herzerkrankung leiden, sollten Sie Produkte, die *Citrus aurantium* enthalten, meiden. Wenn Sie auf Stimulanzien sensibel reagieren, könnte Synephrin Sie nervös machen.

# THYMIAN

Das Extrakt aus Thymian (*Thymus vulgaris*), einem beliebten Kraut, das auch zum Kochen verwendet wird, ist in Europa ein traditionelles Heilmittel gegen Husten, Bronchitis und Entzündung der Bronchien. Schon im 17. Jahrhundert schrieb der berühmte Kräuterheilkundler Nicholas Culpeper, Thymian sei „ein edler Stärker der Lunge". Tatsächlich wird Thymian in Europa noch immer in kommerziellen Hustenmitteln verwendet und findet auch in den Vereinigten Staaten allmählich in antiallergischen Kombipräparaten und Erkältungsprodukten den Weg in die Reformhäuser.

Falls auf dem Etikett der Name „Thymian" nicht zu finden ist, könnte eines seiner ätherischen Öle, Thymol und Carvacrol, aufgelistet sein. Diese und andere chemische Stoffe im Thymian können gereizte Bronchien beruhigen und damit zur Kontrolle des Hustenreizes beitragen. Außerdem wirken sie schleimlösend, was dabei hilft, die Atemwege von einem Überschuss an Schleim zu befreien.

Darüber hinaus ist Thymian ein natürliches Antiseptikum und Antimykotikum. Manche Heilpraktiker und Ärzte für Naturheilverfahren sind der Meinung, dass bei vielen Menschen chronische Hefepilzinfektionen (*Candida albicans*) die Immunfunktion stören und allergische Reaktion auslösen könnten. Sie verschreiben daher natürliche Antimykotika, wie zum Beispiel Thymian, um die Hefebakterien in Schach zu halten und die normale Immunfunktion wiederherzustellen. Falls Sie an chronischen Hefeinfektionen und einer Allergie leiden, sollten Sie mit Ihrem Arzt oder Heilpraktiker besprechen, ob Sie Maßnahmen zur Behebung der Hefeinfektion als Teil Ihrer Allergiebehandlung ergreifen sollten. Thymian ist auch in vielen natürlichen Mundspülungen und Zahnpasten enthalten.

## WIRKUNG

▸ Bekämpft Hefepilzinfektionen
▸ Erweitert die Bronchien
▸ Lindert Husten

## ANWENDUNG

Falls Sie an trockenem Husten oder Bronchitis leiden, suchen Sie nach Thymian oder thymianhaltigen antiallergischen Produkten. Außerdem kann Thymianöl als Dampfbehandlung von Asthma oder Husten inhaliert werden.

## WAS MAN BEDENKEN MUSS

Das für die Aromatherapie genutzte Thymianöl sollte nicht eingenommen werden. Bei manchen Asthmatikern kann das Inhalieren einer Substanz mit starkem Aroma eine Attacke auslösen.

# TYLOPHORA

Das in der traditionellen indischen Ayurveda-Medizin schon lange genutzte Tylophora (*Tylophora asthmatica*) ist vor allem als Heilmittel gegen Asthma und Allergien bekannt. Es ist häufig in speziellen ayurvedischen antiallergischen Kombipräparaten enthalten, die im Westen zunehmend an Popularität gewinnen. Indische Studien haben belegt, dass diese Heilpflanze sowohl ein Entzündungshemmer als auch ein Antihistaminikum ist und die klassischen Asthmasymptome, wie Atemnot und Brustverengung, lindern kann. Außerdem unterbindet sie die Mastzelldegranulation.

Als Tylophora gegen ein Scheinmedikament getestet wurde, berichteten die Patienten in der Zeit, in der sie das Tylophora einnahmen, von einem signifikanten Rückgang der Asthmasymptome, wohingegen sie diesen nicht feststellten, als sie das Placebo erhielten. Bei dieser Studie erhöhte Tylophora die Sauerstoffmenge in der Lunge und verbesserte die Lungenkapazität, doch in einer Folge-studie konnte dies nicht nachgewiesen werden. Bei einer anderen Untersuchung, bei der die Wirkung von Tylophora mit der von Standard-Asthmamedikamen-ten verglichen wurde, führte das Heilkraut nicht zum gleichen Rückgang der Asthmasymptome wie die Medikamente. Das heißt jedoch nicht, dass Tylophora kein nützliches Heilmittel ist, aber die Ergebnisse legen den Schluss nahe, dass es nichts für Menschen mit schwerem Asthma ist (die von ihren Ärzten intensiv überwacht werden sollten).

Wie viele traditionelle Heilmittel gegen Asthma sollte Tylophora wohl am besten als begleitende Therapie neben der herkömmlichen Behandlung ein-gesetzt werden, um es den Patienten zu ermöglichen, weniger Medikamente einzunehmen oder die Symptome in Schach zu halten. Bei manchen Patienten kann Tylophora vorübergehend zu Übelkeit und sogar Erbrechen führen, und falls Sie unangenehme Nebenwirkungen feststellen, die nicht innerhalb weniger Tage abklingen, sollten Sie das Mittel absetzen und es mit einer anderen The-rapie versuchen. Doch unserer Erfahrung nach stellen die meisten Menschen, die Kombipräparate mit relativ geringen Dosen Tylophora verwenden, keinerlei unerwünschte Nebenwirkungen fest. Das frische Kraut und frische Tinkturen verursachen eher Übelkeit als das Pulver, das in Kapseln häufig in Kombination mit anderen antiallergischen Ergänzungsmitteln zu finden ist, wie zum Beispiel Weihrauch und Quercetin.

## WIRKUNG

▸ Lindert Asthmasymptome
▸ Reduziert Allergiesymptome

## ANWENDUNG

Suchen Sie nach antiallergischen Kombipräparaten, die Tylophora enthalten.

# VERDAUUNGSENZYME

Der Hauptunterschied zwischen der schulmedizinischen und der naturheilkund-lichen Behandlung von Allergien liegt darin, dass Schulmediziner sich auf die Symptomlinderung konzentrieren, während Naturheilkundige, wie zum Beispiel

Ärzte für Stoffwechsel und Funktionale Medizin, versuchen, das Problem an der Wurzel zu packen. Das heißt, sie bemühen sich, die zugrunde liegende Ursache zu finden, die die Fehlfunktion des Immunsystems hervorruft.

Die Nutzung von Verdauungsenzymen für die Behandlung von Allergien ist ein Paradebeispiel dafür, was wir damit meinen. Eine wachsende Zahl von Naturheilkundigen und fortschrittlichen Ärzten vermutet, dass Allergien durch nur teilweise verdaute Proteine ausgelöst werden könnten, die durch die Darmschleimwand in den Blutkreislauf gelangen und unter den Immunzellen Verwirrung stiften, die diese Proteine als „fremde" Proteine attackieren. Diese Erkrankung wird Leaky-Gut-Syndrom (siehe Seite 13) genannt. Die chronisch überstimulierten Immunzellen beginnen, andere harmlose Proteine anzugreifen, was zu Allergien gegen Lebensmittel und andere unschädliche Substanzen, wie zum Beispiel Pollen, führt. Einige Mediziner sind der Meinung, dass das gleiche Szenario auch die Ursache anderer Autoimmunerkrankungen sein könnte, wie zum Beispiel rheumatoide Arthritis und Multiple Sklerose.

Warum haben manche Menschen Schwierigkeiten, Proteine zu verdauen? Es könnte sein, dass sie nicht genügend Verdauungsenzyme produzieren, die für den richtigen Abbau von Proteinen benötigt werden. Verdauungsenzyme werden von der Bauchspeicheldrüse gebildet, sind aber auch in Nahrungsmitteln enthalten. Die körpereigene Produktion von Verdauungsenzymen kann durch zahlreiche Faktoren gestört werden, wie zum Beispiel durch hormonelle Veränderungen, Stress, falsche Ernährung und die Alterung. Niedrige Spiegel der Verdauungsenzyme können zu Vitaminmangel führen, insbesondere der B-Vitamine, die für den Körper im Hinblick auf die Stressbewältigung äußerst wichtig sind.

Die Lösung besteht in der Einnahme von Verdauungsenzymen – Proteasen beziehungsweise proteolytischen (eiweißspaltenden) Enzymen –, um dem Körper zu helfen, Proteine besser zu verdauen und zu absorbieren. Zu diesen Enzymen zählen Trypsin und Chymotrypsin, die auch eine natürliche entzündungshemmende Wirkung besitzen. Ein gutes Verdauungsenzym hilft, die Verdauung insgesamt zu verbessern und Gasbildung sowie Verdauungsbeschwerden zu lindern.

## WIRKUNG

▸ Reduzieren Allergiesymptome
▸ Verbessern die Verdauung von Proteinen, aber auch von Fetten, Kohlenhydraten und pflanzlichen Ballaststoffen
▸ Verstärken die Absorption von Nährstoffen

## ANWENDUNG

Viele verschiedene Hersteller bieten Verdauungsenzyme an, und es kann, je nach Produkt, leichte Abweichungen in den Einnahmeempfehlungen geben. In der Regel nimmt man zwei Kapseln oder Tabletten fünfzehn Minuten vor jeder Mahlzeit oder Zwischenmahlzeit ein.

## WAS MAN BEDENKEN MUSS

Falls Sie an einem Magengeschwür leiden, sollten Sie keine Verdauungsenzyme einnehmen. Wenn bei Ihnen eine Entzündung der Bauchspeicheldrüse diagnostiziert wurde, empfehlen wir die Einnahme von Verdauungsenzymen nur dann, wenn sie von Ihrem Arzt verordnet wurde.

# VITAMIN A

Wenn Sie an Vitamin A denken, kommen Ihnen wahrscheinlich eine gesunde Haut und gutes Sehvermögen in den Sinn. Was Sie jedoch vielleicht nicht wissen, ist die Tatsache, dass das A auch für „Allergiebekämpfung" stehen könnte. Vitamin A schützt und beruhigt die Lunge und Schleimhäute, die von Umweltallergenen leicht gereizt werden. Außerdem verstärkt Vitamin A die epitheliale Auskleidung der Atemwege und hemmt die Bildung von Leukotrienen. Tatsächlich weisen Asthmatiker in der Regel auffallend niedrige Spiegel von Vitamin A in ihren Lungen auf, was bedeutet, dass sie es möglicherweise schneller aufbrauchen. Darüber hinaus kurbelt Vitamin A das Immunsystem an und verbessert die Fähigkeit des Körpers, Infektionen zu bekämpfen. Das Letzte, was Sie neben Ihrer Allergie noch gebrauchen können, ist eine schlimme Erkältung! Ein weiterer Vorzug von Vitamin A ist, dass es als Antioxidans wirkt, das den Körper vor Schädigungen durch die sehr reaktiven Sauerstoffmoleküle, freie Radikale genannt, schützt.

Vitamin A ist ein fettlösliches Vitamin, das in zwei Gruppen unterteilt werden kann: Retinoide (bzw. Aldehyde) und Carotinoide. Retinoide stammen von Tieren und können auch als vorgeformtes beziehungsweise aktives Vitamin A bezeichnet werden, weil sie bereits eine Form haben, die der Körper nutzen kann. Retinol und Retinsäure, die in Fisch enthalten sind, zählen zu dieser Gruppe. Carotinoide dagegen finden sich in Pflanzen und werden Provitamine genannt, das heißt, sie werden in der Leber gespeichert und bei Bedarf in nutzbare Vitamine umgewandelt. Dazu zählen Betacarotin, Alphacarotin und Gammacarotin. Betacarotin ist das beliebteste und am gründlichsten untersuchte Carotin. Nachdem Carotinoide in Vitamin A umgewandelt wurden, reagieren sie im Körper wie vorgeformtes Vitamin A.

Auf der Erde gibt es mehr als 700 Carotinoide, aber nur 60 sind in Nahrungsmitteln enthalten. Und in der typisch US-amerikanischen Ernährung finden sich davon lediglich sechs: Alphacarotin, Betacarotin, Cryptoxanthin, Lycopin, Lutein und Zeaxanthin. Alphacarotin, Betacarotin und Cryptoxanthin werden im Körper in Vitamin A umgewandelt und wirken dann wie aktives Vitamin A. Doch falls Sie an Schilddrüsenunterfunktion leiden, könnte es sein, dass Sie Betacarotin nicht effektiv in Vitamin A umwandeln können.

Eine medizinische Studie ergab, dass sowohl Lycopin als Ergänzungsmittel als auch Lycopin in Tomatensaft für Asthmatiker nützlich sein könnten, die eine an Antioxidantien arme Ernährung konsumieren. Zwei Doppelblindstudien wurden über die Nutzung von Lycopin als Ergänzungsmittel durchgeführt. Eine Studie ergab Verbesserungen bei sportbedingtem Asthma, die andere wies keinerlei Vorteile nach.

Die Einnahme von Vitamin A ist nicht jedem zu empfehlen. Im Übermaß eingenommen, kann es bei Neugeborenen zu Fehlbildungen führen. Deshalb sollten Schwangere sowohl Vitamin-A- als auch Betacarotin-Ergänzungsmittel meiden, es sei denn diese werden ihnen vom Arzt verordnet. Und für Raucher gilt: Vermeiden Sie Produkte, die entweder Betacarotin oder Vitamin A enthalten. In einer großen finnischen Studie wiesen Raucher, die täglich entweder Betacarotin oder 25.000 IE (Internationale Einheiten) Vitamin A zu sich nahmen, eine höhere Todesrate an Lungenkrebs auf als Raucher, die auf Ergänzungsmittel verzichteten! Was an diesem Ergebnis überrascht, ist die Tatsache, dass Menschen, die Betacarotin-reiche Nahrungsmittel konsumieren (gelbes und orangefarbenes Obst und Gemüse) deutlich *geringere* Krebsraten verzeichnen als andere. Niemand weiß, warum Betacarotin oder Vitamin-A-Ergänzungsmittel die Lungenkrebsraten erhöhen sollten, doch Wissenschaftler vermuten, dass die im Rauch enthaltenen chemischen Stoffe Betacarotin und Vitamin A auf ungesunde Weise verändern könnten. Selbstverständlich ist es am besten, das Rauchen ganz aufzugeben, das Allergien ohnehin nur verschlimmert.

## WIRKUNG

▸ Hemmt die Bildung von Leukotrienen
▸ Kurbelt die Immunfunktion an und normalisiert sie
▸ Schützt empfindliche Schleimhäute
▸ Wirkt antioxidativ

## ANWENDUNG

Nehmen Sie täglich eine Kapsel Vitamin A (5.000 IE) ein oder eine Kapsel Beta-carotin (10.000 bis 15.000 IE). Überprüfen Sie Ihr Multivitamin: Vielleicht nehmen Sie damit bereits ausreichend Vitamin A oder Betakarotin zu sich. Vitamin A ist auch in vielen antiallergischen Kombipräparaten enthalten, also achten Sie darauf, das Etikett gründlich zu lesen, um sicherzustellen, dass Sie die richtige Menge einnehmen.

# VITAMIN-B-KOMPLEX

Falls Sie an Allergiesymptomen leiden, sollten Sie darauf achten, ein Ergänzungsmittel einzunehmen, das die ganze Reihe der B-Vitamine enthält. Vitamin B kurbelt das Immunsystem an und verbessert damit die Fähigkeit des Körpers, Infektionen abzuwehren. Das Letzte, was Sie neben Ihrer Allergie noch gebrauchen können, ist eine schlimme Erkältung! Der Vitamin-B-Komplex umfasst elf Vitamine. Es ist uns bekannt, dass B-Vitamine einzeln angeboten werden, aber in der Regel sollen sie im Körper zusammenwirken, deshalb raten wir, ein Vitamin-B-Komplex-Präparat einzunehmen statt einzelne B-Vitamine. (Doch in manchen Fällen könnte es, wie Sie sehen werden, notwendig sein, ein bisschen mehr eines bestimmten B-Vitamins einzunehmen, als im Standard-B-Komplex enthalten ist.)

Der Vitamin-B-Komplex ist für eine Reihe von Körperfunktionen unverzichtbar, einschließlich der Produktion schützender Antioxidantien, die zur Linderung von Allergiesymptomen und zur Normalisierung der Immunfunktion beitragen. Darüber hinaus hilft der Vitamin-B-Komplex Ihrem Organismus, mit körperlichem oder mentalem Stress besser fertigzuwerden und die Energieproduktion in den Zellen zu erhöhen. Stress führt dazu, dass Ihr Körper die B-Vitamine schneller abbaut als im ausgeglichenen Zustand. Sie wissen, wie abgeschlagen und müde Sie sich während der Allergiesaison fühlen können! Und Sie fühlen sich noch schlechter, wenn Sie nicht die ganze Reihe der B-Vitamine zu sich nehmen.

Vor allem ein B-Vitamin, Pantothensäure beziehungsweise Vitamin $B_5$, wirkt besonders gut gegen eine durch Heuschnupfen hervorgerufene verstopfte Nase und Verschleimung und ist häufig in Kombipräparaten für die Behandlung von Allergien enthalten. In einer klinischen Studie berichteten Patienten, die zwei 250-mg-Tabletten Pantothensäure einnahmen, tatsächlich von einem Rückgang der nasalen Allergiesymptome. Pantothensäure findet sich in Nahrungsmitteln, wie zum Beispiel in Leber, Hefe, Lachs und einigen Obst- und Gemüsesorten, wird aber auch von nützlichen Bakterien im Darm produziert. Doch wenn Sie Antibiotika eingenommen haben, die sowohl die nützlichen als auch die schädlichen Keime abtöten, könnten Sie Ihren Vorrat an Vitamin B aufgebraucht haben. Auch manche Medikamente entziehen dem Körper bestimmte B-Vitamine. Deshalb sollten Sie, falls Sie irgendwelche Medikamente nehmen, mit Ihrem Arzt abklären, ob Sie eventuell ein Ergänzungsmittel mit B-Vitaminen benötigen.

Falls Sie ein B-Komplex-Mittel einnehmen, sollten Sie darauf achten, dass es ausreichend Pantothensäure enthält, sonst könnte es sein, dass Sie eine zusätzliche Dosis einnehmen müssen, insbesondere dann, wenn Sie sich erschöpft und von Ihrer Allergie gestresst fühlen. Pantothensäure kann auch zur Reduzierung von Migräneattacken beitragen, die durch Allergien verstärkt werden können.

Ein weiteres B-Vitamin, B6 (Pyridoxin) könnte für Asthmatiker von Nutzen sein. Eine Studie ergab, dass bei asthmatischen Erwachsenen die Pyridoxinspiegel niedriger waren als in einer Kontrollgruppe. Darüber hinaus führte es zu einer Abnahme der Häufigkeit und Heftigkeit des Keuchens sowie zu weniger Asthmaanfällen, wenn die Patienten Vitamin-$B_6$-Ergänzungsmittel erhielten. Bei einer anderen Studie wurde keine Verbesserung durch die Ergänzung mit Pyridoxin festgestellt, wenn die Patienten Steroide einnahmen. Falls Sie Arzneimittel mit dem Wirkstoff Theophyllin verwenden, ist es wichtig, die aktivierte Form von Vitamin B6 einzunehmen, das auch Pyridoxal-5-Phosphat genannt wird, weil Theophyllin dem Körper die aktivierte Form von Vitamin B6 entzieht. Eine andere Studie fand heraus, dass die Ergänzung mit Vitamin B6 einige der Nebenwirkungen von Theophyllin reduzierte, wie zum Beispiel Kopfschmerzen, Schlafstörungen, Übelkeit und Reizbarkeit.

Vitamin B12, Cobalamin, kann eine allergische Reaktion auf Sulfite blockieren, eine bei Kindern häufig auftretenden Allergie. Vitamin B12 bildet einen Sulfit-Cobalamin-Komplex, der die Wirkung von Sulfiten hemmt. Sulfite sind gebräuchliche Konservierungsstoffe und werden für Trockenfrüchte, Wein und andere Lebensmittel genutzt. Sie können bei empfindlichen Menschen Bronchialkrämpfe (Asthmaattacken) auslösen. (Falls Sie gegen Sulfite allergisch sind, sollten Sie diese Lebensmittel meiden.)

## WIRKUNG

▸ Helfen, mit Stress besser fertigzuwerden
▸ Reduzieren die Verstopfung der Nase und andere Allergiesymptome

## ANWENDUNG

Wenn Sie einen B-Komplex verwenden wollen, suchen Sie nach einem Präparat, das 25 bis 30 mg jedes der B-Vitamine enthält, einschließlich $B_1$, Thiamin; $B_2$, Riboflavin; $B_3$, Niacin; $B_5$, Pantothensäure; $B_6$, Pyridoxin; und $B_{12}$, Cobalamin. Nehmen Sie zweimal täglich eine Tablette ein. Wie bereits erwähnt, sind B-Vitamine wasserlöslich und werden schnell ausgeschieden, deshalb sollten sie am Morgen und am Nachmittag eingenommen werden. Bitte beachten Sie, dass die meisten Multivitamine eine angemessene Menge des B-Komplexes enthalten. Wenn Sie also ein Multivitamin-Präparat einnehmen, brauchen Sie keine weitere Ergänzung.

Was Pantothensäure anbelangt, so liegt die übliche Dosis bei einer Tablette (500 mg) täglich.

## WAS MAN BEDENKEN MUSS

Große Mengen Vitamin $B_6$ sollten vermieden werden, weil nachgewiesen wurde, dass Pyridoxin in hohen Dosen periphere Neuropathie hervorrufen kann. Falls Sie den Wirkstoff Levodopa gegen Parkinson einnehmen, sollten Sie kein Vitamin $B_6$ schlucken, ohne zuvor mit Ihrem Arzt gesprochen zu haben. Bedenken Sie, wenn Sie mit der Einnahme irgendeines B-Vitamins beginnen, dass es wichtig ist, ein B-Komplex-Präparat zu nehmen, weil Sie sonst ein Ungleichgewicht unter den anderen B-Vitaminen herbeiführen. In den meisten Fällen können Sie, falls nötig, eine zusätzliche Menge eines bestimmten B-Vitamins zusammen mit dem B-Komplex einnehmen.

# VITAMIN C

Laut Aussage des verstorbenen Nobelpreisträgers Linus Pauling ist Vitamin C am besten bekannt als das Ergänzungsmittel, das die Dauer und Intensität einer üblichen Erkältung verringern kann. Das ist eine beachtliche Leistung angesichts der Tatsache, dass es den besten Pharmariesen nach jahrzehntelanger Forschung nicht gelungen ist, ein synthetisches Arzneimittel mit ebenso guter Wirkung herzustellen!

Dieser Superstar unter den Vitaminen kann auch zur Linderung von Allergiesymptomen beitragen. Vitamin C ist ein natürliches Antihistaminikum, das die Wirkung von Histamin blockiert, jener Substanz, die die für eine allergische Reaktion typische juckende, laufende Nase und tränenden Augen hervorruft. Vitamin C ist auch ein wichtiges Antioxidans, das dazu beiträgt, die Schädigungen durch freie Radikale in Grenzen zu halten. Tatsächlich ist es das Hauptantioxidans in der extrazellulären Flüssigkeit, die die Oberflächen der Atemwege in unseren Lungen auskleidet. Darüber hinaus verstärkt Vitamin C die Wirkung eines anderen wichtigen Antioxidans, nämlich des Vitamin E, und wirkt außerdem gefäßerweiternd.

Mithilfe mehrerer Studien wurde nachgewiesen, dass hohe Dosen Vitamin C (bis zu 2.000 mg täglich) Asthmatikern von Nutzen sein könnten. Vor fast zweihundert Jahren haben Forscher einen Zusammenhang zwischen Skorbut, einer schweren Vitamin-C-Mangelerscheinung, und Asthma entdeckt. Vor wenigen Jahren haben Wissenschaftler festgestellt, dass zwischen der Einnahme von Vitamin C und Asthma ein entgegengesetzter Zusammenhang besteht: Das heißt, die Asthmaraten *steigen*, wenn die Vitamin-C-Zufuhr durch die Ernährung sinkt. Andere Untersuchungen haben einen niedrigen Spiegel an Antioxidantien, wie zum Beispiel Vitamin C, im Lungengewebe von Asthmatikern nachgewiesen, der nach Kontakt mit Allergenen, wie zum Beispiel Pollen, sofort weiter sank. Falls Sie feststellen, dass sich Ihr Asthma während der Allergiesaison verschlimmert, hilft die Einnahme zusätzlicher Antioxidantien, wie zum Beispiel Vitamin C, Ihre Symptome in Schach zu halten. Interessanterweise haben Asthmatiker, die angemessen behandelt werden, dennoch niedrige Vitamin-C-Spiegel, deshalb könnte es aus klinischer Sicht sein, dass Asthmatiker ganz allgemein einen höheren Bedarf an Vitamin C haben. Außerdem ist es am besten, Vitamin C über einen längeren Zeitraum einzunehmen, wenn es darum geht, den Histaminspiegel möglichst effektiv zu senken. Deshalb sollten Sie, wenn Sie für Allergien oder Asthma anfällig sind, neben dem Verzehr von Vitamin-C-haltigen Nahrungsmitteln täglich Vitamin C zu sich nehmen. Es gibt viele Lebensmittel, die reich an Vitamin C sind. Im Folgenden werden einige dieser Nahrungsmittel aufgelistet.

- Blattkohl
- Blumenkohl
- Brokkoli
- Chilischote, rote
- Dattelpflaumen
- Erdbeeren
- Frühlingszwiebeln
- Grapefruit
- Grünkohl
- Guaven
- Himbeeren
- Holunderbeeren

- Kalbsleber
- Kohl
- Mandarinen
- Mangold
- Mangos
- Melonen (Cantaloupe)
- Okraschote
- Orangen
- Papaya
- Paprika, grüne
- Paprika, rote
- Petersilie

- Rettich
- Rinderleber
- Rosenkohl
- Rotkohl
- Rüben
- Rübenstiele
- Sareptasenf
- Spargel
- Spinat
- Tomaten
- Wasserkresse
- Zitronensaft

Dr. Robert Cathcart, ein berühmter Arzt und Vitamin-C-Forscher, berichtete, dass die Einnahme sehr hoher Dosen Vitamin C, das heißt bis zur Grenze der Magenverträglichkeit (bis zu dem Punkt, an dem sie zu Magenverstimmung und Durchfall führt), Allergie- und Asthmasymptome dramatisch reduzieren kann, einschließlich der durch Lebensmittel oder Medikamente induzierten. Selbst hohe Dosen Vitamin C sind nicht giftig. Weil Vitamin C ein wasserlösliches Vitamin ist, wird es vom Körper nicht gespeichert, sondern mit dem Urin ausgeschieden. Bei einer Studie wurde darüber hinaus festgestellt, dass Vitamin C vor sportbedingtem Asthma schützt.

Vitamin C wirkt synergetisch mit Flavonoiden zusammen (siehe Seite 198 ff.). Nahrungsmittel, die große Mengen Vitamin C enthalten, wie zum Beispiel Beeren, roter Paprika und Zitrusfrüchte, enthalten auch eine enorme Menge Flavonoide.

Vitamin C hilft außerdem bei der Bewältigung von Stress und kann die schädigende Wirkung von Cortison mindern, das von den Nebennieren ausgeschüttet wird, wenn Sie sich angespannt oder überlastet fühlen. Wie Sie vielleicht festgestellt haben, neigen allergische Symptome dazu, sich zu verstärken, wenn Sie unter Stress stehen, und zwar hauptsächlich deshalb, weil Stresshormone die normale Immunfunktion beeinträchtigen und eine Autoimmunreaktion auslösen können.

## WIRKUNG

▸ Die Antihistamin-Wirkung reduziert allergische Reaktionen
▸ Fördert die Gefäßerweiterung
▸ Kann Asthmasymptome lindern und die Häufigkeit von Asthmaattacken reduzieren
▸ Normalisiert die Immunfunktion
▸ Stärkt das Immunsystem
▸ Wirksames Antioxidans

## ANWENDUNG

Nehmen Sie dreimal täglich eine Kapsel oder Tablette (500 mg) ein. Die Ascorbat-Form enthält eine natürliche Puffersubstanz, die den mit der Einnahme hoher Dosen Vitamin C in Verbindung stehenden Magenproblemen vorbeugt. Vitamin C wirkt zusammen mit einem anderen der 60 besten antiallergischen Ergänzungsmittel am besten, nämlich mit MSM.

# VITAMIN D

Mithilfe medizinischer Untersuchungen wurde nachgewiesen, dass ein Zusammenhang zwischen Vitamin-D-Mangel und einer erhöhten Überempfindlichkeit der Atemwege, geringerer Lungenfunktion bei Asthmatikern sowie einer verschlechterten Asthmakontrolle besteht. Tatsächlich leiden sehr viele Asthmatiker an Vitamin-D-Mangel. Darüber hinaus wurden in einer Studie geringe Vitamin-D-Spiegel bei Asthmatikern mit einer höheren Wahrscheinlichkeit einer Krankenhauseinweisung oder Notaufnahme in Verbindung gebracht.

Ist eine Nahrungsergänzung mit Vitamin D sinnvoll, wenn Sie niedrige Vitamin-D-Spiegel haben und an Asthma leiden? Eine medizinische Untersuchung ergab, dass die Ergänzung mit Vitamin D die Asthmakontrolle verbessern kann, weil es die vielen Proteine blockiert, die eine Entzündung der Lunge hervorrufen, aber auch die Produktion von Interleukin-10 ankurbelt, das Entzündungsprozesse hemmt. Eine Studie legte sogar den Schluss nahe, dass ein optimaler Vitamin-D-Spiegel bei Kindern sogar zur Vorbeugung gegen Asthma beitragen kann.

Falls Sie eines der folgenden Arzneimittel einnehmen, könnten Sie an Vitamin-D-Mangel leiden:

- Barbiturate
- Carbamazepine
- Cholestyramine
- Cimetidin
- Colestipol
- Corticosteroide
- Famotidin
- Fosphenytoin
- Isoniazid
- Mineralöl
- Nizatidine
- Phenytoin
- Phenobarbital
- Ranitidin
- Rifampicin

## WIRKUNG

- Hemmt Entzündungsprozesse

## ANWENDUNG

Um festzustellen, ob Sie an Vitamin-D-Mangel leiden, konsultieren Sie Ihren Arzt und lassen Sie Ihren Vitamin-D-Spiegel bestimmen. Vitamin D wird im Körper gespeichert, und Sie können zu viel davon zu sich nehmen.

# VITAMIN E

Vitamin E ist ein fettlösliches Antioxidans, das im Laufe der Jahre als Heilmittel gegen buchstäblich alle Krankheiten angepriesen wurde, von Unfruchtbarkeit über Herz-Kreislauf-Erkrankungen bis hin zu Krebs. Wir versprechen nicht, dass Vitamin E Ihre Allergie und Ihr Asthma heilen wird, aber es sollte helfen, die Symptome zu lindern. Wichtiger noch ist die Tatsache, dass sich Ihre Symptome sogar verschlimmern und die Anfälligkeit für Allergien erhöhen kann, wenn Sie keine ausreichende Menge dieses Vitamins zu sich nehmen. Vitamin E reduziert den Spiegel von IgE, jenes Antikörpers, der vom Körper produziert wird, wenn er mit einem Allergen in Kontakt kommt. Erhöhte IgE-Spiegel werden auch mit Asthma in Verbindung gebracht. Deshalb kann die Reduzierung von IgE dazu beitragen, allergische Symptome zu lindern und das Risiko eines Asthmaanfalls zu senken. Außerdem ist Vitamin E ein Antihistaminikum und ein wirkungsvoller Entzündungshemmer. Es unterdrückt den biologischen Signalweg, der entzündliche Prozesse auslöst und für die Schädigungen der Lunge durch Asthma verantwortlich ist, weil Vitamin E ein Antioxidans ist und die Lipoxygenase sowie die Phospholipase hemmt.

Bei Asthmatikern besteht ein Zusammenhang zwischen einem niedrigen Vitamin-E-Spiegel und der Zunahme des Keuchens. Falls Sie einen der folgenden Wirkstoffe einnehmen, könnte bei Ihnen Vitamin-E-Mangel vorliegen:

- Cholestyramin
- Clofibrat
- Colestipol
- Fenofibrat
- Gemfibrozil
- Haloperidol
- Mineralöl

## ANMERKUNG FÜR SCHWANGERE

Mithilfe einer faszinierenden Studie, die von der schottischen Universität Aberdeen durchgeführt wurde, haben Wissenschaftler festgestellt, dass Kinder, deren Mütter während der Schwangerschaft mit der Ernährung die höchste Menge Vitamin E zu sich nahmen, weniger sensibel auf die üblichen Allergene reagierten (wie zum Beispiel Pollen und Hausstaubmilben) als diejenigen Kinder, deren Mütter wenig Vitamin E konsumierten. Zu den guten Vitamin-E-Lieferanten zählen Nüsse, Blattgemüse und Pflanzenöle.

## WIRKUNG

▸ Reduziert Allergiesymptome
▸ Schützt vor Asthma
▸ Schützt vor Schädigungen durch freie Radikale
▸ Verhindert Entzündungen

## ANWENDUNG

Nehmen Sie bis zu zweimal täglich eine Kapsel (400 IE) Vitamin E-Komplex (Alpha- und Gamma-Tocopherol plus Tocotrienole) ein oder ein Multivitaminpräparat, das diesen E-Komplex enthält. Wählen Sie immer die natürliche Form von Vitamin E, die durch d-alpha und d-gamma gekennzeichnet ist. Die natürliche Form von Vitamin E wird vom Körper besser absorbiert und von der Leber besser umgewandelt als die synthetische Form (dl-alpha und dl-gamma).

# WEIHRAUCH

Weihrauch (*Boswellia serrata*) ist ein Hauptbestandteil der traditionellen ayurvedischen Kräutermedizin Indiens. In den Vereinigten Staaten ist Weihrauch vor allem als Heilmittel gegen rheumatoide Arthritis bekannt, aber er ist auch in vielen pflanzlichen Kombipräparaten gegen Allergien enthalten.

Warum? Die aus der Weihrauchpflanze gewonnenen Bestandteile, die Boswelliasäuren, unterbinden die Bildung von Enzymen, die nicht nur Entzündungen in den Gelenken fördern, sondern auch die Bronchien reizen und zu überschüssiger Schleimbildung anregen können. Entzündungen zerstören nicht nur gesundes Gewebe, sondern stimulieren auch die Produktion von freien Radikalen, die zusätzlichen Schaden anrichten. Jede Entzündung der Atemwege verstärkt zumindest die Allergiesymptome und kann sie im schlimmsten Fall sogar auslösen. Manche Wissenschaftler sind der Meinung, dass diese entzündungsförderlichen Enzyme an schweren Atemwegserkrankungen, wie zum Beispiel chronischer Bronchitis und Mukoviszidose, beteiligt sein könnten.

Im Gegensatz zu den üblichen nicht steroiden Entzündungshemmern (wie Ibuprofen oder Naxopren) führt Weihrauch nicht zur Reizung des Magens. Tatsächlich verschreiben Naturheilkundige ihn gegen Dickdarmentzündungen, eine Erkrankung, die bei manchen Menschen durch eine allergische Reaktion ausgelöst werden könnte.

Und es gibt noch einen weiteren Grund, weshalb wir die Nutzung entzündungshemmender Kräuter wie Weihrauch für Allergiker für besonders wichtig halten: In den vergangenen Jahren haben Wissenschaftler angefangen, Entzündungen ernster zu nehmen, und viele sind der Meinung, dass diese entzündlichen Prozesse die Ursache für fast alle Krankheiten sind, von Krebs über Herz-Kreislauf-Erkrankungen bis hin zu Alzheimer. Allergiker befinden sich in einem chronischen Entzündungszustand; deshalb ist es wichtig, den Versuch zu unternehmen, diesen möglicherweise gefährlichen Prozess in Schach zu halten.

Es wurde nachgewiesen, dass Weihrauch (dessen Gummiharz) die Biosynthese von Leukotrienen unterdrückt, und dadurch wurde belegt, dass er für Menschen mit Asthma hilfreich ist. Eine medizinische Untersuchung hat ergeben, dass sich das Bronchialasthma bei 70 Prozent der vierzig Studienteilnehmern, die mit dem Gummiharz von Weihrauch behandelt wurden, verbesserte, während dies in der Kontrollgruppe nur bei 27 Prozent der Fall war. Außerdem könnte Weihrauch die Wirksamkeit von verschreibungspflichtigen Leukotrien-Modifikatoren verstärken.

## WIRKUNG

▶ Könnte chronische Bronchitis lindern
▶ Lindert Entzündungen
▶ Reduziert die Schleimbildung

## ANWENDUNG

Nehmen Sie bis zum Abklingen der Symptome drei Kapseln oder Tabletten (500 mg) täglich ein, dann täglich eine Kapsel oder Tablette (500 mg). Oder nehmen Sie ein antiallergisches Kombipräparat ein, das Weihrauch enthält.

# WEINTRAUBENKERNEXTRAKT

Traubenkernextrakt ist eine ergiebige Quelle an antioxidativen Flavonoiden, oligomere Proanthocyanide (OPC) genannt, die auch in den blauen, violetten und grünen Pigmenten von Pflanzen- und Kiefernrindenextrakt enthalten sind. Weintraubenkernextrakt ist ein natürliches Antihistaminikum, von dem man annimmt, dass es die Ausschüttung von Histamin durch die Mastzellen unterdrückt und damit mögliche allergische Reaktionen auf Allergene verhindert. Außerdem ist es ein wirksames Antioxidans und Entzündungshemmer.

In den vergangenen zwanzig Jahren wurde Weintraubenkernextrakt als antiallergisches Ergänzungsmittel angepriesen, und es gibt viele Einzelberichte, die diese Behauptung untermauern. Doch das Weintraubenkernextrakt schnitt bei einer Studie, die jüngst im Allergieforschungslabor der Universität von Cincinnati durchgeführt wurde, nicht gut ab. Bei dieser Studie mit 49 Heuschnupfenpatienten stellten die Forscher keine Unterschiede in der Symptomlinderung oder der erforderlichen Einnahme von „Notfallmedikamenten" zwischen den Patienten, die Weintraubenkernextrakt (zweimal täglich 100 mg) oder ein Placebo in den zwei Monaten unmittelbar vor und während der Allergiesaison einnahmen, fest. Das hat uns, ehrlich gesagt, nicht überrascht. Pflanzliche Ergänzungsmittel wie Weintraubenkernextrakt werden am besten eingesetzt, um Allergien zu verhindern, bevor sie auftreten, und sollten nicht während der Allergiesaison zum ersten Mal genutzt werden. Die Ergänzungsmittel wirken, indem sie den Ablauf von Ereignissen verhindern, der zu einer allergischen Reaktion führt – um ihre ganze Wirkung zu entfalten, sollten sie Monate vor Beginn der Allergiesaison eingenommen werden. Meiner Erfahrung nach können die richtigen Ergänzungsmittel Allergiesymptome signifikant mindern, wenn sie lange genug eingenommen werden.

Außerdem haben wir den Eindruck, dass diese Ergänzungsmittel durch Synergieeffekte mit anderen Mitteln zusammenwirken sollten. Weintraubenkernextrakt, das reich an Flavonoiden ist, sollte zusammen mit Vitamin C, Grünteeextrakt und anderen Antioxidantien und Flavonoiden eingenommen werden, um seine Wirksamkeit zu verstärken. Wir würden eine Studie befürworten, die die *Langzeitwirkung* eines Kombipräparats, das Weintraubenkernextrakt und andere wirksame antiallergene Ergänzungsmittel enthält, bei Allergien untersucht.

Weintraubenkernextrakt besitzt viele weitere erwähnenswerte gesundheitliche Vorzüge. Es kann unter anderem den Cholesterinspiegel senken, die Entstehung von Blutgerinnseln verhindern, den Blutdruck senken und vor Zellmutationen schützen, die zu kanzerogenen Veränderungen führen können.

## WIRKUNG

▸ Lindert Heuschnupfensymptome
▸ Reduziert entzündliche Reaktionen
▸ Schützt vor Schädigungen durch freie Radikale

## ANWENDUNG

Nehmen Sie zweimal täglich eine Tablette (100 mg) ein. Wir empfehlen die Einnahme von Weintraubenkernextrakt in Kombination mit Grünteeextrakt.

# WILDKIRSCHE

Jahrhundertelang haben Kräuterheilkundige den aus der Rinde von Wildkirschenbäumen (*Prunus serotina*) gewonnenen Sirup für die Behandlung von Husten infolge von starken Erkältungen, Bronchitis, Allergien und in der Zeit, bevor die Keuchhustenimpfung möglich war, sogar von Keuchhusten genutzt. Bis heute wird Wildkirschensirup für die Herstellung von Hustenbonbons und Hustensäften verwendet. Er ist auch ein üblicher Bestandteil in Erkältungs- und Allergieprodukten, die in Reformhäusern erhältlich sind.

Wie wirkt Wildkirschensirup? Die Wildkirsche enthält ein Muskelrelaxans, das zur Linderung von Bronchialkrämpfen beiträgt. Wie Sie, falls Sie eines dieser Produkte bereits ausprobiert haben, wahrscheinlich feststellen konnten, setzt die Wirkung fast unmittelbar ein, hält aber nur recht kurz an. Trotzdem können diese Produkte bei einem unangenehmen trockenen Husten in vielen Fällen Linderung bringen.

## WIRKUNG

▸ Beruhigt die Atemwege
▸ Lindert Husten

## ANWENDUNG

Suchen Sie nach einem natürlichen Hustensaft, der Wildkirsche enthält. Nehmen Sie einen Teelöffel ein, oder halten Sie sich an den Beipackzettel.

# YERBA SANTA

Yerba Santa (*Eriodictyon californicum*) ist ein im Westen Amerikas heimischer Strauch. Die amerikanischen Ureinwohner nutzten ihn für die Behandlung von Atemwegsinfektionen, Allergien und Asthma. Er ist ein ausgezeichneter Schleimlöser. Yerba Santa bedeutet im Spanischen wörtlich „heiliges Kraut". Den Namen erhielt es von spanischen Missionaren, die diese Pflanze offenkundig sehr schätzten. Das ist auch bei den heutigen Kräuterheilkundigen noch immer der Fall. Heutzutage ist das Santakraut ein gebräuchlicher Bestandteil in antiallergischen Kombipräparaten.

## WIRKUNG

▶ Lindert schlimmen Husten

## ANWENDUNG

Trinken Sie täglich eine Tasse Yerba-Santa-Tee, oder suchen Sie nach einem antiallergischen Kombipräparat, das Yerba Santa enthält.

# ZINK

Zu guter Letzt kommt Zink, *das* Mineral für ein gesundes Immunsystem. Zink ist zwar an sich kein antiallergisches Ergänzungsmittel, aber ohne Zink kann Ihr Immunsystem nicht gut funktionieren. Tatsächlich sind Zink-Lutschtabletten ein beliebtes Mittel gegen die normale Erkältung! Es heilt die Erkältung nicht, aber es verkürzt sie. Das Problem ist, dass die typische verarbeitete US-amerikanische Ernährung wenig Zink enthält, und viele Nahrungsmittel, die reich an Zink sind, zufällig übliche Allergene sind (wie zum Beispiel Meeresfrüchte, Eier, Weizenkeime und Soja). Deshalb ist häufig eine Ergänzung erforderlich. Zink ist außerdem für die Bildung vieler Enzyme unverzichtbar, die für die normalen Körperfunktionen lebenswichtig sind, einschließlich des Super-Antioxidans SOD (Superoxid-Dismutase).

Es gibt bestimmte Krankheiten und Störungen, die zu einer Prädisposition für Zinkmangel führen. Dazu gehören:

▶ AIDS
▶ Alkoholabhängigkeit
▶ Alterung (die Zinkabsorption lässt mit dem Alter nach)
▶ Anämie, hämolytische

▶ Anorexia nervosa
▶ Arthritis, rheumatoide
▶ Darmerkrankung, entzündliche
▶ Infektion, chronische
▶ Nierenversagen, chronisches

- Kurzdarmsyndrom
- Mukoviszidose
- Nephrotisches Syndrom
- Pankreasinsuffizienz

- Pankreatitis
- Zirrhose
- Zöliakie

Und falls Sie rauchen, könnten Sie an Zinkmangel leiden. Außerdem entziehen viele Medikamente dem Körper Zink, deshalb sollten Sie diese Frage mit Ihrem Arzt abklären, falls Sie irgendwelche Medikamente einnehmen.

## WIRKUNG

- Kurbelt die Immunfunktion an
- Trägt zur Reduzierung von Erkältungssymptomen bei

## ANWENDUNG

An eine Aminosäure gebundenes Zink und Zink-Asperat sind die besten Formen der Zinkergänzungen. Nehmen Sie täglich eine Tablette (15 bis 30 mg) ein. Falls Sie ein Multivitaminpräparat verwenden, könnte dieses bereits ausreichend Zink enthalten. Das ist wahrscheinlich der Fall! Hohe Zinkspiegel können zu Magenverstimmungen führen. Wenn Sie Zink einnehmen, sollten Sie auch Kupfer zu sich nehmen.

# ZUSAMMENFASSUNG

Der in diesem Kapitel erläuterte natürliche Ansatz zur Allergiekontrolle zielt darauf ab, diese Erkrankungen mit natürlichen Ergänzungsmitteln zu behandeln, die darauf gerichtet sind, die zugrunde liegende Ursache des Problems zu beheben – anstatt die Symptome mithilfe eines pharmazeutischen Produkts vorübergehend zu kaschieren.

Es ist wichtig zu verstehen, dass jeder von uns biochemisch anders beschaffen ist, und deshalb kann es sein, dass viele der hier erwähnten Ergänzungsmittel bei einigen Menschen gut, bei anderen nur wenig und bei wieder anderen gar nicht wirken. Jedoch liegen hinreichend Nachweise vor, dass man viele Allergien effektiv beheben oder lindern kann, wenn man erst einmal herausgefunden hat, welcher Nährstoff dem Körper fehlt. Im nächsten Kapitel finden Sie einen Leitfaden für Medikamente gegen Allergien.

# KAPITEL 12
# EIN LEITFADEN FÜR MEDIKAMENTE GEGEN ALLERGIEN UND ASTHMA

Es hat den Anschein, als würde jedes Jahr mit großem Tamtam ein neues Medikament gegen Allergien auf den Markt gebracht – unter anderem mit ganzseitiger Werbung in Publikumszeitschriften und Werbeclips im Fernsehen zur besten Sendezeit. Die Werbekosten sind in dem hohen Preis des Medikaments einkalkuliert – kein Wunder, dass die Preise für verschreibungspflichtige Arzneimittel in die Höhe schießen. Jedes neue Medikament verspricht, besser zu sein als die bisherigen, aber in Wahrheit sind die meisten Arzneimittel gegen Allergien einander ziemlich ähnlich. Doch es gibt tatsächlich einen echten pharmazeutischen Durchbruch in der Behandlung von Allergien. Die neueren, nicht sedierenden Antihistaminika, die wir in diesem Kapitel vorstellen werden, sind dafür ein Paradebeispiel.

## MEDIKAMENTENARTEN GEGEN ALLERGIEN

In vielen Fällen haben sich Allergien zu einer solchen „Wachstumsindustrie" entwickelt, dass jeder Pharmahersteller Zugang zu diesem lukrativen Markt haben will, ob er nun etwas Neues anzubieten hat oder nicht. Bevor Sie sich von dem teuren neuen Produkt verführen lassen, sollten Sie wissen, was Medikamente gegen Allergien wirklich sind und wie sie wirken.

### ADRENOCORTICOIDE (NEBENNIERENRINDENHORMON)

Adrenocorticoide sind entzündungshemmende Wirkstoffe. Sie sind die effektivsten und werden gewöhnlich zur langfristigen Standardbehandlung von Asthma eingesetzt. Sie können durch nasale oder orale Inhalation verabreicht oder in Tablettenform eingenommen werden. Bekanntermaßen lindern sie die Schwellung und Verengung der Atemwege. Um den größtmöglichen Nutzen zu erzielen, werden Sie diese Medikamente möglicherweise mehrere Monate lang einnehmen müssen. Gewöhnlich gibt es bei lokaler Anwendung keine ernsten Nebenwirkungen, doch falls es zu Nebenwirkungen kommt, dann könnten sie in Form von Mund- oder Halsirritationen oder einer Hefepilzinfektion im Mund auftreten.

## ANTIHISTAMINIKA

Antihistaminika, die vorrangig verwendeten Medikamente für die Behandlung von Allergien, hemmen die Aktivität von Histamin, jenes chemischen Stoffes, der von den Mastzellen nach dem Kontakt mit einem Allergen ausgeschüttet wird. Histamine wirken, indem sie sich an bestimmte Stellen auf Zellen, Rezeptoren genannt, anhaften. Sie müssen sich den Rezeptor als Schloss und das Histamin als den passenden Schlüssel vorstellen. Das Histamin „entriegelt" den Rezeptor, sodass dieser die Allergiekaskade in Gang setzt, die allergische Symptome hervorruft. Antihistaminika haften sich an dieselben Zellrezeptoren wie Histamine. Und das hindert die Histamine, sich an diese Stellen anzudocken, wodurch die allergische Reaktion abgemildert wird.

Die älteren Antihistaminika Benadryl® (mit dem Wirkstoff Diphenhydramin) sowie Atarax® (mit dem Wirkstoff Hydroxyzin), die in den USA frei verkäuflich sind, wirken gut, können aber zu Schläfrigkeit führen. Außerdem wirken sie anticholinerg, führen zum Beispiel zu Harnverhaltung und könnten deshalb nicht die beste Wahl sein, falls Sie an einer vergrößerten Prostata oder an verzögerter Urinausscheidung leiden. Wenn Sie diese älteren Antihistaminika einnehmen, sollten Sie keine Maschinen bedienen oder mit dem Auto fahren. Bei ihrer Verwendung kann es neben Harnverhaltung zu Schwindel, Schläfrigkeit, Benommenheit, einem trockenen Mund oder Krämpfen kommen, insbesondere bei älteren Menschen.

Die neueren, nicht sedierenden Antihistaminika (Loratadin und Cetirizin) sind inzwischen rezeptfrei erhältlich. Clarinex® (mit dem Wirkstoff Desloratadin) und Allegra® (Wirkstoff Fexofenadin) sind jedoch verschreibungspflichtig. Sie haben weniger anticholinerge Wirkung. Antihistaminika zur äußeren Anwendung sind als Nasensprays erhältlich, aber manche Patienten nehmen nach der Anwendung einen bitteren Geschmack wahr, zum Beispiel bei Vividrin® (Wirkstoff Azelastin).

Antihistaminika werden sowohl zur Vorbeugung als auch für die Behandlung von allergischen Reaktionen genutzt, aber je früher man eine Allergie eindämmt, desto wirkungsvoller ist das Antihistaminikum. Das ist der Grund, weshalb den Menschen geraten wird, einen oder zwei Monate vor Einsetzen der Symptome mit ihrer Therapie gegen ihre saisonale Allergie zu beginnen.

Nicht immer wirken Antihistaminika, weil sie nur auf Histamin abzielen und gegen andere allergische Mediatoren unwirksam sind, einschließlich der Leukotriene und anderen entzündungsfördernden Zellen. In manchen Fällen können Antihistaminika allergische Reaktionen abmildern, aber nicht aufhalten. Darüber hinaus ist die Wirkung eines Antihistaminikums nur von kurzer Dauer. Sie müssen es täglich einnehmen, um die Allergie in Schach zu halten. Wenn Sie dasselbe Antihistaminikum über einen langen Zeitraum verwenden, könnte es gegen Ihre Symptome unwirksam werden, das heißt, Sie werden auf ein anderes Medikament umsteigen müssen. Falls eine Allergie der Auslöser von Asthma ist, können Asthmatiker neben ihren Asthmamedikamenten auch Antihistaminika nutzen. Doch für die Behandlung von Asthma werden Antihistaminika nicht allein eingesetzt.

Antihistaminika oder Kombipräparate aus Antihistaminika und Mastzellenstabilisatoren werden für die Behandlung juckender allergischer Augen in Augentropfen verwendet. Zu den natürlichen Antihistaminika zählen Tylophora, Pestwurz, Vitamin C, das chinesische Helmkraut, grüner Tee, Perillaöl und Reishi-Pilze.

## CROMOGLICINSÄURE

Medikamente mit dem Wirkstoff Cromoglicinsäure werden lediglich zur Verhinderung von allergischen Reaktionen verwendet – sobald diese Reaktionen einsetzen, sind sie ziemlich nutzlos. Cromoglicinsäure wird aus dem Extrakt des Bischofskrauts (*Ammi visnaga*) gewonnen. Sie wirkt als Mastzellenstabilisator – das heißt, sie blockiert die allergische Reaktion von Beginn an, lange, bevor die Mastzellen Histamin ausschütten. Diese Arzneimittel sind eine verbesserte Version der älteren Antihistaminika, aber wirken nicht so gut wie diese Antihistaminika, wenn es darum geht, eine allergische Reaktion zu stoppen, sobald sie einmal ausgelöst wurde. Sie sind nicht verschreibungspflichtig und als Dosieraerosol (Intal® N) oder Kapseln (Allergoval®) erhältlich. Darüber hinaus stehen zahlreiche frei verkäufliche Nasensprays gegen allergische Rhinitis zur Verfügung (zum Beispiel CromoHEXAL®, Cromoglicin hysan®). Diese Form kann vorbeugend etwa 30 Minuten vor dem Kontakt mit einem bekannten Allergen, zum Beispiel einem Haustier, genutzt werden.

## SCHLEIMLÖSER (DEKONGESTIVA, ABSCHWELLENDE WIRKSTOFFE)

Ebenso wie Antihistaminika sind Schleimlöser kein Heilmittel gegen Allergien, aber sie können Allergiesymptome lindern. Schleimlöser verengen die Gefäße in der Nase, damit die Nasengänge frei werden. Sie können in Tablettenform (wie zum Beispiel Rhinopront®) eingenommen werden, oder in Form von Nasensprays (wie zum Beispiel Nasivin® oder Wick Sinex®). Beide Formen sind recht wirksam, doch die langfristige Nutzung von Nasivin und ähnlichen Produkten kann zu wiederkehrender Verschleimung führen. Schleimlöser sollten nicht eingesetzt werden, wenn Sie hohen Blutdruck, Schwierigkeiten beim Wasserlassen, Herz-Kreislauf-Erkrankung, ein Glaukom (erhöhter Blutdruck im Auge) oder Herzrhythmusstörungen haben.

## LEUKOTRIEN-MODIFIKATOREN

Leukotrien-Modifikatoren beziehungsweise Leukotrien-Antagonisten sind Medikamente, die zur Kontrolle allergischer Rhinitis (laufende, verstopfte Nase, Schwellung der Nasenwege) oder Allergien, aber auch zur Verhinderung allergieinduzierten Asthmas genutzt werden. Diese Arzneimittel wirken, indem sie die Produktion von Leukotrienen hemmen oder deren Aktivität blockieren, also jener entzündungsförderlichen Stoffe, die vom Körper bei Kontakt mit einem Allergen, einem Reizstoff, einer Infektion, einem emotionalen Problem oder einer sportbedingten Reaktion gebildet werden.

Accolate® (Wirkstoff: Zafirlukast; in der Schweiz erhältlich) und Singulair® (Wirkstoff Montekulast; in Deutschland erhältlich) sind die gegen Asthma empfohlenen Leukotrien-Modifikatoren, doch lediglich bei Montekulast wurde eine lindernde Wirkung bei allergischer Rhinitis und Allergien nachgewiesen. Montekulast bringt auch bei allergischer Konjunktivitis (Bindehautentzündung) Linderung. Leukotrien-Modifikatoren haben einige Nebenwirkungen, wie zum Beispiel grippeähnliche Symptome, verstopfte Nase, Nervosität, Kopfschmerzen, Magenverstimmung, Übelkeit und Erbrechen. Darüber hinaus können Leukotrien-Hemmer zu Leberfunktionsstörungen führen, deshalb sollte Ihr Arzt Ihre Leberfunktion mittels Bluttests überwachen, wenn Sie eines dieser Medikamente einnehmen.

## POLLENEXTRAKTE

Pollenextrakt wird aus dem nährstoffreichen Kern des Pollens extrahiert. Es hilft, Allergiesymptome, wie Heuschnupfen und jede Pollenallergie, abzuschwächen. Die Aminosäuren und anderen Nährstoffe im Pollenextrakt tragen zum Rückgang des entzündlichen Prozesses bei und machen es somit zu einer sicheren Alternative für Steroide, ohne mit unerwünschten Nebenwirkungen verbunden zu sein.

## STEROIDE

Steroide sind den Corticosteroiden ähnlich, die von den Nebennieren gebildet werden. Sie sind wirksame Entzündungshemmer und sollten nicht leichtfertig eingenommen werden. Steroid-Nasensprays werden in der Regel gegen Asthma und Allergien verschrieben. Steroid-Inhalatoren werden gegen Asthma genutzt. Niedrig dosierte Steroid-Inhalatoren gelten als relativ sicher, im Vergleich zu den oral einzunehmenden Steroiden. Zu den möglichen Nebenwirkungen von inhalierten Steroiden zählen Heiserkeit oder Pilzinfektionen im Mund (Mundfäule). Steroidtabletten können im Fall von schweren Allergien oder Asthma verordnet werden.

Die kurzfristige Verwendung (höchstens drei Wochen) dieser Medikamente gilt als sicher, doch die langfristige Nutzung kann zu schweren Problemen führen. Zu den möglichen Nebenwirkungen nach oraler Einnahme von Steroiden zählen:

▸ Blutergüssen, Neigung zu
▸ Blutzucker (erhöht), einschließlich Insulinresistenz oder Diabetes
▸ Flüssigkeitseinlagerung (geschwollene Beine)
▸ Gewichtszunahme
▸ Glaukom (erhöhter Augeninnendruck)
▸ Haut, dünne
▸ Hypertension (erhöhter Blutdruck)
▸ Infektionsgefahr, erhöhte
▸ Katarakte (Linsentrübung)
▸ Kopfschmerzen
▸ Nebennierenfunktion, Unterdrückung der
▸ Osteopenie oder Osteoporose (Knochenschwund)
▸ Stimmungs- und Verhaltensänderungen (wie zum Beispiel Unruhe, Angst, Reizbarkeit, Aggressionen und Nervosität)
▸ Wundheilung, verlangsamte

Beim Absetzen von Steroid-Tabletten muss man diese langsam ausschleichen, sonst kann es zu problematischen Rückfällen kommen. Falls Sie von Steroiden abhängig werden, ist das ein Hinweis darauf, dass Sie Ihren Lebensstil überdenken müssen, um besser verstehen zu lernen, welche Aktivitäten oder Belastungen in Ihrem Leben schwere Asthmaanfälle oder allergische Reaktionen auslösen.

# MEDIKAMENTE GEGEN ASTHMA

Es gibt zwei Arten von Medikamenten, die gegen Asthma verschrieben werden: entzündungshemmende Arzneimittel und Bronchodilatatoren.

## ENTZÜNDUNGSHEMMENDE MEDIKAMENTE

Entzündungshemmende Medikamente senken den Spiegel chemischer Stoffe namens Prostaglandine, die an entzündlichen Prozessen beteiligt sind. Sie nehmen spezielle Immunzellen, wie zum Beispiel Leukotriene, ins Visier, die Entzündungen fördern und die Lunge schädigen. Bei Asthmatikern führen sie deshalb zu einem Nachlassen der Schwellungen, Schmerzen und Schleimbildung in den Atemwegen. Die Atemwege sind weniger entzündet und weniger anfällig, auf Asthmaauslöser zu reagieren. Deshalb ermöglichen sie es Patienten mit asthmatischen Symptomen, mit ihrer Krankheit umzugehen.

Manche dieser Medikamente sind verschreibungspflichtig, wie zum Beispiel Steroide oder Corticosteroide, andere sind frei verkäuflich, wie Ibuprofen und Naproxen. Diese Mittel können oral eingenommen, inhaliert oder injiziert werden.

## BRONCHODILATATOREN

Bronchodilatatoren wirken muskelentspannend, sie lindern Bronchialkrämpfe und öffnen die Atemwege, sodass eine normale Atmung möglich wird. Manche Bronchodilatatoren sind schnell wirkend und sollten nur als Notfallmedikamente genutzt werden, um einen Asthmaanfall zu stoppen. Andere wirken langfristig – sie sollen einen Asthmaanfall verhindern, sind aber nicht effektiv, um einen Anfall zu stoppen. Die schnell wirkenden Medikamente sind starke Arzneimittel, die massive Nebenwirkungen haben können, und sollten daher nur nach ärztlicher Anweisung eingesetzt werden. Das Problem bei Bronchodilatatoren ist, dass sie zwar eine normale Atmung ermöglichen, aber die zugrunde liegende Entzündung kaschieren.

Die Behandlung von Asthma ist – je nach Schwere der Erkrankung – kompliziert und variiert von Patient zu Patient. Setzen Sie Ihre Medikamente nicht einfach ab, und steigen Sie nicht auf ein anderes Arzneimittel um, ohne Ihren Arzt zu konsultieren. Wir haben es bereits gesagt, aber es lohnt sich, es hier zu wiederholen: Unser Ziel besteht darin, Sie in die Lage zu versetzen, ein gesundes, möglichst medikamentenfreies Leben zu führen, aber wir können Ihnen nicht garantieren, dass Sie ganz ohne Arzneimittel auskommen werden. Falls Sie eine schwere Asthma- oder Allergieattacke haben, ist es gut zu wissen, dass verlässliche „Notfallmedikamente" zur Verfügung stehen.

Was Asthma anbelangt, so ist es überaus wichtig, einen ganzheitlichen Ansatz zu verfolgen und sich zu bemühen, die Auslöser in Schach zu halten, die die Krankheit verschlimmern können, sei es nun, dass es sich bei diesem Auslöser um die Umweltverschmutzung, Stress, eine Infektion oder eine Innenraum- oder Umweltallergie handelt. Warten Sie nicht ab, bis Sie nach Luft schnappen!

## VERSCHREIBUNGSPFLICHTIGE CONTRA FREI VERKÄUFLICHE MEDIKAMENTE

Häufig fragen die Menschen, ob verschreibungspflichtige Medikamente Vorzüge gegenüber frei verkäuflichen haben. Die Antwort lautet, dass dies von mehreren Faktoren abhängig ist, die von Ihren speziellen Gesundheitsbedürfnissen bis hin zu Ihrer Brieftasche reichen. In manchen Fällen werden Sie allerdings gar keine Wahl haben. Es könnte sein, dass es keine frei verkäufliche Alternative zu dem Medikament gibt, das Sie benötigen, insbesondere dann, wenn Sie eines der neuen Asthmamedikamente verwenden. Diese Arzneimittel erfordern eine enge ärztliche Überwachung, und es ist zu bezweifeln, dass sie jemals frei verkäuflich sein werden.

Bis vor Kurzem konnte man in den USA ohne Rezept kein nicht sedierendes Antihistaminikum kaufen. Außerdem könnte es finanziell sinnvoll sein, ein verschreibungspflichtiges Medikament zu wählen, wenn die Krankenversicherung die Kosten übernimmt, auch wenn Ihnen eine frei verkäufliche Alternative zur Verfügung steht. Selbstverständlich sind rezeptpflichtige Medikamente hier in den Vereinigten Staaten deutlich teurer, und falls Sie bei jeder Verordnung eine hohe Selbstbeteiligung bezahlen (manche Menschen müssen zwanzig Dollar und mehr hinblättern), könnte es immer noch günstiger sein, ein frei verkäufliches Antihistaminikum für lediglich ein paar Dollar zu kaufen. Falls Sie gezwungen sind, ein verschreibungspflichtiges Medikament einzunehmen, bedenken Sie bitte, dass Generika ebenso gut sind wie Markenprodukte und gewöhnlich nur einen Bruchteil kosten. Bitten Sie Ihren Arzt, Ihnen, falls möglich, ein Generikum zu verschreiben.

Im folgenden Abschnitt stellen wir die besten verschreibungspflichtigen Medikamente gegen Asthma und Allergien vor. Wir listen die Markennamen, die Darreichungsform, die Art des Medikaments, seine Wirkung und die wichtigsten Nebenwirkungen auf, die mit dem jeweiligen Medikament verbunden sind. Falls Sie eines dieser Arzneimittel einnehmen, heißt das nicht, dass Sie irgendwelche Nebenwirkungen feststellen werden, aber wir wollen Sie auf die Möglichkeit aufmerksam machen.

# DIE BESTEN VERSCHREIBUNGSPFLICHTIGEN MEDIKAMENTE

## ACCOLATE® (SIEHE ANMERKUNG 8, SEITE 300)

- ▸ **Wirkstoff:** Zafirlukast
- ▸ **Darreichungsform:** Tabletten
- ▸ **Medikamententypus:** Leukotrien-Hemmer (entzündungshemmend), der die Verengung der Bronchien verhindert und die Atemwege frei macht
- ▸ **Anwendungsgebiet:** Für die Behandlung von chronischem Asthma
- ▸ **Nebenwirkungen:** Kopfschmerzen, Infektionen, Übelkeit, Durchfall, allgemeine Schmerzen, Schwäche, Unterleibsschmerzen, Verletzungsgefahr, Schwindel, Muskelschmerzen, Fieber, Rückenschmerzen, Erbrechen und Magenverstimmung

## AERIUS®, CLARINEX®

- ▸ **Wirkstoff:** Desloratadin
- ▸ **Darreichungsform:** Tabletten
- ▸ **Medikamententypus:** Nicht sedierendes orales Antihistaminikum, verschreibungspflichtig, ein Antihistaminikum, das bei den meisten Menschen gewöhnlich nicht zu Schläfrigkeit führt
- ▸ **Anwendungsgebiet:** Saisonale und ganzjährige Allergien
- ▸ **Nebenwirkungen:** Rachenentzündungen (des oberen Abschnitts der Speiseröhre), Mundtrockenheit, Kopfschmerzen, Muskelschmerzen, Übelkeit, Müdigkeit, Schwindel, Schläfrigkeit, Magenbeschwerden, Menstruationsbeschwerden oder -schmerzen, und Herzrasen

## ALLERGOSPASMIN® N

- ▸ **Wirkstoff:** Cromoglycinsäure
- ▸ **Darreichungsform:** Dosieraerosol, Augentropfen
- ▸ **Medikamententypus:** Mastzellstabilisator
- ▸ **Anwendungsgebiet:** Prophylaktisch nur bei Allergien und Asthma; Cromoglycinsäure-haltige Augentropfen für die Behandlung allergischer Augen
- ▸ **Nebenwirkungen:** Kopfschmerzen, Durchfall, Übelkeit, Muskelschmerzen, Unterleibsschmerzen, Hautausschläge und Reizbarkeit

## ALUPENT®

- ▶ **Wirkstoff:** Metaproterenol = Orciprenolin
- ▶ **Darreichungsform:** Tabletten
- ▶ **Medikamententypus:** Beta-2-Sympathomimetikum
- ▶ **Anwendungsgebiet:** Blutdrucksenker, reduziert Flüssigkeitseinlagerung und lindert Angststörungen, akuter Asthmaanfall
- ▶ **Nebenwirkungen:** Benommenheit, ungewöhnliche Müdigkeit oder Schwäche, Schlafstörungen

## ALVESCO®

- ▶ **Wirkstoff:** Ciclesonide
- ▶ **Darreichungsform:** Dosieraerosol
- ▶ **Medikamententypus:** Synthetischer steroidaler Entzündungshemmer
- ▶ **Anwendungsgebiet:** Präventionsbehandlung der Symptome von chronischem Bronchialasthma, Behandlung von COPD
- ▶ **Nebenwirkungen:** Trockener Mund, Husten, Halsreizungen, Heiserkeit oder andere Veränderungen der Stimme

## ASMANEX®

- ▶ **Wirkstoff:** Mometason
- ▶ **Darreichungsform:** Pulver-Inhalator
- ▶ **Medikamententypus:** Synthetischer steroidaler Entzündungshemmer
- ▶ **Anwendungsgebiet:** Behandlung allergischer Zustände, wie zum Beispiel Heuschnupfen (saisonale Rhinitis), Nasenpolypen und nicht infektiöse entzündliche Nasenerkrankungen
- ▶ **Nebenwirkungen:** Brennen, Trockenheit der Nase, Niesen, Nasenbluten, Halsschmerzen, Husten, Schwindel, Kopfschmerzen, Übelkeit, laufende Nase und blutiger Nasenschleim

## ATARAX®

- ▶ **Wirkstoff:** Hydroxyzin
- ▶ **Anwendung:** Reduziert Juckreiz, Trockenheit von Mund, Nase oder Hals sowie Übelkeit
- ▶ **Nebenwirkungen:** Verstärkt die Zähflüssigkeit von Lungensekretionen, Schläfrigkeit

## ATMADISC®, VIANI®

- ▶ **Wirkstoff:** Fluticason und Salmeterol
- ▶ **Darreichungsform:** Dosieraerosol, Pulverinhalator
- ▶ **Medikamententypus:** Synthetischer steroidaler Entzündungshemmer / Beta-2-Sympathomimetikum
- ▶ **Anwendungsgebiet:** Für die langfristige Nutzung, zweimal täglich, Erhaltungstherapie bei Asthma, für Menschen ab zwölf Jahren
- ▶ **Nebenwirkungen:** Magen-Darm-Beschwerden und -schmerzen, Schmerzen des Bewegungsapparats, Infektion der oberen Atemwege, Rachenkatarrh, Entzündung der oberen Atemwege, Sinusitis, Heiserkeit, Stimmstörungen (Veränderungen der Stimme), Hefepilzinfektion des Mundes, Virusinfektion der Atemwege, Bronchitis, Husten, Kopfschmerzen, Übelkeit, Erbrechen und Durchfall

## ATROVENT®

- ▶ **Wirkstoff:** Ipratropiumbromid
- ▶ **Darreichungsform:** Orale Inhalation
- ▶ **Medikamententypus:** Bronchodilatator – wirkt anticholinerg, entspannt die Muskeln, indem er das vegetative beziehungsweise parasympathische Nervensystem blockiert
- ▶ **Anwendungsgebiet:** Behandlung von Bronchospasmen, die mit COPD in Verbindung stehen, Emphysemen und Erhaltungsbehandlung für chronische Bronchitis
- ▶ **Nebenwirkungen:** Nasenbluten, Rachenkatarrh, Infektion der oberen Atemwege, Trockenheit der Nase, Kopfschmerzen, Mundtrockenheit, trockener Hals, Schwierigkeiten beim Schmecken, Sinusitis, Schmerzen, Durchfall

## AVAMYS®

- ▶ **Wirkstoff:** Fluticason fuorat
- ▶ **Darreichungsform:** Nasenspray
- ▶ **Medikamententypus:** Synthetischer steroidaler Entzündungshemmer aus der Gruppe der Glucocorticoide
- ▶ **Anwendungsgebiet:** Fluticason wird für die Behandlung nasaler Symptome bei saisonalen Allergien und bei chronischer Entzündung der Nasenschleimhäute bei Erwachsenen und Kindern ab vier Jahren genutzt; kann in Kombination mit oralen Antihistaminika eingesetzt werden

▸ **Nebenwirkungen:** Kopfschmerzen, Rachenkatarrh, Nasenbluten, Husten, Brennen und Reizung der Nase, Übelkeit, Erbrechen und Asthmasymptome

## AZMACORT® (IN DEUTSCHLAND NICHT ERHÄLTLICH)

▸ **Wirkstoff:** Triamcinolonacetonid
▸ **Darreichungsform:** Dosieraerosol
▸ **Medikamententypus:** Synthetischer steroidaler Entzündungshemmer
▸ **Anwendungsgebiet:** Behandlung saisonaler Allergien und ganzjähriger allergischer Entzündungen der Nasenschleimhäute
▸ **Nebenwirkungen:** Nasennebenhöhlenentzündung, Rachenkatarrh, Kopfschmerzen, Gesichtsschwellung, Schmerzen und Unterleibsschmerzen, Lichtempfindlichkeit, Gewichtszunahme, Schleimbeutelentzündung, Muskelschmerzen, Blasenentzündung, Harnwegsinfektionen, Durchfall, Zahnschmerzen, Erbrechen, Mundtrockenheit, orale Pilzinfektionen, Hautausschläge, Engegefühl in der Brust, Stimmveränderungen und vaginale Pilzinfektionen

## BECONASE®, SANASTHMAX®, AEROBEC®

▸ **Wirkstoff:** Beclometasondipropionat
▸ **Darreichungsform:** Nasenspray, Dosieraerosol
▸ **Medikamententypus:** Synthetischer steroidaler Entzündungshemmer
▸ **Anwendungsgebiet:** Linderung der Symptome von saisonaler oder ganzjähriger allergischer und nicht allergischer Rhinitis
▸ **Nebenwirkungen:** Gefühl von Reizung und Brennen in der Nase, Niesanfälle, unangenehmer Geschmack und Geruch, Verlust des Geschmacks- und Geruchssinns, Nasenausfluss, Pilzinfektionen der Nase und des Rachens, Nasenbluten, Kopfschmerzen, Benommenheit, Trockenheit und Reizung von Nase und Hals

## BECONASE AQ® (SIEHE ANMERKUNG 9, SEITE 300)

▸ **Wirkstoff:** Beclometasondipropionat
▸ **Darreichungsform:** Nasenspray
▸ **Medikamententypus:** Synthetischer steroidaler Entzündungshemmer (Beta-2-Sympathomimetikum)

▸ **Anwendungsgebiet:** Linderung der Symptome von saisonaler oder ganzjähriger allergischer und nicht allergischer Rhinitis

▸ **Nebenwirkungen:** Reizung der Nasenschleimhäute, Nesselsucht, Hautausschläge, Bronchospasmen, Niesattacken, Kopfschmerzen, Übelkeit, Benommenheit, verstopfte Nase, Nasenbluten, Nasenausfluss, tränende Augen, Trockenheit und Reizung von Nase und Hals, unangenehmer Geschmack und Geruch, Verlust des Geschmacks- und Geruchssinns, Keuchen

## COMBIPRASAL®

▸ **Wirkstoff:** Ipratropiumbromid und Salbutamolsulfat

▸ **Darreichungsform:** Inhalationsmedikament

▸ **Medikamententypus:** Anticholinerger Bronchodilatator und Beta-2-adrenerger Bronchodilatator (Beta-2-Sympathomimetikum) – wirkt durch Entspannung des glatten Muskelgewebes zur Linderung von Bronchospasmen und Öffnen der Atemwege

▸ **Anwendungsgebiet:** Sekundärbehandlung der chronisch obstruktiven Lungenerkrankung (COPD) (indiziert für Patienten mit COPD, die regelmäßig ein Spray zur Bronchienerweiterung verwenden und trotzdem weiterhin an Bronchospasmen leiden, und deshalb einen sekundären Bronchodilatator benötigen)

▸ **Nebenwirkungen:** Kopfschmerzen, Schmerzen, Grippesymptome, Schmerzen in der Brust, Übelkeit, Bronchitis, Atemnot, Husten, Atemwegserkrankungen, Lungenentzündung, Bronchospasmus, Infektion der oberen Atemwege, Rachenkatarrh, Nasennebenhöhlenentzündung und Entzündung der Nasenschleimhäute

## DECORTIN®

▸ **Wirkstoffe:** Prednison, Methylprednison

▸ **Darreichungsform:** Systemische orale Verabreichung

▸ **Medikamententypus:** Synthetisches Glucocorticoid

▸ **Anwendungsgebiet:** Entzündungshemmer, gegen Allergien und Asthma

▸ **Nebenwirkungen:** Gesteigerter Appetit, Verstopfung, Magenbeschwerden, Stimmungsschwankungen und Nervosität

## DULERA® (SIEHE ANMERKUNG 10, SEITE 300)

- ▶ **Wirkstoff:** Mometason, Formoterol
- ▶ **Darreichungsform:** Dosieraerosol
- ▶ **Medikamententypus:** Glucocorticoid (Beta-2-Sympathomimetikum)
- ▶ **Anwendungsgebiet:** Präventionsbehandlung bei chronischem Bronchial-asthma und Behandlung von COPD
- ▶ **Nebenwirkungen:** Mundtrockenheit, Husten, Halsreizung, Heiserkeit und andere Stimmveränderungen

## EUPHYLONG ®, BRONCHORETARD ®

- ▶ **Wirkstoff:** Theophyllin
- ▶ **Darreichungsform:** Tabletten, Kapseln oder Injektionslösung
- ▶ **Medikamententypus:** Koffeinartiges Medikament, das Bronchospasmen lindert
- ▶ **Anwendungsgebiet:** Bronchodilatator, Behandlung von chronischem Asthma und anderen chronischen Lungenerkrankungen, häufig in Kombination mit anderen Erkältungstabletten
- ▶ **Nebenwirkungen:** Übelkeit, Erbrechen, Oberbauchschmerzen, Zittern, Kopfschmerzen und Schwindel

## FASTJEKT®

- ▶ **Wirkstoff:** Epinephrin (Adrenalin)
- ▶ **Darreichungsform:** Autoinjektor
- ▶ **Medikamententypus:** Neurotransmitter, Hormon
- ▶ **Anwendungsgebiet:** Schock- und Notfallbehandlung bei schweren allergi-schen Reaktionen
- ▶ **Nebenwirkungen:** Kopfschmerzen, Mundtrockenheit und allergische Reaktion

## FLOVENT HFA®, FLUTIDE®

- ▶ **Wirkstoff:** Fluticasonpropionat
- ▶ **Darreichungsform:** Dosieraerosol
- ▶ **Medikamententypus:** Synthetischer steroidaler Entzündungshemmer aus der Gruppe der Glucocorticoide
- ▶ **Anwendungsgebiet:** Ähnlich wie Avamys zur Erhaltungsbehandlung von Asthma, als prophylaktische Therapie für Erwachsene und Kinder ab vier

Jahren (achten Sie darauf, den Mund nach jeder Anwendung auszuspülen, sonst riskieren Sie eine orale Pilzinfektion)

▸ **Nebenwirkungen:** Infektionen der oberen Atemwege, Halsreizungen, Nebenhöhlenentzündung, Entzündung der oberen Atemwege, Entzündung der Nasenschleimhäute, orale Pilzinfektion, Übelkeit, Erbrechen, Magenbeschwerden, Fieber, Virusinfektion, Husten, Bronchitis, Kopfschmerzen, Muskelverletzungen sowie Schmerzen und Verletzung des Bewegungsapparats

## FORMOTEROL®, FORADIL®

▸ **Wirkstoff:** Formoterol
▸ **Darreichungsform:** Kapseln; zur Inhalation
▸ **Medikamententypus:** Bronchodilatator, Beta-2-Sympathomimetikum
▸ **Anwendungsgebiet:** Lindert Bronchialasthma, unterdrückt allergische Reaktionen, behandelt COPD und lindert sportbedingte Bronchospasmen
▸ **Nebenwirkungen:** Gliederschmerzen, Frösteln, erkältungs- oder grippeähnliche Symptome, Husten oder Heiserkeit, Atembeschwerden, Verstopfung von Ohren oder Nase, Fieber, Kopfschmerzen, Halsschmerzen sowie ungewöhnliche Müdigkeit oder Schwäche

## MAXAIR® (SIEHE ANMERKUNG II, SEITE 300)

▸ **Wirkstoff:** Pirbuterolacetat
▸ **Darreichungsform:** Dosieraerosol
▸ **Medikamententypus:** Bronchodilatator – schnell wirkendes Beta-2-Sympathomimetikum, imitiert die Rolle des körpereigenen Epinephrin
▸ **Anwendungsgebiet:** Vorbeugung und Beendigung von Bronchospasmen; für Patienten ab zwölf Jahren; kann mit oder ohne begleitende Theophyllin- oder Steroidtherapie eingesetzt werden
▸ **Nebenwirkungen:** Zittern, Nervosität, Kopfschmerzen, Schwäche, Benommenheit, Schwindel, Herzklopfen, Herzrasen, Schmerzen und Engegefühl in der Brust, Husten, Übelkeit, Durchfall, Mundtrockenheit, Erbrechen, Hautreaktionen, Hautausschläge, Veränderungen von Geschmack und Geruch, Rückenschmerzen, Müdigkeit, Heiserkeit und verstopfte Nase

## NASACORT®

▸ **Wirkstoff:** Triamcinolonacetonid
▸ **Darreichungsform:** Nasenspray und -tropfen
▸ **Medikamententypus:** Steroidaler Entzündungshemmer
▸ **Anwendungsgebiet:** Behandlung von Nasensymptomen bei saisonalen und ganzjährigen Allergien bei Erwachsenen und Kindern ab mindestens sechs Jahren
▸ **Nebenwirkungen:** Nasenbluten, Husten, Fieber, Übelkeit, Halsbeschwerden, Ohrentzündung und Magenbeschwerden

## NASONEX®

▸ **Wirkstoff:** Mometasonfuroat
▸ **Darreichungsform:** Nasenspray
▸ **Medikamententypus:** Synthetischer steroidaler Entzündungshemmer
▸ **Anwendungsgebiet:** Behandlung der Nasensymptome bei saisonaler und ganzjähriger allergischer Rhinitis bei Erwachsenen und Kindern ab drei Jahren.
▸ **Nebenwirkungen:** Kopfschmerzen, Virusinfektion, Rachenkatarrh, blutiger Nasenschleim, Husten, Infektion der oberen Atemwege, Regelschmerzen, Schmerzen des Bewegungsapparats, Nebenhöhlenentzündung und Erbrechen

## OPATANOL® (AUGENTROPFEN)

▸ **Wirkstoff:** Olopatadinhydrochlorid
▸ **Medikamententypus:** Antihistaminikum, Mastzellstabilisator
▸ **Anwendungsgebiet:** Standardmedikament zur Behandlung von allergischer Bindehautentzündung
▸ **Nebenwirkungen:** Kopfschmerzen, Asthma, Sehstörungen, Brennen und Stechen in den Augen, Erkältungssyndrom, allergische Rhinitis, seltsame Körperempfindungen, Hornhautentzündung, Ödeme an den Augenlidern, Übelkeit, Rachenkatarrh, Juckreiz, Hyperämie, allgemeine allergische Symptome (könnten von einer zugrunde liegenden Allergie herrühren), trockene Augen und Veränderung der Geschmackswahrnehmung

## PULMICORT®

- ▸ **Wirkstoff:** Budesonid
- ▸ **Darreichungsform:** Orale Inhalation
- ▸ **Medikamententypus:** Synthetisches Glucocorticoid
- ▸ **Anwendungsgebiet:** Entzündungshemmend, für die Behandlung von Allergien und Asthma
- ▸ **Nebenwirkungen:** Gesteigerter Appetit, Verstopfung, Magenbeschwerden, Schlafstörungen, Stimmungsschwankungen, Nervosität und Unruhe
- ▸ **Langzeitnutzung:** Hoher Blutdruck, aufgedunsenes Gesicht, schwache Knochen oder Frakturen

## QVAR®

- ▸ **Wirkstoff:** Beclometason
- ▸ **Darreichungsform:** Dosieraerosol
- ▸ **Medikamententypus:** Synthetischer steroidaler Entzündungshemmer
- ▸ **Anwendungsgebiet:** Entzündungshemmer, Langzeitbehandlung von Asthma, allergischer Rhinitis, Dermatitis und Psoriasis
- ▸ **Nebenwirkungen:** Kopfschmerzen, nach der Verwendung Trockenheit in Mund, Nase oder Hals, verstopfte Nase, Schmerzen im Nasennebenhöhlenbereich, Halsschmerzen, Husten, Heiserkeit oder tiefere Stimme

## RELVAR®

- ▸ **Wirkstoff:** Fluticason, Vilanterol
- ▸ **Darreichungsform:** Pulver-Inhalator
- ▸ **Medikamententypus:** Synthetischer steroidaler Entzündungshemmer / langsames Beta-2-Sympathomimetikum
- ▸ **Anwendungsgebiet:** Präventionsbehandlung der Symptome von chronischem Bronchialasthma und Behandlung von COPD
- ▸ **Nebenwirkungen:** Mundtrockenheit, Husten und Halsreizungen, Heiserkeit und andere Stimmveränderungen

## RHINISAN®

- ▸ **Wirkstoff:** Triamcinolonacetonid
- ▸ **Darreichungsform:** Nasenspray

## RHINOCORT®

▸ **Wirkstoff:** Budesonid
▸ **Darreichungsform:** Nasen-Dosierspray
▸ **Medikamententypus:** Synthetisches Glucocorticoid
▸ **Anwendungsgebiet:** Kontrolle der Symptome von saisonalen Allergien bei Erwachsenen und Kindern sowie nicht allergischer Rhinitis bei Erwachsenen; wird nicht empfohlen für die Behandlung nicht allergischer Rhinitis bei Kindern
▸ **Nebenwirkungen:** Nasenbluten, Rachenkatarrh, Bronchospasmus, Husten und Nasenreizung

## RYNATUSS® (SIEHE ANMERKUNG 12, SEITE 300)

▸ **Wirkstoff:** Ephedrin
▸ **Darreichungsform:** Tabletten, Kapseln oder Tropfen
▸ **Medikamententypus:** Antihistaminikum
▸ **Anwendungsgebiet:** Bronchialdilatator für chronisches Asthma und andere Lungenerkrankungen; Nasenschleimlöser
▸ **Nebenwirkungen:** Benommenheit, Sedierung, Trockenheit der Schleimhäute und Magen-Darm-Beschwerden

## SEREVENT®

▸ **Wirkstoff:** Salmeterolxinafoat
▸ **Darreichungsform:** Dosieraerosol
▸ **Medikamententypus:** Bronchodilatator
▸ **Anwendungsgebiet:** Langwirksames Beta-2-Bedarfsmedikament – imitiert die Rolle des körpereigenen Epinephrin – öffnet bei Asthmatikern und Patienten mit chronisch obstruktiver Lungenerkrankung (COPD) die verengten Atemwege
▸ **Nebenwirkungen:** Infektion der oberen Atemwege, Nasopharyngitis, durch die Nasennebenhöhlen bedingte Kopfschmerzen, Magenschmerzen, Kopfschmerzen, Zittern, Husten
▸ **Nebenwirkungen bei COPD:** Infektion der oberen Atemwege, Durchfall, Halsschmerzen, Nasennebenhöhleninfektion, Rückenschmerzen, Kopfschmerzen und Engegefühl in der Brust

## SINGULAIR®

- ▸ **Wirkstoff:** Montelukast
- ▸ **Darreichungsform:** Tabletten
- ▸ **Medikamententypus:** Leukotrien-Hemmer – nimmt die Immunzellen ins Visier, die Entzündungen und Bronchospasmus auslösen
- ▸ **Anwendungsgebiet:** Prophylaktikum bei der Behandlung chronischen Asthmas, für Erwachsene und Kinder ab zwei Jahren
- ▸ **Nebenwirkungen:** Müdigkeit, Fieber, Unterleibsschmerzen, Trauma, Schwindel, Kopfschmerzen, Magenbeschwerden, Zahnschmerzen, verstopfte Nase, Husten, Grippe und Hautausschläge

## SULTANOL®

- ▸ **Wirkstoff:** Salbutamolsulfat
- ▸ **Darreichungsform:** Dosieraerosol
- ▸ **Medikamententypus:** Bronchodilatator – schnell wirkendes Beta-2-Sympathomimetikum; in der Wirkung dem körpereigenen Epinephrin ähnlich
- ▸ **Anwendungsgebiet:** Behandlung von Bronchospasmen bei Asthmatikern – Inhalationsspray zur vorbeugenden und lindernden Bronchienerweiterung bei sportbedingten Bronchospasmen – empfohlene Inhalationslösung zur Linderung von Bronchospasmen bei Patienten ab zwölf Jahren mit reversibler obstruktiver Atemwegserkrankung und akutem Bronchospasmus
- ▸ **Nebenwirkungen:** Nervosität, Kopfschmerzen, Schwindel, Schwäche, Schlafstörungen, Reizbarkeit, Benommenheit, Unruhe, Herzklopfen, Herzrasen, Hitzewallung, Beklemmungsgefühle, Muskelkrämpfe, Übelkeit und Schwierigkeiten beim Wasserlassen

## SYNTARIS®

- ▸ **Wirkstoff:** Flunisolid
- ▸ **Darreichungsform:** Nasenspray
- ▸ **Medikamententypus:** Synthetischer steroidaler Entzündungshemmer
- ▸ **Anwendungsgebiet:** Allergische Rhinitis, allergische Erkrankungen der Nasenschleimhaut
- ▸ **Nebenwirkungen:** Nachgeschmack, Brennen der Nasenschleimhaut, Reizung der Nasen- und Rachenschleimhaut, Schluckbeschwerden, Heiserkeit, Kopfschmerzen, Erkältungssymptome, verstopfte Nase, Nasenbluten, laufende

Nase, Änderung des Geruchs- und Geschmackssinns, Nebenhöhlenverstopfung, Nebenhöhlenperforation, Nebenhöhleninfektion, Sinusitis

## TELFAST®

- ▸ **Wirkstoff:** Fexofenadin HCL
- ▸ **Darreichungsform:** Kapseln und Tabletten
- ▸ **Medikamententypus:** Nicht sedierendes orales Antihistaminikum
- ▸ **Anwendungsgebiet:** Saisonale Allergien und andere Allergien
- ▸ **Nebenwirkungen bei Patienten von elf Jahren und älter**: Anfälligkeit für Erkältungen, Grippe, Übelkeit, Menstruationsbeschwerden, Benommenheit, Verdauungsstörungen, Erschöpfung, Kopfschmerzen, Infektion der oberen Atemwege, Rückenschmerzattacken
- ▸ **Nebenwirkungen bei Patienten, die jünger sind als elf Jahre:** Kopfschmerzen, Unfallverletzungen, Husten, Fieber, Schmerzen, Ohrenschmerzen, Infektionen der oberen Atemwege

## TUSSIONEX PENNKINETIC® (SIEHE ANMERKUNG 13, SEITE 301)

- ▸ **Wirkstoff:** Dihydrocodein
- ▸ **Darreichungsform:** Hustentropfen
- ▸ **Medikamententypus:** Narkotischer Hustenstiller und Antihistaminikum
- ▸ **Nebenwirkungen:** Sedierung, Benommenheit, geistige Verwirrung, Angstzustände, Euphorie, Schwindel, psychische Abhängigkeit, Stimmungsschwankungen, Hautausschläge, Juckreiz, Übelkeit, Erbrechen, Verstopfung, Harnverhaltung, Atemdepression, Trockenheit des Rachens, Engegefühl in der Brust – es kann zu körperlicher Abhängigkeit und Toleranz kommen

### WICHTIG!

Alle Angaben in diesem Kapitel wurden – unter Hinzuziehung des Rats einer Apothekerin – nach bestem Wissen für die deutschsprachige Buchfassung zusammengestellt. Jedoch kann keine Garantie für die Vollständigkeit oder Richtigkeit der Angaben gegeben werden. Empfehlungen variieren auch teilweise von Land zu Land. Die Einnahme von Medikamenten ist in jedem Fall mit Ihrem Arzt oder Apotheker abzustimmen.

# FREI VERKÄUFLICHE ALLERGIE- UND ERKÄLTUNGSMEDIKAMENTE (WIRKSTOFFE)

Wir staunen immer über die Vielzahl und Vielfalt der frei verkäuflichen Allergie- und Erkältungsmedikamente. Es gibt buchstäblich Unmengen von Produkten, und jedes unterscheidet sich minimal vom anderen, aber wenn man die Beipackzettel sorgfältig liest, fällt auf, dass die meisten dieser Produkte einen oder mehrere der unten aufgelisteten Inhaltsstoffe aufweisen.

Alle Produkte enthalten ein Antihistaminikum, aber manche können auch ein Schmerzmittel, wie zum Beispiel Paracetamol oder Ibuprofen, enthalten, andere auch einen Schleimlöser. Häufig werden wir gefragt, welches Antihistaminikum das beste ist, aber unserer Meinung nach unterscheiden sich Antihistaminika nur geringfügig. Manche wirken bei einigen Menschen besser als andere, aber die eigentliche Frage ist, ob Sie die nicht sedierende Variante benötigen. Falls Sie Antihistaminika gelegentlich nutzen, nur am Abend, wenn Sie schlafen können, eignen sich auch die älteren Antihistaminika. Doch wenn Sie das Mittel täglich einnehmen und wach sein und „funktionieren" müssen, sollten Sie die nicht sedierende Variante nutzen. Es kann tatsächlich gefährlich sein, Auto zu fahren oder eine schwere Maschine zu bedienen, wenn Sie Antihistaminika oder irgendein Medikament einnehmen, das Sie schläfrig macht.

Falls Sie neben Ihren Allergiesymptomen an Kopf- oder Gliederschmerzen leiden, könnten Sie ein Produkt mit einem Schmerzmittel wählen. Ist Ihre Nase verstopft, könnten Sie ein Produkt mit einem Schleimlöser verwenden. Bedenken Sie jedoch: Je mehr Medikamente Sie einnehmen, desto größer wird die Wahrscheinlichkeit, dass Sie eine oder mehrere der negativen Nebenwirkungen feststellen werden. Wir verwenden diese Medikamente nicht, aber weil so viele Menschen sie nutzen, halten wir es für wichtig, dass Sie die Risiken ebenso kennen wie den Nutzen. Eine häufig gestellte Frage ist, ob die kostengünstigeren Mittel beziehungsweise Generika ebenso gut sind, wie die stark beworbenen und teureren Markenprodukte. Die Antwort ist ein klares JA! Generika sind ebenso gut wie Markenprodukte und kosten deutlich weniger. Hier folgt nun eine Liste der frei verkäuflichen Generika sowie die Namen der Produkte, die den Wirkstoff enthalten, und die wichtigsten möglichen Nebenwirkungen.

## BROMPHENIRAMIN (SIEHE ANMERKUNG 14, SEITE 301)

▸ **Medikamententypus:** Antihistaminikum
▸ **Nebenwirkungen:** Nervosität, Schwindel und Schlafstörungen

## CETIRIZINDIHYDROCHLORID

▸ **Darreichungsform:** Tabletten
▸ **Medikamententypus:** Nicht sedierendes orales Antihistaminikum (In den USA wird viel Werbung damit gemacht, dass es das einzige von der FDA sowohl für Innenraum- als auch Umweltallergien zugelassene Antihistaminikum sei. Das mag eine clevere Verkaufsstrategie auf einem Markt sein, auf dem es vor Antihistaminika nur so wimmelt, aber in Wahrheit wirken alle Antihistaminika so ziemlich gleich und sollten gegen alle Allergene wirksam sein.)
▸ **Anwendungsgebiet:** Saisonale Allergien auf Allergene, wie zum Beispiel Ambrosienkraut und Pollen, sowie Innenraumallergien, wie zum Beispiel Hausstaubmilben und Tierschuppen – für Erwachsene und Kinder ab zwei Jahren
▸ **Nebenwirkungen bei Zwölfjährigen und älteren:** Müdigkeit, Schläfrigkeit, Mundtrockenheit, Rachenkatarrh und Schwindel
▸ **Nebenwirkungen bei Kindern unter zwölf Jahren:** Kopfschmerzen, Müdigkeit, Rachenkatarrh, Unterleibsschmerzen, Husten, Schläfrigkeit, Durchfall, Nasenbluten, Bronchospasmus, Übelkeit, Erbrechen, Mundtrockenheit und Schwindel

## CHLORPHENIRAMIN

▸ **Medikamententypus:** Erkältungsmittel
▸ **Nebenwirkungen:** Schläfrigkeit, Nervosität, Schlafstörungen

## CLEMASTINFUMARAT

▸ **Medikamententypus:** Antihistaminikum
▸ **Nebenwirkungen:** Schläfrigkeit, Erregbarkeit (insbesondere bei Kindern), Nervosität, Schwindel und Schlafstörungen

## DEXBROMPHENIRAMIN (SIEHE ANMERKUNG 15, SEITE 301)

▸ **Verwendung:** Bei Husten
▸ **Nebenwirkungen:** Nervosität, Schwindel und Schlafstörungen

## DIMENHYDRINAT

▸ **Medikamententypus:** Arzneimittel gegen Übelkeit und Schwindel
▸ **Nebenwirkungen:** Müdigkeit, trockener Mund

## DIMETINDEN

▸ **Medikamententypus:** Antihistaminikum der älteren Generation
▸ **Nebenwirkungen:** Müdigkeit, trockener Mund, trockene Augen

## DIPHENHYDRAMIN

▸ **Medikamententypus:** Schlaftabletten
▸ **Nebenwirkungen:** Ausgeprägte Schläfrigkeit, Schwindel und Nervosität

## DOXYLAMIN

▸ **Medikamententypus:** Schlaftabletten
▸ **Nebenwirkungen:** Nervosität, Schwindel und Herzrasen

## IBUPROFEN

▸ **Medikamententypus:** Schmerzstiller
▸ **Nebenwirkungen:** Nervosität, Schwindel, Schlafstörungen und Magenschmerzen

## KETOTIFENFUMARAT

▸ **Darreichungsform:** Augentropfen
▸ **Medikamententypus:** Mastzellenstabilisator ähnlich Cromoglycinsäure
▸ **Anwendungsgebiet:** Temporäre Vorbeugung von juckenden Augen aufgrund einer allergischen Bindehautentzündung
▸ **Nebenwirkungen:** Kopfschmerzen, Rhinitis, Brennen und Stechen in den Augen, Augenausfluss, Hornhautentzündung, trockene Augen, Erkrankung der Augenlider, Lichtempfindlichkeit, Grippesyndrome, Rachenkatarrh

## LORATADIN

- ▸ **Medikamententypus:** nicht sedierendes orales Antihistaminikum
- ▸ **Anwendungsgebiete:** Allergien im Allgemeinen
- ▸ **Nebenwirkungen:** Müdigkeit, Nervosität, Kopfschmerzen

## NAPROXEN

- ▸ **Medikamententypus:** Schmerzstiller
- ▸ **Nebenwirkungen:** Allergische Reaktion, Hautausschläge, Gesichtsschwellungen, Keuchen und Schock; Gefühl, als bliebe die Tablette im Hals stecken; Sodbrennen und Magenschmerzen

## PARACETAMOL

- ▸ **Medikamententypus:** Schmerzstiller; wirkt gut bei Kopf- und Gliederschmerzen; frei von Aspirin
- ▸ **Nebenwirkungen:** Leberschäden (trinken Sie zu diesem Medikament keinen Alkohol, weil schwere Leberschädigungen die Folge sein können), Nervosität, Schwindel und Schlafstörungen

## PSEUDOEPHEDRIN

- ▸ **Medikamententypus:** Erkältungsmittel, Schleimlöser
- ▸ **Nebenwirkungen:** Nervosität, Schlaflosigkeit, Schwindel und Herzrasen

# WICHTIGE WIRKSTOFFE GEGEN ASTHMA

Die Liste enthält die Darreichungsformen, Anwendungsgebiete und die jeweils wichtigsten Nebenwirkungen.

## BUDENOSID UND FORMOTEROL

▸ **Darreichungsform:** Pulver-Inhalator
▸ **Anwendungsgebiete:** Behandlung zur Vorbeugung von chronischem Bronchialasthma, Behandlung von COPD
▸ **Nebenwirkungen:** Mundtrockenheit, Husten, Halsreizung, Heiserkeit oder andere Stimmveränderungen, Herzrasen, Übelkeit, Erbrechen, Kopfschmerzen, Schwindel, Benommenheit, Schlafstörungen und Appetitlosigkeit

## MONTELUKAST

▸ **Darreichungsform:** Tabletten, Pulver zum Auflösen
▸ **Anwendungsgebiet:** Asthma bronchiale
▸ **Nebenwirkungen:** wenige, sehr selten Lungenbeschwerden

## OMALIZUMAB

▸ **Darreichungsform:** Injektionslösung
▸ **Anwendungsgebiete:** Behandelt moderates bis schweres Asthma und hilft, allergische Reaktionen zu lindern
▸ **Nebenwirkungen:** Juckreiz, leichte Hautausschläge, Gelenkschmerzen, Knochenfrakturen, Arm- oder Nackenschmerzen, Übelkeit, Schwindel, Müdigkeit Ohrenschmerzen, Erkältungssymptome, wie zum Beispiel verstopfte Nase, Niesen, Schmerzen der Nasennebenhöhlen, Husten und Halsschmerzen

## SALBUTAMOL (AUCH LEVALBUTEROL, SIEHE ANMERKUNG 16, SEITE 301)

▸ **Darreichungsform:** Dosieraerosol
▸ **Anwendungsgebiete:** Behandlung zur Vorbeugung der Symptome von chronischem Bronchialasthma, Behandlung von COPD
▸ **Nebenwirkungen:** Mundtrockenheit, Husten, Halsreizung, Heiserkeit oder andere Stimmveränderungen, Herzrasen, Übelkeit, Erbrechen, Kopfschmerzen, Schwindel, Benommenheit, Schlafstörungen und Appetitlosigkeit

## TIOTROPIUMBROMID

- ▸ **Darreichungsform:** Pulver-Inhalator
- ▸ **Anwendungsgebiete:** Behandlung von Bronchospasmen mit COPD, einschließlich chronischer Bronchitis
- ▸ **Nebenwirkungen:** Mundtrockenheit, Symptome einer Erkältung oder Nebenhöhleninfektion (verstopfte Nase, Niesen, Husten, Hals- und Kopfschmerzen)

## ZILEUTON (SIEHE ANMERKUNG 17, SEITE 301)

- ▸ **Darreichungsformen:** Tabletten, Granulate zum Einnehmen, Kautabletten
- ▸ **Anwendungsgebiet:** Behandlung von schwachem bis moderatem Asthma
- ▸ **Nebenwirkungen:** Kopfschmerzen, Magenbeschwerden und Übelkeit

# SELEKTIVE SEROTONIN-WIEDERAUFNAHME-HEMMER (SSRI) (WIRKSTOFFE)

Falls Sie unter Asthma leiden, besteht das Risiko, dass Sie auch Stimmungs- und Angststörungen beziehungsweise eine Depression entwickeln.

## CITALOPRAM

▶ **Darreichungsform:** Tabletten
▶ **Anwendungsgebiete:** Behandlung einer saisonal abhängigen Depression (SAD), depressiver Episode, Depression, Zwangsstörung
▶ **Nebenwirkungen:** Schläfrigkeit, Übelkeit, Husten, Heiserkeit, Schmerzen im unteren Rücken und in der Seite, Entzündungen an den Lippen oder im Mund, Verstopfung oder Durchfall, Kopfschmerzen, Angstzustände, Veränderungen im sexuellen Verlangen, Schlafstörungen, Mundtrockenheit und Müdigkeit

## ESCITALOPRAM

▶ **Darreichungsform:** Tabletten, Tropfen
▶ **Anwendungsgebiete:** Behandlung einer saisonal abhängigen Depression (SAD), depressiver Episode, Depression, Zwangsstörung
▶ **Nebenwirkungen:** Schläfrigkeit, Übelkeit, Husten, Heiserkeit, Schmerzen im unteren Rücken und in der Seite, Entzündungen an den Lippen oder im Mund, Verstopfung oder Durchfall, Kopfschmerzen, Angstzustände, Veränderungen im sexuellen Verlangen, Schlafstörungen, Mundtrockenheit und Müdigkeit

## FLUOXETIN

▶ **Darreichungsform:** Kapseln
▶ **Anwendungsgebiete:** Behandlung einer saisonal abhängigen Depression (SAD), depressiver Episode, Depression, Zwangsstörung
▶ **Nebenwirkungen:** Schläfrigkeit, Übelkeit, Husten, Heiserkeit, Schmerzen im unteren Rücken und in der Seite, Entzündungen an den Lippen oder im Mund, Verstopfung oder Durchfall, Kopfschmerzen, Angstzustände, Veränderungen im sexuellen Verlangen, Schlafstörungen, Mundtrockenheit und Müdigkeit

## PAROXETIN

▸ **Darreichungsform:** Tabletten
▸ **Anwendungsgebiete:** Behandlung einer saisonal abhängigen Depression (SAD), depressiver Episode, Depression, Zwangsstörung
▸ **Nebenwirkungen:** Schläfrigkeit, Übelkeit, Husten, Heiserkeit, Schmerzen im unteren Rücken und in der Seite, Entzündungen an den Lippen oder im Mund, Verstopfung oder Durchfall, Kopfschmerzen, Angstzustände, Veränderungen im sexuellen Verlangen, Schlafstörungen, Mundtrockenheit und Müdigkeit

## SERTRALIN

▸ **Darreichungsform:** Tabletten
▸ **Anwendungsgebiet:** Behandlung einer saisonal abhängigen Depression (SAD), depressiver Episode, Depression, Zwangsstörung
▸ **Nebenwirkungen:** Schläfrigkeit, Übelkeit, Husten, Heiserkeit, Schmerzen im unteren Rücken und in der Seite, Entzündungen an den Lippen oder im Mund, Verstopfung oder Durchfall, Kopfschmerzen, Angstzustände, Veränderungen im sexuellen Verlangen, Schlafstörungen, Mundtrockenheit und Müdigkeit

# ZUSAMMENFASSUNG

Falls Ihnen keines der natürlichen Heilmittel Linderung gebracht hat, gibt es keinen Grund, warum Sie nicht einen der in diesem Kapitel aufgelisteten Wirkstoffe bzw. eines der Medikamente einnehmen sollten. Aber es ist äußerst wichtig, dass Sie mit einem sachkundigen Arzt oder Heilpraktiker zusammenarbeiten. Außerdem sollten Sie sich stets der möglichen Nebenwirkungen, die wir aufgelistet haben, bewusst sein.

Die medizinische Forschung wird unvermindert fortgesetzt, und es wird nach neuen und wirksamen Medikamenten gesucht, deshalb sollten Sie stets Ihren Arzt und/oder Apotheker fragen, ob neue Arzneimittel gegen Ihr Beschwerdebild zur Verfügung stehen.

# KAPITEL 13
# ALTERNATIVE
# BEHANDLUNGSMÖGLICHKEITEN

Alternative Heilmethoden – von der Akupunktur über Atemtherapie bis hin zu Yoga –, die von der Standardbehandlung mit Medikamenten abweichen, werden immer beliebter, vor allem bei chronischen Erkrankungen, wie zum Beispiel Allergien und Asthma. Die Menschen wenden sich aus mehreren Gründen den alternativen Therapien zu. Zuallererst suchen sie nach Möglichkeiten, ihre Symptome zu lindern, damit sie sich besser fühlen, und um ihren Bedarf an Medikamenten zu reduzieren. Zweitens wollen viele die medizinische Behandlung nicht allein ihren Ärzten überlassen oder sich ganz auf Tabletten und Inhalationsgeräte verlassen. Sie suchen nach Möglichkeiten, die Kontrolle über ihr Leben zurückzugewinnen und eine bessere Lebensqualität zu erreichen.

In diesem Kapitel beschreiben wir einige der meistverbreiteten Formen alternativer Methoden, die von Menschen mit Asthma und Allergien angewendet werden. Falls Sie an einer dieser Methoden interessiert sind, raten wir Ihnen dringend, mit einem qualifizierten Gesundheitsfachmann zusammenzuarbeiten, und wir sagen Ihnen auf Seite 302f., wo Sie einen solchen finden. Bitte setzen Sie keine medikamentöse Behandlung auf eigene Faust ab, vor allem dann nicht, wenn Sie an einer schweren Allergie oder schwerem Asthma leiden. Am besten ist es, mit dem Arzt oder Heilpraktiker partnerschaftlich zusammenzuarbeiten.

## AKUPUNKTUR UND AKUPRESSUR

Akupunktur ist Bestandteil des jahrtausendealten Traditionellen Chinesischen Medizinsystems (TCM) von Diagnose und Behandlung. Ein Akupunkteur verwendet dünne Drahtnadeln oder den Fingerdruck, um bestimmte Körperpunkte (Akupunkturpunkte) zu stimulieren. Wissenschaftler aus dem Westen haben nachgewiesen, dass eine Akupunktur reale und messbare physiologische Veränderungen herbeiführen kann, wie zum Beispiel eine Veränderung der Ausschüttung von Hormonen und Neurotransmittern, die für die Kontrolle von Schmerzen und der Stimmung verantwortlich sind und zur Regulierung der Organsysteme beitragen. Tatsächlich wird die Akupunktur in der westlichen Welt inzwischen für spezifische medizinische Zwecke genutzt, wie zum Beispiel für die Behandlung von Rückenschmerzen, Arthritis oder Kopfschmerzen.

Chinesische Akupunkteure betrachten die Akupunktur nicht als Behandlungsmethode für spezifische Erkrankungen. Stattdessen wird sie zur Korrektur der Lebensenergie im Körper genutzt, die „Chi" genannt wird. Im Gegensatz zu den Ärzten im Westen, wo man davon ausgeht, dass jedes Leiden durch ein spezifisches medizinisches Problem hervorgerufen wird, sind Fachleute der Traditionellen Chinesischen Medizin der Meinung, dass jede Krankheit das Ergebnis einer Störung des Energieflusses in einem oder mehreren Körperorganen ist, die durch Akupunktur behoben werden kann. Sie unterteilen den Körper in verschiedene Akupunkturpunkte, wobei jeder dieser Punkte den Energiefluss in ein bestimmtes Organ oder System kontrolliert. So gilt chronisches Asthma in der Traditionellen Chinesischen Medizin zum Beispiel als Schwäche der Lunge oder als Schwäche der Milz, die für die Versorgung des Lungen-Chi verantwortlich ist. Obwohl diese Konzepte den Menschen im Westen fremd sind, hat die Akupunktur in den vergangenen Jahrzehnten an Beliebtheit gewonnen, insbesondere für die Behandlung chronischer Erkrankungen, einschließlich Asthma und Allergien, die mithilfe der westlichen Medikamente nicht geheilt werden können.

Es liegen mehrere Studien vor, die den Nutzen der Akupunktur bei Allergien und Asthma nachweisen, aber deren Aussagekraft ist, zumindest aus Sicht der westlichen Medizin, beschränkt. Aufgrund der Art und Weise der Akupunktur ist es schwierig, placebokontrollierte Doppelblindstudien durchzuführen – für placebokontrollierte Doppelblindstudien gibt es zwei Teilnehmergruppen, wobei die eine Gruppe die echte Behandlung erfährt, während die andere ein Placebo erhält, das absolut echt zu sein scheint. Weder die Teilnehmer noch die Wissen-

## PROFISUCHE

Falls Sie einen Akupunkteur aufsuchen wollen, empfehlen wir Ihnen, einen Fachmann zu suchen, der sich mit Allergien und Asthma auskennt und vorzugsweise Arzt ist. Um einen sachkundigen Akupunkteur in Ihrer Region zu finden, könnten Sie Kontakt zur Deutschen Akademie für Akupunktur e.V. aufnehmen oder im Internet unter jameda.de nachschauen, siehe Ressourcen auf Seite 302f.

schaftler wissen, wer die echte Behandlung und wer das Placebo bekommt. Um diesen westlichen Standards Genüge zu tun, müsste bei einer Akupunkturstudie eine Kontrollgruppe eine Art von Behandlung erhalten, die der Akupunktur ähnlich, aber eine nutzlose Scheinprozedur ist – sodass beide Gruppen *glauben* würden, sie hätten die echte Akupunktur erhalten, was jedoch nur bei einer Gruppe tatsächlich der Fall wäre. Aber selbstverständlich wäre es unmöglich, dass die Akupunkteure nicht wüssten, welche Teilnehmer die echte Behandlung im Gegensatz zur Scheinbehandlung erhielten – also ist eine Doppelblindstudie grundsätzlich ausgeschlossen. Das ist der Grund, weshalb die meisten Akupunkturstudien lediglich zwei Gruppen beobachten – diejenigen, die die Behandlung erhalten, und die anderen, bei denen das nicht der Fall ist. Westliche Ärzte stehen diesen Forschungsmethoden etwas skeptisch gegenüber, weil sie der Meinung sind, dass dabei der Placeboeffekt nicht berücksichtigt wird.

Die Studien, mit denen die Wirksamkeit der Akupunktur bei Asthma und Allergien untersucht wurde, haben im Großen und Ganzen zu positiven Ergebnissen geführt. In den meisten Studien berichten Patienten von signifikanter Symptomlinderung sowohl bei Allergien als auch bei Asthma, sowie über eine Reduktion des Medikamentenbedarfs. Mehrere Studien haben ergeben, dass Akupunktur die Nasenwege gegenüber der Ausschüttung von Histamin desensibilisiert, was zu einem Nachlassen des Juckreizes führt. Die Wissenschaftler haben nach Akupunkturbehandlungen ein signifikantes Absinken des IgE-Werts festgestellt, jenes vom Immunsystem produzierten Antikörpers, der allergische Symptome auslöst. Je nach Schwere Ihrer Erkrankung kann die Behandlung mehrere Akupunktursitzungen über einen Zeitraum von einigen Wochen oder sogar Monaten erforderlich machen. Darüber hinaus haben Studien belegt, dass Akupressur eine wirksame Begleittherapie bei Asthma ist.

# ATEMTHERAPIE

Die Atmung ist eine Aktivität, von der man annimmt, dass sie von ganz allein vor sich geht – tatsächlich müssen wir nicht einmal daran denken, wir atmen einfach. Wie der Herzschlag wird auch die Atmung vom autonomen beziehungsweise vegetativen Nervensystem gesteuert. Mitte des 20. Jahrhunderts stellte ein russischer Wissenschaftler jedoch eine faszinierende Frage: Was wäre, wenn manche Menschen nicht richtig atmeten? Und was wäre, wenn anormale Atemmuster die wahre Ursache von Asthma wären?

## HYPERVENTILATION

In den 1940er-Jahren begann der russische Physiologe Konstantin Pawlowitsch Buteyko die Möglichkeit zu untersuchen, ob die Hyperventilation – das zu tiefe Atmen – die eigentliche Ursache zahlreicher chronischer Erkrankungen, einschließlich Asthma, Bluthochdruck und Angststörungen, sein könnte. Dr. Buteyko beobachtete, dass die Hyperventilation viele der Symptome hervorruft, die mit Asthma verbunden sind, wie zum Beispiel Engegefühl in der Brust, insbesondere nach sportlicher Betätigung, Keuchen, Atemnot und Benommenheit. Die Hyperventilation kann unangenehm sein und kann einem das Gefühl von Fahrigkeit und Nervosität vermitteln, aber warum sollte sie ungesund sein? Buteyko war der Meinung, dass die Hyperventilation ein Ungleichgewicht der beiden für die Funktion des Körpers wichtigsten Gase hervorruft – Sauerstoff und Kohlendioxid. Einfach ausgedrückt: Beim Einatmen nehmen Sie Sauerstoff auf, beim Ausatmen geben Sie Kohlendioxid ab. Und obwohl wir meist der Meinung sind, Sauerstoff sei für das Leben unverzichtbar und Kohlendioxid sei lediglich ein Abfallprodukt, muss unser Körper in Wahrheit das richtige Verhältnis beider Gase erlangen, um normal funktionieren zu können. Kohlendioxid trägt insbesondere dazu bei, den normalen Säure-Basen-Haushalt des Körpers aufrechtzuerhalten.

Die Theorie lautet, dass Sie, wenn Sie ständig hyperventilieren, die Körperchemie verändern und damit wichtige Organe, wie das Herz und die Lunge, schädigen.

## BUTEYKO-ATEMTECHNIK

Dr. Buteyko entwickelte die Buteyko-Atemtechnik, mit deren Hilfe dem Körper wieder antrainiert werden soll, flacher zu atmen, sodass die Ausatmung von zu viel Kohlendioxid verhindert wird. Diese Atemtechnik hat in Europa sehr viele Anhänger gefunden und wird inzwischen auch in den Vereinigten Staaten gelehrt. Nichtsdestotrotz ist die Buteyko-Atemtechnik umstritten, hauptsächlich deshalb, weil bei Asthmapatienten, die diese Technik anwenden, keinerlei Verbesserungen ihrer medizinischen Symptome anhand objektiver Kriterien, wie zum Beispiel eine verbesserte Lungenfunktion, nachgewiesen werden konnten.

Doch mehrere in Europa durchgeführte Studien haben belegt, dass die Buteyko-Atemtechnik Asthmapatienten helfen kann, ihren Bedarf an Bronchodilatatoren zu verringern, und die Patienten berichten in der Regel von einer verbesserten Lebensqualität. Handelt es sich hier um ein weiteres Beispiel der Macht des Placeboeffekts? Wer weiß? Um noch weiter Feuer in die Kontroverse zu gießen, hat eine Studie, die jüngst im prestigeträchtigen britischen Medizinjournal *The Lancet* veröffentlicht wurde, ergeben, dass ein Drittel aller Frauen und ein Fünftel aller Männer auf einem Selbstbewertungsfragebogen für Asthmapatienten Werte angaben, die den Schluss nahelegten, dass sie abnormale Atemmuster aufwiesen, die ihren Zustand verschlimmert, wenn nicht gar verursacht haben könnten. Aber ein Artikel in dem gleichen Magazin wies darauf hin, dass keine fundierten wissenschaftlichen Beweise vorlägen, die die Behauptung, dass Atemtherapie Asthmatikern tatsächlich helfen könnte, untermauern würden.

Falls Sie Interesse haben, mehr über die Buteyko-Atemtechnik zu erfahren, können Sie sich an entsprechende Gesellschaften oder Arbeitsgemeinschaften wenden, siehe Ressourcen auf Seite 302f. Wenn Sie daran interessiert sind, die Buteyko-Atemtechnik auszuprobieren, sollten Sie bitte mit Ihrem Arzt oder Heilpraktiker zusammenarbeiten, damit Sie die bestmöglichen Ergebnisse erzielen können.

# HOMÖOPATHIE

Falls Sie je in Ihrem Reformhaus oder Ihrer Apotheke durch die homöopathische Abteilung gestreift sind, haben Sie zweifellos eine ganz Reihe von Produkten mit seltsam klingenden Bezeichnungen gesehen, wie zum Beispiel *Allium cepa* oder *Nux vomica*, sowie seltsame Etiketten, auf denen Dinge stehen, wie „6-X" oder „200-C". Und Sie haben sich möglicherweise gefragt, was das zu bedeuten hat. Zwar sind in homöopathischen Produkten manchmal Kräuter enthalten, doch die Homöopathie ist nicht nur eine andere Form der Kräutermedizin. Es handelt sich um ein bestimmtes medizinisches Verfahren, das vor etwa zweihundert Jahren von Samuel Hahnemann, einem deutschen Arzt, entwickelt wurde. Er lehnte sich gegen die damaligen gefährlichen medizinischen Praktiken auf, wie zum Beispiel den Aderlass und die routinemäßige Nutzung hochgiftiger Arzneimittel, beispielsweise der quecksilberhaltigen Abführmittel.

Dr. Samuel Hahnemann war von einem Ausspruch von Hippokrates fasziniert: „Suche die Heilung in der Ursache." Aus diesem Satz schloss er, dass die Symptome einer Krankheit in Wahrheit die Methode des Körpers sind, sich selbst zu heilen, und dass das Schlimmste, was man tun könne, um eine Krankheit zu heilen, darin bestehe, das Symptom zu unterdrücken. Vielmehr müsse man die Symptome sicher und schnell hervorrufen, damit der Körper sich selbst heilen könne. So wusste Dr. Hahnemann zum Beispiel, dass die Rinde des Chinarindenbaums ein altbewährtes Volksheilmittel gegen Malaria war.

Zu Forschungszwecken nahm er hohe Dosen Chinarinde ein und stellte fest, dass er hohes Fieber bekam und andere malaria-ähnliche Symptome entwickelte. Dr. Hahnemann schlussfolgerte: Wenn hohe Dosen Chinarinde bei gesunden Menschen malaria-ähnliche Symptome hervorrufen, könnten sehr geringe Dosen Chinarinde Menschen, die an Malaria leiden, zur Heilung verhelfen.

## DAS ÄHNLICHKEITSGESETZ

Nach diesem Experiment und zahlreichen anderen mit verschiedenen Heilmitteln entwickelte Dr. Hahnemann die Grundlage der Homöopathie, die als das „Ähnlichkeitsgesetz" bekannt ist. Einfacher ausgedrückt: „Ähnliches mit Ähnlichem heilen." So würde nach dem Ähnlichkeitsgesetz eine homöopathische Zubereitung gegen Allergien nicht in einem Antihistaminikum bestehen, das die allergischen Symptome unterdrückt, sondern in Pollen beziehungsweise einem anderen Pflanzenbestandteil, das in hohen Dosen die Symptome tatsächlich verschlimmern würde. Doch in sehr geringen homöopathischen Dosen könnte es das Problem heilen. Auf den ersten Blick kann das vielleicht abwegig klingen, allerdings liegt das Prinzip „Ähnliches mit Ähnlichem heilen" auch der Wissenschaft zum Thema Impfungen zugrunde – nämlich dass eine winzige Menge eines Virus den Körper anregen kann, Antikörper gegen eine bestimmte Krankheit zu produzieren. Außerdem hat es Ähnlichkeiten mit der Immuntherapie – der Desensibilisierung –, bei der dem Körper geringe Mengen des Allergens zugeführt werden, um das Immunsystem zu desensibilisieren. In beiden Fällen gilt, „Ähnliches mit Ähnlichem heilen", allerdings aus unterschiedlichen Gründen.

## DIE HOMÖOPATHISCHE APOTHEKE

Dr. Hahnemann erforschte viele Jahre unterschiedliche Heilmittel und veröffentlichte die Ergebnisse in seinem bahnbrechenden Buch *Die chronischen Krankheiten: Ihre eigenthümliche Natur und homöopathische Heilung*, das die medizinischen Verfahren revolutionierte. Dr. Hahnemann stellte nicht nur eine homöopathische Apotheke zusammen, sondern lieferte auch Anleitungen, welche homöopathische Zubereitung bei unterschiedlichen Persönlichkeitstypen die beste Wirkung erzielt. So sollten Sie zum Beispiel, wenn Sie deprimiert sind und Ihre Nase läuft, eine andere Zubereitung einnehmen, als wenn Sie reizbar sind und die gleichen Symptome aufweisen. Im 19. Jahrhundert war die Homöopathie eine sehr beliebte Form der Medizin, die von homöopathischen Heilpraktikern und sogar von einigen Ärzten praktiziert wurde. Zu Beginn des 20. Jahrhunderts wurde die American Medical Association (AMA) gegründet, um den Ärzten zu helfen, ihre Vorrangstellung in der medizinischen Versorgung zu sichern. Die AMA war erfolgreich, und die Homöopathie verlor in den Vereinigten Staaten an Bedeutung.

Doch in Europa ist sie bis heute eine beliebte Form der alternativen Medizin geblieben und wird von vielen Ärzten praktiziert. In den vergangenen Jahren kam es in den Vereinigten Staaten zu einem Wiederaufleben des Interesses an der Homöopathie, doch sie scheint dennoch irgendwie rätselhaft und unverstanden zu bleiben.

Zum einen widersetzt sich die Homöopathie allem, was in der Chemie Gültigkeit hat. Laut den von Dr. Hahnemann aufgestellten Regeln der Homöopathie ist das Produkt umso wirksamer, je geringer die Menge des aktiven Inhaltsstoffs in der Zubereitung ist! Mit anderen Worten: Weniger ist mehr, und viel weniger ist viel mehr. Alle homöopathischen Zubereitungen sind extrem verdünnt. Eine kaum nachweisbare Menge eines aktiven Wirkstoffs wird mit der Suspensionsflüssigkeit vermischt, sodass ein Produkt, das mit 6-X gekennzeichnet ist, sechsmal verdünnt wurde, ein Produkt, das mit 10-X etikettiert ist, zehnmal verdünnt wurde. Ist eine Substanz 100-mal verdünnt worden, ist sie mit C-1 gekennzeichnet. Nach der Verdünnung wird das Produkt weiteren Prozessen unterzogen, nämlich verschüttelt und geklopft. Früher wurde das von Hand erledigt, heutzutage erfolgt dies maschinell. Manchmal wird eine Zubereitung so sehr verdünnt, dass kein nachweisbarer Wirkstoff übrig bleibt! Dennoch betrachten Homöopathen dieses Produkt als das Wirksamste von allen. Und das treibt Wissenschaftler zur Weißglut, weil es keinen rationalen Grund gibt, warum eine solche homöopathische Zubereitung wirksam sein sollte, und dennoch haben zahlreiche klinische Studien belegt, dass sie gegen viele Leiden wirkt, von Ruhr bei Kindern über die rheumatoide Arthritis und tatsächlich auch gegen Allergien.

Mehrere Untersuchungen haben bestätigt, dass homöopathische Zubereitungen zur Linderung von Allergiesymptomen beitragen können, insbesondere bei Heuschnupfen. Bei einer berühmten Studie, die 1986 in der britischen Medizinfachzeitschrift *The Lancet* publiziert wurde, wurde 150 Heuschnupfenpatienten entweder ein homöopathisches Präparat, das aus einer sehr verdünnten Pollenmischung bestand, oder aber ein Placebo verabreicht. Nach zwei Wochen kamen die Wissenschaftler zu dem Schluss, dass diejenigen Patienten, die das homöopathische Präparat erhalten hatten, einen „signifikanten Rückgang der vom Patienten und dem Arzt beurteilten Symptomwerte" aufwiesen. Angesichts der Tatsache, dass dies eine placebokontrollierte Doppelblindstudie war, kann man die Verbesserung nicht dem Placeboeffekt zuschreiben. So seltsam es auch klingen mag, die Homöopathie scheint zu funktionieren, zumindest bei manchen Krankheiten. Eine im *British Medical Journal* veröffentlichte jüngere Studie kam jedoch zu dem Ergebnis, dass die Homöopathie bei der Behandlung von Asthma nicht besser abschnitt als ein Placebo.

## HOMÖOPATHISCHE MITTEL GEGEN ALLERGIEN

Falls Sie ein homöopathisches Mittel gegen Ihre Allergie ausprobieren wollen, empfehlen wir Ihnen, mit einem Homöopathen zusammenzuarbeiten, um die besten Ergebnisse erzielen zu können. Viele naturheilkundliche Ärzte haben eine Ausbildung in Homöopathie absolviert und sind am besten gerüstet, um Ihnen die richtige Behandlung zukommen zu lassen. Auch manche Komplementärmediziner besitzen Fachkenntnisse auf dem Gebiet der Homöopathie. Eine Selbstbehandlung mit homöopathischen Mitteln ist zwar schwierig, aber es gibt einige homöopathische Kombipräparate gegen Allergien, die dem Verbraucher das Rätselraten ersparen und von bekannten Herstellern homöopathischer Produkte angeboten werden, wie zum Beispiel von DHU, Arcana und Gudjons.

Streng gläubige homöopathische Ärzte werden dieses Vorgehen wohl nicht befürworten, weil sie eine für jeden Patienten maßgeschneiderte Behandlung vorziehen, doch diese Produkte zeigen bei vielen Menschen Wirkung. Falls Sie einen individuelleren Ansatz wünschen, könnten Sie in einigen Reformhäusern und Apotheken Experten finden, die viel von der Homöopathie verstehen und Ihnen helfen können, das für Sie beste Produkt herauszusuchen. Außerdem gibt es einige ausgezeichnete Bücher über die Homöopathie.

## HOMÖOPATHISCHE HEILMITTEL GEGEN ASTHMA

Welches homöopathische Heilmittel geeignet ist, hängt von den jeweiligen Symptomen eines Patienten ab. Es ist wichtig, dass Sie einen sachkundigen, in der Homöopathie erfahrenen Arzt aufsuchen, damit dieser das richtige Mittel auswählen kann, weil jedes individuell genutzt wird. Zu den möglichen homöopathischen Therapien gegen Asthma zählen folgende Mittel:

- Arsenicum album gegen Asthma mit Unruhe und Angstzuständen
- Ipecacuanha gegen Engegefühl in der Brust und Husten
- Pulsatilla gegen Druck in der Brust und Luftnot
- Sambucus gegen Asthmasymptome, die Sie nachts aufwecken

# HYPNOTHERAPIE

Die Hypnotherapie ist eine weitere Form der alternativen Medizin, die als Behandlung gegen viele verschiedene Leiden, einschließlich Asthma und Allergien, immer beliebter wird. Der Begriff Hypnose stammt aus dem Griechischen und bedeutet „schlafen", aber in Wahrheit hat die Hypnose wenig mit Schlaf zu tun, sondern vielmehr mit der Macht der Gedanken. Die Hypnose ist etwas schwer zu erklären, weil sie noch immer als geheimnisvolles Phänomen gilt, das nicht vollständig erforscht ist. Nichtsdestotrotz gibt es einen wachsenden Kreis von Ärzten, die erkannt haben, dass sie von Nutzen ist.

Bei der Hypnotherapie werden Sie von einem erfahrenen Arzt in einen trance-artigen beziehungsweise meditativen Zustand versetzt, in dem Sie angewiesen werden, Ihre eigenen Gedanken zu nutzen, um Ihren körperlichen Zustand zu verändern. Der Hypnotiseur kontrolliert Sie nicht und beherrscht Ihre Psyche nicht, sondern er oder sie bringt Sie an den Punkt, an dem Sie für Suggestionen offen sind.

Trotz der beliebten Vorstellung, dass ein Hypnotiseur sein Subjekt manipuliert, tun Sie unter Hypnose nichts, was Sie nicht tun wollen.

## FUNKTIONIERT DIE HYPNOSETHERAPIE GEGEN ALLERGIEN?

Wenn Sie in Hypnosezustand versetzt werden, sind Sie bei Bewusstsein, aber sehr entspannt und für Suggestionen empfänglich. Falls Sie der Meinung sind, dass eine Verbindung zwischen Körper und Geist besteht, dann sollte es Ihrem Gehirn möglich sein, spezielle Veränderungen in einzelnen Körpersystemen zu „suggerieren". So haben zum Beispiel mehrere Studien belegt, dass es möglich ist, das Immunsystem anzukurbeln, einfach indem man sich vorstellt, dass die Immunzellen die Verteidigung des Körpers übernehmen. Tatsächlich ist das „geführte Visualisieren" bei Krebspatienten und anderen chronisch Kranken ein häufig angewandtes Verfahren. Wenn unsere Gedanken ein träges Immunsystem ankurbeln können, so schlussfolgern Hypnotherapeuten, dann können unsere Gedanken auch ein überaktives Immunsystem, wie im Fall einer Allergie, normalisieren. Das mag ein bisschen weit hergeholt klingen, aber einige Untersuchungen haben tatsächlich bestätigt, dass Menschen ihre allergischen Reaktionen auf eine Substanz unter Hypnose abmildern können. Bei diesen Studien wurde in der Regel ein Allergen in beide Arme injiziert, aber dem Teilnehmer wurde unter Hypnose mitgeteilt, dass nur an einem Arm eine allergische Reaktion auftreten würde. In vielen dieser Experimente zeigte der Arm, bei dem eine allergische Reaktion erwartet wurde, tatsächlich eine deutlich stärkere Reaktion als der andere Arm.

Es konnte eindeutig nachgewiesen werden, dass die geführte Visualisierung tatsächlich eine allergische Reaktion hervorrufen kann. Wenn jemand zum Beispiel gegen Katzen sehr allergisch ist, kann allein der Gedanke an eine Katze eine allergische Reaktion auslösen. Das ist ein Beispiel dafür, was geschehen kann, wenn man zulässt, dass sich die Gedanken gegen einen selbst richten. Mithilfe der Hypnotherapie wird einem dagegen beigebracht, wie man sich die Kraft der Gedanken zunutze machen kann.

Falls Sie an einer Hypnotherapie bei Asthma oder Allergien interessiert sind, sollten Sie mit einem gut ausgebildeten Hypnotiseur zusammenarbeiten. Um den für Sie richtigen Fachmann zu finden, können Sie die Deutsche Gesellschaft für Hypnose-Therapie kontaktieren (siehe Ressourcen auf Seite 302f.).

Die Hypnose ist allerdings nicht für jeden geeignet. Zwar sind die meisten Menschen in der Lage, den Punkt zu erreichen, an dem sie loslassen können und für Suggestionen empfänglich werden, doch etwa 10 bis 15 Prozent eignen sich nicht als Kandidaten. Sobald Sie gelernt haben, wie Sie sich selbst in eine hypnotische Trance versetzen können, können Sie die Therapie möglicherweise selbst fortsetzen.

# YOGA

Yoga ist eine über fünftausend Jahre alte, aus Indien stammende spirituelle Praxis, die – modern gesprochen – das Beste der Körper-Geist-Medizin miteinander kombiniert. Yoga entstammt dem medizinischen System des Ayurveda, das sich auf die Behandlung des ganzen Menschen konzentriert, nicht nur auf seine Krankheitssymptome. Ayurveda-Ärzte betonen insbesondere die Bedeutung der Ernährung, eines gesunden Körpers und eines gelassenen Geistes. Yoga-Praktizierende, Yogis genannt, bemühen sich, wahre Erleuchtung zu erreichen, die ihrer Meinung nach in der Vereinigung mit einem göttlichen Bewusstsein besteht, Brahman oder Atman genannt, dem transzendentalen Selbst. Das Wort Yoga bedeutet im Sanskrit, der altindischen Sprache, tatsächlich „Vereinigung". Die ayurvedische Medizin war ein Modell für die westliche Komplementärmedizin, die schulmedizinische Verfahren mit der sogenannten alternativen Medizin kombiniert – dem Einsatz von Therapien, die sich nicht auf die Verabreichung von Medikamenten beschränken.

## FORMEN DES YOGA

Es gibt viele verschiedene Yogaformen, welchen jeweils eine andere Philosophie und Vorgehensweise zugrunde liegen. Yoga-Übungen bestehen in der Regel aus drei Komponenten:

▸ Körperliche Übungen beziehungsweise Asanas, die Stärke, Beweglichkeit und Ausdauer fördern.

▸ Atemübungen, Pranayama genannt, die die Lungenfunktion stärken und die Entspannung fördern.

▸ Meditation, die dazu beiträgt, Stress zu lindern, den Geist klar zu machen und die höheren spirituellen Ziele zu erreichen.

Manche Formen des Yoga konzentrieren sich mehr auf einen Aspekt als auf die anderen. In den vergangenen Jahren wurde Yoga auch in der westlichen Welt als Methode beliebt, um in einer stressreichen Welt gelassen und fit zu bleiben. Neuere Studien haben belegt, dass Yoga eine ausgezeichnete Möglichkeit ist, gesund zu bleiben, und Yoga wurde von der medizinischen Fachwelt als begleitende Behandlung für unterschiedliche Erkrankungen, von Arthritis über Rückenschmerzen und Bluthochdruck bis hin zu Angststörungen, eingehend untersucht. In den USA finanzieren die National Institutes of Health (NIH) klinische Untersuchungen von Yoga für die Behandlung von Schlaflosigkeit und Multiple Sklerose.

## NÜTZLICHE THERAPIE BEI ASTHMA UND ALLERGIEN

Neuere Studien legen den Schluss nahe, dass Yoga für Asthmapatienten eine nützliche Therapie ist. In einer von der Universität von Colorado in Denver durchgeführten Studie untersuchte ein Allergologe 17 erwachsene Asthmatiker. Die Hälfte der Gruppe nahm an einem Yogaprogramm teil, zu dem langsame, tiefe Atemübungen und Meditation zählten, die andere Hälfte nicht. Diejenigen Patienten, die Yoga praktizierten, berichteten, dass sie ihre Inhalationsgeräte weniger nutzen mussten als die Kontrollgruppe, und sie erzielten auf einem Fragebogen zur Lebensqualität bessere Werte. Yoga verbesserte nicht nur die Lungenfunktion, sondern schien auch Symptome zu lindern und könnte den Bedarf an starken Medikamenten senken. Bei einer anderen Studie, die am Institute for Respiratory Medicine in Australien durchgeführt wurde, untersuchten Wissenschaftler, ob eine bestimmte Meditationstechnik, Sahaja Yoga genannt, für Asthmatiker hilfreich sein könnte. Die Ergebnisse waren recht positiv – Asthmapatienten, die diese Yogameditation durchführten, zeigten eine stärkere Reduktion der bronchialen Hyperreaktivität (das heißt, der Überreaktion auf harmlose Substanzen) als die Kontrollgruppe. Die Ergebnisse wurden in *Thorax* veröffentlicht, einer führenden medizinischen Peer-Review Fachzeitschrift für Atemwegsgesundheit. Andere Studien kamen zu ähnlichen Resultaten.

Yogabefürworter behaupten, Yoga trage dazu bei, den Körper wieder ins Gleichgewicht zu bringen und ein überaktives Immunsystem zu korrigieren, was gegen Allergiesymptome hilfreich sein müsste. Falls Sie Interesse haben, Yoga auszuprobieren, sollten Sie einen Kurs suchen, der von einem sachkundigen Lehrer angeboten wird und bei dem auf Ihre speziellen gesundheitlichen Probleme Rücksicht genommen werden kann. Im Internet finden Sie alle grundlegenden Informationen über Yoga sowie Listen von Yogalehrern und Kursen in Ihrer Nähe.

Einige Formen des Yoga, insbesondere das beliebte Power Yoga, das in vielen Fitnessstudios angeboten wird, können für einen schwachen Rücken oder bei Knieproblemen zu strapaziös sein. Falls Sie irgendwelche orthopädischen Probleme haben, sollten Sie mit Ihrem Arzt, Chiropraktiker oder Heilpraktiker sprechen, bevor Sie einen Yogakurs belegen. Wenn Sie an Asthma leiden, achten Sie darauf, mit jemandem zusammenzuarbeiten, der sich mit den Problemen von Asthmatikern auskennt. Atemübungen können mehr schaden als nutzen, wenn sie falsch ausgeführt werden.


## HEILENDE BERÜHRUNG UND GEBETE

Bei der Heilenden Berührung und Reiki handelt es sich um Energietherapien, die die Berührung als heilende Methode nutzen. Und Gebete wurden viele Jahrhunderte lang als Form des Heilens eingesetzt. Allerdings müssen noch weitere Studien durchgeführt werden, die die Beziehung zwischen Komplementärtherapien bei Asthma und ihren gesundheitlichen Ergebnissen untersuchen.


## ZUSAMMENFASSUNG

Mit der Zeit werden sich immer mehr Menschen der in diesem Kapitel besprochenen Möglichkeiten alternativer Behandlungen bewusst. Es ist wichtig, darauf hinzuweisen, dass die Mehrzahl dieser Verfahren jahrhundertelang sicher genutzt wurde, nicht nur für die Behandlung von Allergien und Asthma, sondern auch von vielen anderen Krankheiten. Falls Sie an einem dieser Verfahren interessiert sind, ist es unverzichtbar, dass Sie sich an einen sachkundigen Fachmann wenden. Konsultieren Sie Ihren Arzt, bevor Sie eine medikamentöse Behandlung verändern, reduzieren oder einstellen – insbesondere dann, wenn Sie an schweren Allergien oder Asthma leiden. Am besten ist es, wenn Sie vertrauensvoll mit Ihrem Arzt zusammenarbeiten.

# SCHLUSSFOLGERUNG

Es ist kein Geheimnis, dass Allergie- und Asthmasymptome in ihrer Schwere von leichtem Unbehagen bis hin zu starker Beeinträchtigung, häufig mit lebensbedrohlichen Auswirkungen, reichen können. Viele von uns lernen, mit dem Problemen zu leben – einfach indem wir versuchen, die bekannten Allergene und anderen Auslöser zu vermeiden, während andere auf verschreibungspflichtige Medikamente setzen, um durch den Tag zu kommen. Dennoch sind sich manche Menschen gar nicht bewusst, dass die unangenehmen Symptome, an denen sie leiden, von Allergien hervorgerufen werden. Falls Sie oder jemand, den Sie kennen, unter eine dieser Kategorien fallen, ist die Wahrscheinlichkeit hoch, dass auch Sie aktiv nach Antworten auf Fragen nach Abhilfen gesucht haben.

In Wahrheit gibt es viele Antworten in Hinblick auf die Linderung allergischer Reaktionen und Asthma – manche stammen aus biblischen Zeiten, andere basieren auf den neuesten wissenschaftlichen Forschungen und wieder andere gründen sich auf den gesunden Menschenverstand. Unser Ziel ist es, Ihnen mit diesem Buch ein klares Verständnis zu vermitteln, was Allergien sind und wie sie entstehen.

Wir stellten eine Vielzahl wirksamer Behandlungsmethoden vor – sowohl schulmedizinischer als auch alternativer Art –, die Sie für sich in Erwägung ziehen können. Darüber hinaus haben wir ein paar der neuesten Techniken erwähnt, die einige der häufigsten Allergien bei Kindern lindern oder sogar beheben können, wenn sie in jungen Jahren angewandt werden.

Selbstverständlich sind wir uns bewusst, wie wichtig die Zusammenarbeit mit einen medizinischen Fachmann ist, dennoch sind wir der Meinung, dass es ebenfalls wichtig ist, die Optionen zu kennen, um wirklich informiert Entscheidungen treffen zu können. Scheuen Sie sich nie, Fragen zu stellen. Sie müssen sich im Klaren sein, dass Sie viele Optionen haben. Bei den meisten leichten bis moderaten Allergien sollten Sie eine andere Behandlung ausprobieren, falls die bisherige nicht so wirksam ist, wie Sie es sich erhofft haben. Bei schweren Allergien sollten Sie immer Ihren Arzt konsultieren, bevor Sie eine neue Behandlung beginnen. Wir, die Autoren dieses Buches, hoffen, dass Sie die Linderung finden werden, nach der Sie suchen.

# ANMERKUNGEN DER REDAKTION*

1:      Der Wirkstoff Diphenhydramin kam in Deutschland früher gegen Allergien zur Anwendung und ist auch in Schlaf- und Beruhigungsmitteln enthalten. Die heutigen Antiallergika enthalten diesen Wirkstoff nicht und sind besser geeignet, da sie nicht so müde machen.

2:      Seit dem Jahr 2014 müssen die 14 häufigsten Allergieauslöser nicht nur in der Zutatenliste auftauchen, sondern sich auch deutlich von den anderen Inhaltsstoffen absetzen. Es ist nicht entscheidend, in welcher Menge die Allergene in dem Nahrungsmittel enthalten sind, auch geringe Anteile müssen gekennzeichnet werden.

3:      Sulfit ist trotz des Reinheitsgebots im Bier enthalten – als Konservierungsmittel und Antioxidans.

4:      Die Ozonbelastung in Städten finden Sie für Deutschland unter www.umweltbundesamt.de, für Österreich unter www.umweltbundesamt.at und für die Schweiz unter www.bafu.admin.ch.

5:      Achten Sie auf Siegel, die für giftfreie und unter ökologischen Kriterien entstandene Kleidung stehen: so zum Beispiel GOTS, Der Blaue Engel, Öko-Tex Standard 100, Made it Green und einige mehr.

6:      Das ECARF-Siegel finden Sie auf zahlreichen Produkten, darunter auf Lebensmitteln, Wasch- und Putzmitteln, Kosmetika und vielen mehr.

7:      26 Duftstoffe, die europaweit am häufigsten bei Menschen Allergien hervorrufen, müssen seit 2005 nach der Kosmetikverordnung als Einzelstoffe angegeben werden, wenn sie im jeweiligen Produkt in einer bestimmten Menge enthalten sind.

8:      Nur in der Schweiz zugelassen, nicht in Deutschland.

9:      Nur in den USA erhältlich.

10:    In Deutschland nicht erhältlich.

11:    In Deutschland nicht erhältlich.

12:    In Deutschland nicht erhältlich; Ephedrin ist als Wirkstoff nicht zugelassen, sondern nur Pseudoephedrin.

13: In dieser Kombination in Deutschland nicht erhältlich.

14: In Deutschland nicht erhältlich.

15: In Deutschland nicht erhältlich.

16: In Deutschland nicht erhältlich, aber in der Schweiz.

17: In Deutschland und der Schweiz nicht zugelassen.

18: In Europa nicht zugelassen.

19: In der Schweiz zugelassen, nicht aber in Deutschland.

* Diese Anmerkungen wurden von der Redaktion des Mankau Verlags hinzugefügt, nach bestem Wissen und unter Hinzuziehung des Rats einer Apothekerin.

# RESSOURCEN

## ALLERGIEN UND ASTHMA

Deutscher Allergie- und Asthmabund e.V. (DAAB): www.daab.de

Deutsche Atemwegsliga e.V.: www.atemwegsliga.de

www.lungeninformationsdienst.de

www.mein-allergie-portal.com

www.allergiecheck.de

## LUFTQUALITÄT

www.umweltbundesamt.de

www.umweltbundesamt.at

www.bafu.admin.ch

## POLLENBELASTUNG

www.wetteronline.de

www.pollenwarndienst.at

www.meteoschweiz.admin.ch

www.pollenundallergie.ch

## ALLERGIEN UND ASTHMA BEI KINDERN

Bundeszentrale für gesundheitliche Aufklärung – Kindergesundheit (BzgA): www.bzga.de

## HAUTALLERGIEN

Deutsche Haut- und Allergiehilfe e.V.: www.dha-allergien.de

# ALTERNATIVE BEHANDLUNGSMETHODEN

Deutsche Ärztegesellschaft für Akupunktur: www.daegfa.de

Deutsche Akademie für Akupunktur e.V.: www.akupunktur.de

Deutsche Gesellschaft für Hypnose und Hypnotherapie: www.dgh-hypnose.de (mit umfangreicher Therapeutenliste)

Deutscher Verband für Hypnose e.V. (DVH): www.hypnose-fachverband.de

www.Buteyko-Deutschland.de

www.Buteyko-Schweiz.ch

www.therapeutenfinder.com

www.gesundheitsgesamtverzeichnis.de

Deutsche Gesellschaft für klassische Homöopathie: www.dgkh-homoeopathie.de (mit Therapeutenliste)

Deutsche Yoga-Gesellschaft e.V. (DYG): www.yoga-uryoga.de

www.yogakurse24.de

# QUELLENANGABEN

## KAPITEL 1: DIE ALLERGIEEPIDEMIE
Wilson, Jennifer F.: *„Allergic rhinitis"*, Annals of Internal Medicine, 2007, S. 146-7

## KAPITEL 2: LEBENSMITTELALLERGIEN UND -UNVERTRÄGLICHKEITEN
Appleton, N. und Jacobs, G.: *„Suicide by Sugar"*, Garden City Park, New York: Square One Publishers, 2009
Thompson, T.: *„Oats and the gluten-free diet"*, Journal American Dietetic Association 2013, 103, S. 376-79

## KAPITEL 3: GUT LEBEN MIT ASTHMA
Cheng, J., et al.: *„Preliminary Clinical study on the correlation between allergic rhinitis and food factors"*, Lin Chuang Er Bi Yan Hou Ke Za Zhi, 2002, 16(8), S. 393-96
Matthias, B., et al.: *„Dietary pattern, inflammation, and incidence of type 2 diabetes in women"*, American Journal of Clinical Nutrition 2005; 85, S. 675-84

## KAPITEL 6: VERMEIDUNG VON EKZEMEN UND DERMATITIS
Adachi, A., et. al.: *„Role of Candida allergen in atopic dermatitis and efficacy of oral therapy with various antifungal agents"*, Arerugi 2000, 48(7), S. 719-25
Antico, D., et al.: *„Chronic allergic-like dermatopathies in nickel-sensitive patients. Results of dietary restrictions and challenge with nickel salts"*, Allergy and Asthma Proceedings 1999; 20, S. 235-42
Atherton, D., et al.: *„A double-blind controlled crossover trial on antigen-avoidance diet in atopic eczema"*, Lancet 1978; 1, S. 401-03

Ayers, S.: *„Gastric secretion in psoriasis, eczema and dermatitis herpetiformis"*, Archives of Dermatological Syph Journal 1929; 20, S. 854-59

Barnes, B.: *„Thyroid therapy in dermatology"*, Cutis 1971; 8, S. 581-83

Bukutu, C., et al.: *„Complementary, holistic, and integrative medicine: atopic dermatitis"*, Pediatrics in Review 2007; 28, e87-e94

Busino, L., et al.: *„Results of a milk and/or egg free diet in children with atopic dermatitis"*, Allergol Immunopathol 1982; 10, S. 282-88

Chida, Y., et al.: *„A bidirectional relationship between psychosocial factors and atopic disorders: a systematic review and meta-analysis"* Psychosomatic Medicine 2008; 70, S. 102-16

Gaby, A.: *„Eczema In Nutritional Medicine"*, Concord, NH: Fritz Perlberg Publishing, S. 687-96

Gross, P.: *„Nummular eczema: its clinical picture and successful therapy"*, Archives Dermatological Syph Journal 1941; 44, S. 1060-77

Hill, D., et al.: *„Food allergy in childhood eczema"*, Allergol Immunopathol 1980; 8, S. 362

Horrobin, D., et al.: *„Zinc, essential fatty acids, and prostaglandins"*, Archives Dermatological Journal 1979; 115, S. 641-42

Januchowski, R.: *„Evaluation of topical vitamin B12 for the treatment of childhood eczema"*, Journal of Alternative Complementary Medicine 2009; 15, S. 387-89

Javanbakht, M., et al.: *„Randomized controlled trial using vitamins E and D supplementation in atopic dermatitis"*, Journal of Dermatology Treatment 2011; 22, S. 144-50

Juto, P., et al.: *„Treatment of infantile atopic dermatitis with a strict elimination diet"*, Clinical Allergy 1978; 8, S. 493-500

Kaufmann, A.: *„Atopic Dermatitis"*, in Rakel, D, Integrative Medicine, 3. Auflage, Philadelphia: Elsevier/Saunders, 2012, S. 1246-51

Koch, C., et al.: *„Docosahexaenoic acid (DHA) supplementation in atopic eczema: a randomized, double-blinded, controlled trial"*, British Journal of Dermatology 2008; 158, S. 786-92

Kuitunen, M.: *„Probiotics and prebiotics in preventing food allergy and eczema"*, Current Opinion in Allergy Clinical Immunology 2013; 13 (3), S. 280-86

Murray, A., et al.: *„Atopic Dermatitis (Eczema)"*, in Pizzorno, J. and Murray M., Textbook of Natural Medicine. St. Louis: Elsevier/Churchill Livingstone, 2013, S. 1246-51

Narita, S., et al.: *„Environmental estrogens induce mast cell degranulation and enhance IgE-mediated release of allergic mediators"*, Environmental Health Perspectives 2007; 115, S. 48-52

Peterkin, G.: *„Nummular eczema"*, Archives of Dermatological Syph Journal 1942; 45, S. 763

Pigatto, P., et al.: *„Disodium cromoglycate versus diet in the treatment and prevention of nickel-positive pompholyx"*, Contact Dermatitis 1990; 22, S. 27-31

Pike, M., et al.: *„Few food diets in the treatment of atopic eczema"*, Archives of Disease in Children 1989; 64, S. 1691-98

Ratner, P., et al.: *„Food allergy and dietary manipulation in atopic eczema"*, Annals of Allergy 1984; 52, S. 231

Sampson, H., et al.: *„Food hypersensitivity and atopic dermatitis: evaluation of 113 patients"*, Journal of Pediatrics 1985; 107, S. 669-75

Santucci, B., et al.: *„ZnSO4 treatment of NiSO4-positive patients"*, Contact Dermatitis 1999; 40, S. 281-82

Savolainen, J., et al.: *„Candida albicans and atopic dermatitis"*, Clinical and Experimental Allergy 1993; 23, S. 332-39

Shea, J., et al.: *„Allergy to fluoride"*, Annals of Allergy 1967; 25, S. 388-91

Tano, B.: „Allergic Rhinitis: Treatment Secrets Your Doctor May Not Tell You", Integrative Medical Press, 2011

Tsoureli-Nikita, E., et al.: *„Evaluation of dietary intake of vitamin E in the treatment of atopic dermatitis: a study of the clinical course and evaluation of the immunoglobulin E serum levels"*, International Journal of Dermatology 2002; 41, S. 146-50

Uehara, M., et al.: *„A trial of oolong tea in the management of recalcitrant atopic dermatitis"*, Archives of Dermatology 2001; 137, S. 42-3

Worm, M., et al.: *„Clinical relevance of food additives in adult patients with atopic dermatitis"*, Clinical and Experimental Allergy 2000; 30, S. 407-14

# KAPITEL 7: ALLERGIEN AM ARBEITSPLATZ

Clary, J., et al.: *„Formaldehyde"*, in Sullivan, J. et al.: (Hrsg.) Clinical Environmental Health and Toxic Exposures. Philadelphia: Lippincott Williams & Wilkins, 2001, S. 1006-14

Dehn, D., et al.: *„Aldehydes"*, in Sullivan, J. et al.: (Hrsg.) Clinical Environmental Health and Toxic Exposures. Philadelphia: Lippincott Williams & Wilkins, 2001, S. 1014-21

# KAPITEL 8: MACHEN SIE IHR ZUHAUSE ALLERGIKERGERECHT

Cullen, M., et al.: *„Indoor Air Quality"*, in Levy, B. et al.: (Hrsg.) Occupational and Environmental Health. New York: Lippincott Williams & Wilkins, 2006, S. 528-29

# KAPITEL II: EIN LEITFADEN FÜR ERGÄNZUNGSMITTEL GEGEN ALLERGIEN UND ASTHMA

Arm, J., et al.: *„The effects of dietary supplementation with fish oil lipids on the airway response to inhaled allergen in bronchial asthma"*, American Review of Respiratory Disease 1989; 139, S. 1395-1400

Bartel, P., et al.: *„Vitamin B6 supplementation and theophylline-related effects in humans"*, American Journal of Clinical Nutrition 1994; 60, S. 93-99

Bauer, K., et al.: *„Pharmacodynamic effects of inhaled dry powder formulations of fenoterol and colforsin in asthma"*, Clinical Pharmacology and Therapeutics 1993; 53 (1), S. 76-83

Brattstrom, A., et al.: *„Petasites extract Ze 339 (PET) inhibits allergen-induced Th2 responses, airway inflammation and airway hyperreactivity in mice"*, Phytotherapy Research 2010; 24 (5), S. 680-85.

Brehm, J., et al.: *„Serum vitamin D levels and severe asthma exacerbations in the Childhood Asthma Management Program study"*, Journal of Allergy and Clinical Immunology 2010; 126 (1), S. 52-58

Broughton, K., et al.: *„Reduced asthma symptoms with n-3 fatty acid ingestion are related to 5-series leukotriene production"*, American Journal of Clinical Nutrition 1997, 65, S. 1011-17

Cohen, H., et al.: *„Blocking effect of vitamin C in exercise-induced asthma"*, Archives of Pediatrics and Adolescent Medicine 1997; 151 (4), S. 367-70

Cyong, J., et al.: *„A pharmacological study of the anti-inflammatory activity of Chinese herbs"*, Acupuncture and Electrotherapy Research 1982; 7, S. 173-202

Dry, J., et al.: *„Effect of a fish oil diet on asthma. Results of a 1-year double-blind study"*, International Archives of Allergy and Applied Immunology 1991; 95, S. 156-57

Falk, B., et al.: *„Effect of lycopene supplementation on lung function after exercise in young athletes who complain of exercise-induced bronchoconstriction symptoms“*, American Allergy and Clinical Immunology 2005; 94 (4), S. 480-85

Fewtrell, C., et al.: *„Effect of flavone inhibitors of transport ATPase on histamine secretion from rat mast cells“*, Nature 1977; 265, S. 635-56

Foreman, J. *„Mast cells and the actions of flavonoids“*, Journal of Allergy and Clinical Immunology 1984; 73, S. 769-74

Gopalkrishnan, C., et al.: *„Effect of tylophorine, a major alkaloid of Tylophora Indica, on immunopathological and inflammatory reactions“*, Indian Journal of Medical Research 1980; 71, S. 940-48

Grosch, W., et al.: *„Co-oxidation of carotenes requires one soybean lipoxygenase isoenzyme“*, Biochimica et Biophysica Acta 1979; 575, S. 439-45

Hatch, G.: *„Asthma, inhaled oxidants, and dietary antioxidants“*, American Journal of Clinical Nutrition 1995; 61, S. 625S-630S

Hodge, L., et al.: *„Consumption of oily fish and childhood asthma risk“*, Medical Journal of Australia 1996; 164, S. 137-140

Hofmann, D., et al.: *„Efficacy of dry extract of ivy leaves in children with bronchial asthma – a review of randomized controlled trials“*, Phytomedicine 2003; 10 (2-3), S. 213-20

Hope, W., et al.: *„In vitro inhibition of the biosynthesis of slow reacting substance of anaphylaxis (SRS-A) and lipoxygenase activity by quercetin“*, Biochemical Pharmacology 1983; 32, S. 367-71

Horwitz, R.: *„The Allergic Patient“*, in Rakel, D, Integrative Medicine. 3. Auflage. Philadelphia: Elsevier, 2012, S. 258-74

Hughes, R., et al.: *„Use of isotonic nebulized magnesium sulphate as an adjuvant to salbutamol in treatment of severe asthma in adults: randomized placebo-controlled trial“*, Lancet 2003; 361, S. 2114-17

Johnston C., et al.: *„Antihistamine effect of supplemental ascorbic acid and neutrophil chemotaxis“*, Journal of American College of Nutrition 1992; 11, S. 172-76

Lau, B., et al.: *„Pycnogenol as an adjunct in the management of childhood asthma“*, Journal of Asthma 2004; 41 (8), S. 825-32

Lundberg, J., et al.: *„Capsaicin-induced desensitization of airway mucosa to cigarette smoke, mechanical and chemical irritants“*, Nature 1983; 302, S. 251-53

Mak, G., et al.: *„Vitamin D and asthma“*, Current Opinion in Pulmonary Medicine 2011; 17 (1), S. 1-5

Mark, J.: *„Asthma“*, in Rakel, D, Integrative Medicine. 3. Auflage. Philadelphia: Elsevier, 2012, S. 258-67

Middleton, J., et al.: „*An inhibitor of antigen-induced human basophil histamine release*", Journal of Immunology 1981; 127, S. 546-50

Murray, M.: „*Asthma*", in Pizzorno, J., Murray, M. Textbook of Natural Medicine. St. Louis: Elsevier, 2013, S. 1210-24.

Neuman, I., et al.: „*Reduction of exercise-induced asthma oxidative stress by lycopene, a natural antioxodant*", Allergy 2000; 55 (12) S. 1184-89

Panganamala, R., et al.: „*The effects of vitamin E on arachidonic acid metabolism*", Annals of the New York Academy of Sciences 1982; 393, S. 376-91

Payan, D., et al.: „*Modulation of immunity and hypersensitivity by sensory neuropeptides*", Journal of Immunology 1984; 132, S. 1601-04

Reynolds, R., et al.: „*Depressed plasma pyridoxal phosphate concentrations in adult asthmatics*", American Journal of Clinical Nutrition 1985; 41, S. 684-88

Riehemann, K., et al.: „*Plant extracts from stinging nettle (Urtica dioica), an antirheumatic remedy, inhibit the proinflammatory transcription factor NF-kappa B*", FEBS Letters 1999; 442 (1), S. 89-94

Roschek, B., et al.: „*Nettle extract (Urtica dioica) affects key receptors and enzymes associated with allergic rhinitis*", Phytotherapy Research 2009; 23 (7), S. 920-26

Shida, T., et al.: „*Effect of Aloe extract on peripheral phagocytosis in adult bronchial asthma*", Planta Medica 1985; 51, S. 273-75

Shimizu, T., et al.: „*Theophylline attenuates circulating vitamin B6 levels in children with asthma*", Pharmacology 1994, 49. S. 392-97

Sur, S., et al.: „*Double-blind trial of pyridoxine (vitamin B6) in the treatment of steroid-dependent asthma*", Annals of Allergy 1993; 70, S. 147-52

Udupa, A., et al.: „*The possible site of anti-asthmatic action of Tylophora asthmatica on pituitary-adrenal axis in albino rats*", Planta Medica 1991; 57, S. 409-13

Urashima, M., et al.: „*Randomized trial of vitamin D supplementation to prevent seasonal influenza A in schoolchildren*", American Journal of Clinical Nutrition 2010; 91 (5), S. 1255-60

Watson, R., et al.: „*Oral administration of the purple passion fruit peel extract reduces wheeze and cough and improves shortness of breath in adults with asthma*", Nutritional Research 2008; 28 (3). S. 166-71

Wildfeuer, A., et al.: „*Effects of boswellic acids extracted from herbal medicine on the biosynthesis of leukotrienes and the course of experimental autoimmune encephalomyelitis*", Arzneimittelforschung 1998; 48, S. 668-74

Wood, L., et al.: „*Lycopene-rich treatments modify noneosinophilic airway inflammation in asthma: proof of concept*", Free Radical Research 2008; 2 (1), S. 94-102

Yoshimoto, T., et al.: „*Flavonoids: potent inhibitors of arachidonate 5-lipoxygenase*", Biochemical and Biophysical Research Communications 1983; 116 (2) S. 612-18

# KAPITEL 13: ALTERNATIVE BEHANDLUNGSMÖGLICHKEITEN

Cotton, S., et al.: „*Complementary and alternative medicine behaviors and beliefs in urban adolescents with asthma*", Journal of Asthma 2011; 48 (5), S. 531-38

George, M., et al.: „*A systematic review of complementary and alternative medicine for asthma self-management*", The Nursing Clinics of North America 2013; 48 (1), 10.1016

Maa, S., et al.: „*Effect of acupuncture or acupressure on quality of life of patients with chronic obstructive asthma: a pilot study*", Journal of Alternative and Complementary Medicine 2003; 9, S. 659-70

Marino, L., et al.: „*Characteristics of complementary and alternative medicine use among adults with current asthma*", Journal of Asthma 2010; 47 (5), S. 521-25

Mark, J.: „*Asthma*", in Rakel, D, Integrative Medicine. Philadelphia: Elsevier/Saunders, 2012, S. 258-67

Wu, H., et al.: „*Effectiveness of acupressure in improving dyspnea in chronic obstructive pulmonary disease*", Journal of Advanced Nursing 2004; 45, S. 252-59

# ÜBER DIE AUTOREN

## DR. EARL MINDELL

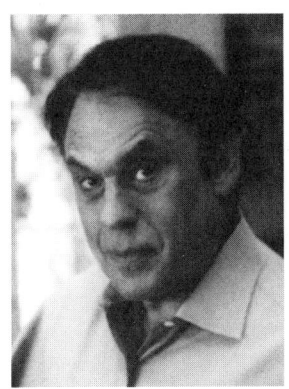

ist approbierter Pharmazeut und Collegedozent. Darüber hinaus ist er der preisgekrönte Autor von mehr als zwanzig Bestsellern, darunter „Die Neue Vitaminbibel".

Dr. Mindell wurde 2007 in die Hall of Fame der California Pharmacists Association aufgenommen. Im Jahr 2002 wurde ihm der President's Award der National Nutritional Food Association für seine langjährigen Beiträge zur Herstellung von Bioprodukten verliehen. Und 2012 wurde er von der Bastyr Universität für seinen beispielhaften Einsatz mit dem President's Citation Award ausgezeichnet.

Dr. Mindell ist Mitglied des Direktoriums des California College of Natural Medicine und gehört der Beratungsgruppe des Dekans der School of Pharmacy an der Chapman University an.

## DR. PAMELA WARTIAN SMITH

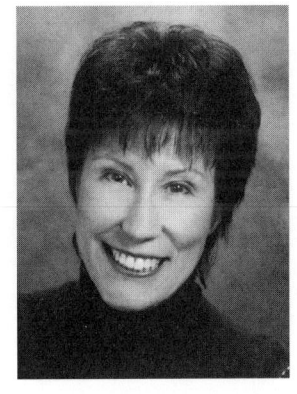

ist Vertreterin der American Academy of Anti-Aging Physicians und Leiterin des Master's Program in Medical Sciences an der University of South Florida College of Medicine, das sich auf Stoffwechsel- und Ernährungstherapien konzentriert. Dr. Smith ist Expertin auf den Gebieten „Wohlbefinden und Anti-Aging" und darüber hinaus Direktorin des Fellowship in Anti-Aging, Regenerative and Functional Medicine. Sie ist Besitzerin und gegenwärtig auch Leiterin des Center for Healthy Living mit Niederlassungen in Michigan und Florida. Außerdem ist sie Autorin mehrerer Bestseller wie „What You Must Know About Vitamins, Minerals, Herbs & More"; „What You Must Know About Women's Hormones"; „What You Must Know About Memory Loss" und „Why You Can't Lose Weight".

# STICHWORTREGISTER

## A

Accolate® ................................................ 263
ADHS ...................................................... 18 f.
Adrenocorticoide ............................. 256 f.
Aerius® .................................................. 263
Aerobec® ............................................... 266
Akupunktur ............................ 8, 27, 284 ff.
Alant, echter ................................. 184, 203
Allegra .................................................. 257
Allergien
    allgemein .............. 6 ff., 15, 18 f., 26 f., 55
    am Arbeitsplatz ............................. 128 ff.
    auf Reisen ...................................... 164 ff.
    Auslöser meiden ................................. 81
    bei Kindern ...................... 7, 22 f., 45, 48,
                                    54 ff., 61 ff., 106,
                                    159 f.
    bei Nahrungsergänzungs-
        mitteln ...................................... 178 f.
    frei verkäufliche
        Medikamente ........................... 275 ff.
    gegen Schmuck ........................... 123 ff.
    Medikamente ............................... 256 ff.
    Ursachen (Innenraum-/
        Umweltallergien) ......................... 80
    verschreibungspflichtige
        Medikamente ........................... 263 ff.
    zu Hause .................................... 137 ff.
    Zunahme ...................................... 19 ff.
Allergiesymptome
    mindern ....................................... 86 ff.
Allergietests ............................... 15 ff., 84
Allergospasmin® .................................. 263
Aloe vera .............................. 117, 184 f.
Alpha-Lipoid-Säure ............................... 101
Alupent® ................................................ 264
Alvesco® ................................................ 264
Aminosäuren ........................... 174 f., 221

Anaphylaktischer Schock .... 17, 28, 30, 34,
                                    37, 40, 48, 50, 71 f.,
                                    90, 92, 129, 132 f.
Anti-Allergie-Kombipräparat
    nach Earl Mindell .............................. 84
Antibiotika ...................... 22, 24, 189, 195,
                                    244
Antihistaminika ......... 24 f., 33, 77 f., 81, 95,
                                    108, 135, 161, 168, 172,
                                    189, 245 ff., 257 f.,
                                    263 ff.
Antioxidantien ............................. 101, 114,
                                    154, 172 f., 198,
                                    203, 243, 252
Asmanex® ............................................. 264
Asthma ........................... 6 ff., 12, 14 f., 26 f.,
                                    29, 55, 61 ff., 76, 106,
                                    129, 132 f., 137, 139,
                                    144, 151 ff., 172 ff.,
                                    182 ff., 198 ff.
    Auslöser ........................................ 62 ff.
    Medikamente ........................ 261 f., 278 ff.
    Sport ............................................. 63 ff.
Atarax® ................................................. 264
Atemnot ............................... 65, 71, 132
Atemtherapie ..................................... 289 ff.
Atemübungen ...................................... 68 f.
Atmadisc® ............................................. 265
Atopiclair-Creme .................................. 117
Atrovent ® ............................................. 265
Augentrost ................................... 82, 185 f.
Augenwaschungen ................................. 82
Auto, allergikergerechtes ..................... 143
Autoimmun-
    erkrankungen ............................. 13, 18,
                                    23 f., 206, 209,
                                    229, 240
Avamys® ........................................... 265 f.
Azmacort® ............................................ 266

# B

Baumnüsse ..................... 7, 18, 36, 46, 49
Beconase® ..................................... 266
Beconase AQ® ................................ 266f.
Belastungsasthma ............................ 65f.
Benadryl ................................. 25, 300
Betacarotin ................................. 241f.
Bienenstiche ................................. 90ff.
Bindehautentzündung, allergische
  (Konjunk-
  tivitis) ........................... 78ff., 259
Bite Blocker ................................... 93
Bluttest ................................ 17, 34f.
Bockshornklee ............................... 186f.
Brennnesseln ............... 27, 84, 178, 187ff.
Bromelain .......................... 189ff., 231
Brompheniramin ............................... 276
Bronchodilatatoren .................... 261f., 287
Bronchoretard® ............................... 268
Bronchospasmus ......................... 65, 205
Buchweizen .................................... 44
Budenosid .................................... 279
Buteyko-Atemtechnik ........................ 287f.

# C

Candida albicans ...................... 67, 107,
                                          209
Capsicum frutescens ....................... 190f.
Catechine .................................... 203
Cayennepfeffer ............................... 191
Cetirizin® ...................... 99, 227, 257
Cetirizindihydrochlorid ...................... 276
Chemikalien ................... 12, 22f., 32,
                            70ff., 107, 110,
                        120, 128ff., 150ff.
Chlorpheniramin .............................. 276
Chronisch obstruktive
  Lungenerkrankung
  (COPD) .................... 18, 61, 101, 154
Citalopram ................................... 281
Clarinex® ...................... 25, 257, 263
Clemastinfumarat ............................. 276

Cobalamin .................................... 244
Coenzym Q 10 (CoQ10) ....................... 192
Combiprasal® ................................. 267
Corticosteroide ............... 78, 108, 215, 234
Cortisonsalbe ................................. 77
Cromoglicinsäure ............................. 258

# D

Dampftherapie ........................... 198, 238
Decortin® .................................... 267
DEET (Diethyltoluamid) ........................ 93
Dekongestiva .............. siehe Schleimlöser
Depression ...................... 19, 151, 282f.
Dermatitis ...................... 8, 77, 105ff.,
                                  117ff., 226
Desensibilisierung .............. 17, 15f., 32, 84
Dexbrompheniramin ............................ 276
Diisocyanate ................................. 132
Dimenhydrinat ................................ 277
Dimetinden ................................... 277
Dinkel ........................................ 44
Diphenhydramin ............................... 277
Dolormin® .................................... 277
Dong Quai .................................... 193
Doxylamin .................................... 277
Dulera® ...................................... 268

# E

Efeu ......................................... 194
Eibisch, echter ............................. 194f.
Eier .............................. 7, 18, 35, 41f.,
                                      45, 130
Ekzeme .................... 8, 12, 17, 76f., 106ff.,
                              158, 182, 185, 219f.
Eliminationsdiät .............................. 34
Endotoxine ............................. 116, 235f.
Entzündungen .............. 14f., 66, 202, 234,
                                      250f.
Enzyme ...................... 111, 128, 173,
                          175, 188ff., 221,
                          240, 250, 254
Epinephrin-Spritze .......... 30, 57, 94f., 166

Erdnussallergie ............... 7, 15f., 18, 35, 37,
40, 43, 45ff., 55ff.,
164, 166
Erkältung ............................ 20f., 189, 195,
210f., 225, 253
Ernährung ........................ 87f., 112, 182
Ernährungstagebuch ............................. 33
Escitalopram ......................................... 281
Etikettbezeichnungen .... 36, 38, 46f., 53f.,
66, 180
Eukalyptus ............................................ 195f.
Euphylong® ............................................ 268

# F

Fastjekt® ................................................ 268
Fettsäuren, essenzielle ...... 113f., 159, 196ff.
Fieber .................................... 21, 89, 174, 223
Fingernägel pflegen ........................... 118ff.
Fisch ............................... 7, 18, 35, 45,
50f., 197
Flavonoide ......................... 198ff., 206, 210,
216f., 222, 226, 247,
252
Flovent HFA® ....................................... 268f.
Flugreisen ............................................. 166ff.
Fluorid ................................................... 107
Fluoxetin ............................................... 281
Flüssigkeitszufuhr .................................. 86
Flutide® ................................................ 268f.
Foradil® ................................................ 269
Formaldehyd ........................ 78, 130f., 150
Formoterol ...................................... 269, 279
Forskolin .............................................. 200f.
Freie Radikale ................. 15, 66f., 114, 154,
173, 201, 204, 212,
219, 224f., 245f.,
250, 252

# G

Galmei-Lotion ........................... 77, 96, 99
Gamma-Linolensäure
(GLA) ........................................ 113f.

Genetisch veränderte
Lebensmittel (GMOS) ................... 58ff.
Giftefeu ................................... 18, 80, 96ff.,
234f.
Gifteiche ...................................... 96ff., 234
Giftsumach ................................. 96ff., 234
Ginkgo ...................................... 198, 201f.
Glutathion ..................... 101, 154, 198, 219,
221, 224f., 233f.
Glutenintoleranz
(Zöliakie) ............................ 18, 31f., 179
Glycyrrhizin .................................. 117, 214
Grindelia .............................................. 202f.
Grippe ................................. 20f., 225, 236
Grippeimpfung ....................................... 42
Grüntee ............................ 203f., 252f., 258

# H

Hafer ....................................................... 48
Handpflege ......................................... 118ff.
Haushaltsreiniger ................................... 78
Hausstaub reduzieren ........................... 141
Hausstaubmilben ........... 7, 15f., 18, 21, 25,
68, 80. 111, 128,
137ff., 222
Haustiere .......................... 7f., 12, 21, 156ff.
Hautausschläge ............. 12, 17, 25, 29, 31,
33, 71, 77, 90, 92,
98f., 105, 129, 158,
226, 234
siehe auch Ekzeme
Hauttest ...................... 16f., 34, 131, 157
Heilkräuter ......................... 175f., 216, 237
Helmkraut, chinesisches
(Baikal-Helmkraut) ................. 204f., 258
HEPA-Filter .............. 134, 141ff., 147, 161f.
Heuschnupfen .............. 12, 15, 19, 76, 79f.,
82ff., 106, 178, 188,
210, 222, 227, 252, 258
Symptome ....................................... 79f.
Ursachen ........................................ 80
Histamin ........................... 14, 28, 80, 199,
231, 257

Histidin .................................. 205f.
Holunder ............................... 206f.
Homöopathie ................. 8, 27, 203, 288ff.
Hülsenfrüchte ........................... 43
Hydrocortison-Salbe .............. 96, 108, 117
Hypnose ................................. 27
Hypnotherapie ........................ 8, 68, 292f.
Hypoallergen (Begriff) .......................... 122

**I**

Ibuprofen ................................. 277
IgE-Antikörper .............. 16ff., 28, 107, 249
Immunsystem ............... 12, 14f., 22f., 25f.,
        28, 45, 55, 66, 77, 185,
        198f., 209, 211, 219,
        226, 228f., 232, 236,
        243, 247, 254f.
Immuntherapien .............................. 81, 95
Ingwerwurzel .............................. 207f.
Inhalatoren ........................... 65, 260
Insektenabwehrmittel ......................... 93
Insektenbisse/-stiche ......................... 90ff.
Insektenschutz ........................... 94
Insektizide .............................. 150
Intrakutantest ........................... 16
Ionen, negativ geladene ...................... 64

**J**

Juckreiz ................. 29, 46, 96f., 99, 105f.,
        108ff., 113, 117f., 158f.,
        264, 286

**K**

Kakerlaken ........................... 148ff.
Kalium ................................ 214
Kalzium ............................... 39, 218
Kamut .................................. 44
Ketotifenfumarat ........................ 277
Kiefernrindenextrakt ...................... 199
Kleidung ............... 77f., 94, 107, 110, 142
Klette .................................. 117f.

Knoblauch ............................. 208ff.
Kolostrum ............................. 210ff.
Königskerze ........................... 210
Konjunktivitis ......................... siehe
    Bindehautentzündung, allergische
Kontaktdermatitis,
    allergische ................... 76f., 118
Körperpflegeprodukte .............. 76f., 107
Koschere Produkte ................... 39f., 51
Kosmetika ................... 76f., 80, 107
Kräuterextrakte ....................... 175f.
Kreuzkontamination ........ 30, 36f., 40, 51,
        85, 167
Kurkumin .............................. 212f.

**L**

Lakritze ............................... 213ff.
Laktoseintoleranz ................... 18, 31, 38
Latexallergie ................... 8, 70ff., 130
    auslösende Produkte .................. 74f.
    Kreuzreaktion ......................... 72
    Symptome ............................. 71
Leaky-Gut-Syndrom .............. 13, 211, 240
Lebensmittelallergien ........ 7f., 12, 16f., 19,
        28ff., 106f., 164
    Symptome ............................. 29
Lebensmittel-
    Ausschlusstest ......................... 17
Lebensmittel-
    unverträglichkeit ..................... 30ff.
Leinsamen ................... 67, 159, 197f.
Leukotriene ................... 14, 80, 197, 204,
        207, 209, 226f.,
        230f., 233, 241f.,
        251, 258f., 261
Leukotrien-
    Modifikatoren ......................... 259
Levalbuterol ............................. 279
Lobelie ................................. 215f.
Loratadin ................... 99, 257, 278
Luftbefeuchter ......................... 145f.
Luftverschmutzung ..................... siehe
    Umweltverschmutzung

Lungenemphysem ................... 18, 101, 154
Lungenkraut .......................................... 216
Lungenkraut, indisches ......................... 217
Lycopin ................................................. 242

# M

Magnesium ......................................... 217f.
Maisallergie ..................... 53f., 58ff., 179
Mariendistel ............................... 116, 219f.
Maxair® ................................................ 269
Medikamente ........................... 41, 63, 66,
169, 177f., 256ff.
   frei verkäufliche ........................... 275ff.
   verschreibungs-
   pflichtige ..................................... 263ff.
Meeresfrüchte ................. 7, 18, 35, 50f., 55
Meerrettich ........................................ 220f.
Migräne ...................... 18, 223f., 227, 244
Milch(produkte) .............. 7, 16, 18, 31, 35,
37ff., 45, 56, 179
Mineralien .............................................. 176
Montelukast .......................................... 279
MSM (Methyl-Sulfonyl-
   Methan) ........................ 27, 84, 109, 159,
221ff., 247
Multiple Chemikalienüber-
   empfindlichkeit ............................ 151ff.
Multiple Sklerose ......................... 240, 294
Mutterkraut ....................................... 223f.
Muttermilch .............................................. 38

# N

N-Acetyl-Cystein (NAC) ....................... 101,
224f.
Nahrungsergänzungs-
   mittel ............................................ 172ff.
Nasacort® ................................................ 270
Nasennebenhöhlen-
   entzündung .............. 19, 78ff., 151, 168,
187, 189, 191, 195,
209, 211
Naproxen ............................................... 278

Nasensprays ..................... 24, 26, 42, 257ff.
Nasonex® ............................................... 270
Neurodermitis .................... siehe Ekzeme
Nickelallergie ............. 77f., 107, 124f., 129
Notfallarmband ........................ 74, 94, 169
Nüsse ........................................ 35, 46, 49
siehe auch Baumnüsse

# O

Omalizumab ......................................... 279
Omega-3-Fettsäuren ......... 67, 113f., 196f.,
226
Omega-6-Fettsäuren ........................... 196,
226
Oolong Tee .......................................... 117
Opatanol®
   (Augentropfen) ............................. 270
Östrogene ............................................... 80
Ozonbelastung ................... 63f., 80, 100f.

# P

Pantothensäure ................................ 243ff.
Paracetamol ........................................ 278
Parkinson ............................................ 245
Paroxetin ............................................. 282
Passivrauchen ...................................... 154f.
Penicillinallergie ................................. 132
Perillaöl ....................................... 225ff., 258
Pestwurz ....................................... 227f., 258
Phytochemikalien ....................... 176f., 179
Pollen ..................... 14, 16, 18, 21, 25, 68,
80ff., 107, 111, 128,
164f., 222
Pollenextrakte ...................................... 259
Pollenmaske ................................... 81, 86
Prick-Test ............................................... 16
Probiotika/Präbiotika ............... 115, 228ff.
Prostaglandine ............................. 14, 261
Pseudophedrin ...................................... 278
Psoriasis ......................... 105f., 113, 116ff.,
182, 185, 219f., 235f.
Pulmicort® ........................................... 271

Pycnogenol .............................................. 230
Pyridoxin .............................................. 244f.

## Q

Quercetin .............. 27, 84, 188f., 199, 202,
209, 216, 231, 239
Qvar® ........................................................ 271

## R

Raumluft-
verschmutzung ............................... 150f.
Reinigungsmittel,
giftige .............................................. 152f.
Reisen, rauchfreies ............................... 168
Reishi-Pilz ................................... 232f., 258
Relvar® ................................................. 271
Respiclick .............................................. 280
Restaurantbesuch ............................... 168f.
Rhinisan® .............................................. 271
Rhinitis, allergische .... siehe Heuschnupfen
Rhinocort® ............................................. 272
Rynatuss® .............................................. 272

## S

Salbutamol .............................................. 279
Salzsäure (HCL) ...................................... 115
Sanasthmax® .......................................... 266
Schilddrüsenunterfunktion .............. 107f.
Schimmel ...................... 7, 16, 21, 80, 88ff.,
128, 137f., 144ff.
Schleimlöser ...................................... 258f.
Schmuck ............................................... 77f.
Schwangerschaft ............. 55, 118, 181, 187,
189, 191, 193f., 201,
215f., 224, 242,
249
Schwimmen ............................................. 66
Selektive Serotonin-Wieder-
aufnahme-Hemmer
(SSRI) ........................................ 280ff.
Selen ................................. 101, 209, 233f.

Serevent® .............................................. 272
Sertralin .............................................. 282
Silymarin .............................................. 219f.
Singulair® .............................................. 273
Sinusitis .............................................. siehe
Nasennebenhöhlen-
entzündung
Soja ........................................ 7, 18, 35, 42f.,
56, 59, 179
Sonnenschutz ................................... 102ff.
Springkraut .................................. 99, 234f.
Staubsauger .............................................. 142
Stechmücken ............................................. 92
Stechwinde .................................. 116, 235f.
Steroide ........................... 26, 77, 99, 260
Stillen ..................................................... 55
Stimulanzien ......................................... 281
Stress ....................... 25, 62, 68f., 87, 106f.,
112f., 174, 218, 232,
240, 243f., 247, 262,
294
Sublinguale Tabletten ............................ 81
Sulfite ............................................. 52f., 67
Sultanol® .............................................. 273
Süßholzwurzel ...................................... 117
Symptome, mentale/
emotionale ......................................... 19
Synephrin .............................................. 236f.
Syntaris® .............................................. 273f.

## T

Tavegil® ................................................. 95
Telfast® ......................................... 25, 274
Teppiche ..................................... 141, 146
Thymian .............................................. 237f.
Tierallergien,
Symptome ......................................... 158
Tierschuppen ............................. 18, 25, 80,
107, 156ff., 222
Tiotropiumbromid ............................. 280
Traditionelle Chinesische
Medizin (TCM) .............. 117, 204, 207,
232, 236, 284f.

Trainingsmaske ................................. 65, 69
Tussionex Pennkinetic® ......................... 274
Tylophora ................................. 238f., 258

# U

Umweltver-
   schmutzung ........................... 63ff., 99ff.,
                                          262
Urushiol ................................. 96ff., 234f.

# V

Verdauungsenzyme ........................... 239ff.
Viani® ..................................... 265
Vitamin A .................... 115, 159, 177, 241ff.
Vitamin B ............................... 159, 243
Vitamin B12 .............................. 115
Vitamin C .......................... 84, 101, 154,
                                 159, 177, 188f.,
                                 198f., 222f., 231,
                                 245ff., 252, 258
Vitamin D ........................... 177, 248
Vitamin E .............................. 101, 114, 117,
                                 159, 177, 246,
                                 249f.
Vitamin K ............................ 177, 229
Vitamin-B-Komplex .......... 177, 240, 243ff.
Vitamin-C-reiche
   Lebensmittel .................... 246
Vitamine ........................... 6, 41, 54, 114f.,
                                 173, 176ff., 241
Vividrin ................................. 257
Vivinox® ................................. 276

# W

Warfarin ................................. 204
Waschmittel,
   hypoallergene ...................... 111
Weihrauch .......................... 239, 250f.
Weintraubenkern-
   extrakt ..................... 198, 251ff.

Weizen ..................... 7, 18, 35, 43f.,
                                 47f., 179
Wildkirsche ......................... 253

# Y

Yerba Santa ...................... 253f.
Yoga ....................... 8, 68, 293f.

# Z

Zecken ............................. 92, 94
Zigarettenrauch ..................... 68f., 80,
                                 131, 135f., 154f.,
                                 164
Zileuton ......................... 280
Zink .......................... 114f., 254f.
Zitronellöl ....................... 93
Zitrusreiniger ..................... 111
Zucker(formen) .................... 66f.
Zuhause,
   allergikergerechtes .......... 137ff.
   Gifte im ....................... 152f.

HABEN SIE FRAGEN AN DEN VERLAG?
ANREGUNGEN ZUM BUCH?
ERFAHRUNGEN, DIE SIE
MIT ANDEREN TEILEN MÖCHTEN?

NUTZEN SIE UNSER INTERNETFORUM:
**WWW.MANKAU-VERLAG.DE/FORUM**

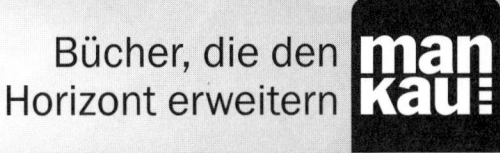
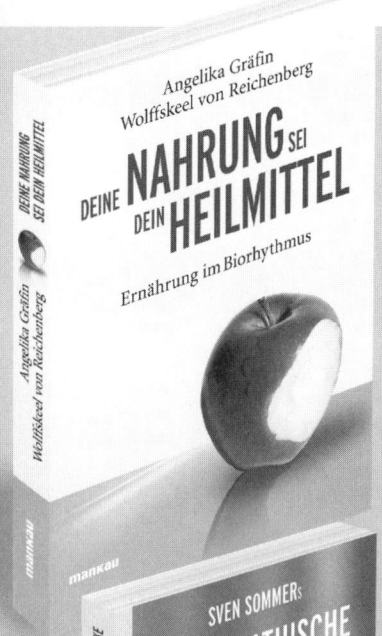

Angelika Gräfin Wolffskeel von Reichenberg

# DEINE NAHRUNG SEI DEIN HEILMITTEL

Ernährung im Biorhythmus

12,95 € (D) / 13,40 € (A), ISBN 978-3-938396-03-2
Broschur, 306 Seiten

*„Der praxisorientierte Ratgeber gibt fundiertes Wissen verständlich wieder."*
Schrot & Korn

*„In diesem Buch findet jeder etwas Nützliches, last not least auch einige Küchenrezepte für den Alltag."*
Naturarzt

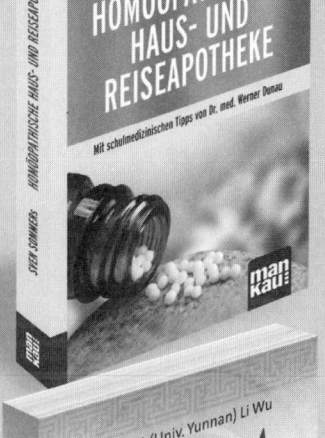

Sven Sommer

# SVEN SOMMERS HOMÖOPATHISCHE HAUS- UND REISEAPOTHEKE

Mit schulmedizinischen Tipps von Dr. med. Werner Dunau

9,99 € (D) / 10,20 € (A), ISBN 978-3-86374-010-8
Klappenbroschur, 220 Seiten

Der erfahrene Autor gibt Empfehlungen zur Diagnose und Behandlung aller gängigen Beschwerden von A bis Z. Ob Durchfall, Erkältung, Lebensmittelvergiftung oder Sonnenbrand. Im speziellen Reiseteil finden Sie neben wichtigen Informationen wie Impfhinweisen und Vorbeugungsmaßnahmen hilfreiche Behandlungsvorschläge für spezielle Krankheitsbilder (z. B. Sonnenstich, Quallenkontakt) sowie einen wertvollen Leitfaden, um ernste (tropische) Krankheiten (z. B. Dengue-Fieber, Ruhr, Malaria) zu erkennen.

Prof. TCM Univ. Yunnan Li Wu

# TCM FÜR JEDEN TAG

Entspannt und gesund durch die Woche

9,95 € (D) / 10,20 € (A), ISBN 978-3-86374-100-6
Taschenbuch, 190 Seiten

*„‚TCM für jeden Tag' von Prof. Li Wu bietet für den interessierten Laien eine Fülle von Übungen und Rezepten. Ob man seine Ernährung auf TCM umstellen möchte, oder Akupressur und Massagen für den Hausgebrauch üben möchte; ob als komplexes Tages- oder Wochenprogramm oder als Einzelanwendung, mit ‚TCM für jeden Tag' wird eine sehr gute Einstiegshilfe gegeben. Und auch wer basierend auf einem fundierten Grundwissen neue Anregungen sucht, kann hier kleine Highlights finden."*
Stiftung Gesundheit

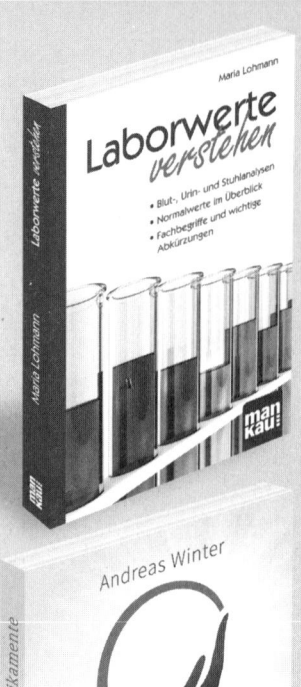

## Maria Lohmann
# LABORWERTE VERSTEHEN
Blut-, Urin- und Stuhlanalysen – Normalwerte im Überblick
Fachbegriffe und wichtige Abkürzungen

8,99 € (D) / 9,20 € (A), ISBN 978-3-86374-158-7
Klappenbroschur , 159 Seiten

*„Es hilft (...) im Behandlungsfall mit gut verständlichen Erklärungen, das ‚Mediziner-Latein' besser zu verstehen und sich selbst von den Untersuchungsergebnissen ein Bild machen zu können. Was Blutwerte aussagen, medizinische Fachbegriffe bedeuten, wie gewonnene Laborwerte einzuordnen sind und was man selbst testen kann, all das findet sich kompakt – übrigens umweltfreundlich auf Recyclingpapier gedruckt – zwischen zwei Buchdeckeln. Praktisch!"*
Gesundheit & Wohlbefinden (Die RHEINPFALZ)

## Petra Neumayer / Roswitha Stark
# HEILEN OHNE MEDIKAMENTE
Chronische Krankheiten: Seelische Ursachen aufdecken
und gesund werden. Selbstcoaching in zehn Schritten

9,95 € (D) / 10,30 € (A), ISBN 978-3-86374-190-7
Taschenbuch, 197 Seiten

*„(...) Durch die Fallbeispiele aus Winters jahrelanger Arbeit wirkt das Buch sehr authentisch und die Botschaft des Autors wird überaus deutlich gemacht. Aber auch tragen die Fallbeispiele zu dem Unterhaltungswert des Buches bei und machen es neben den erstaunlichen Erkenntnissen Winters zu einem lesenswerten Stück Arbeit."* Deine Gesundheit

*„Mit Hinweis auf spektakuläre Erfolge spürt er [Andreas Winter] der Frage nach, welchen Einfluss die Psyche auf den Körper hat. Dieser Einfluss ist nicht zu unterschätzen, wie wir wissen. Dieses Spannungsfeld laienverständlich auszuleuchten, ist sicher eine Kunst für sich. In seiner Rolle als Experte kann er unterstützen, ‚wollen' müssen jedoch seine Klienten."*
Dr. Susan Trittmacher, in: Hessisches Ärzteblatt

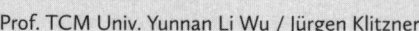

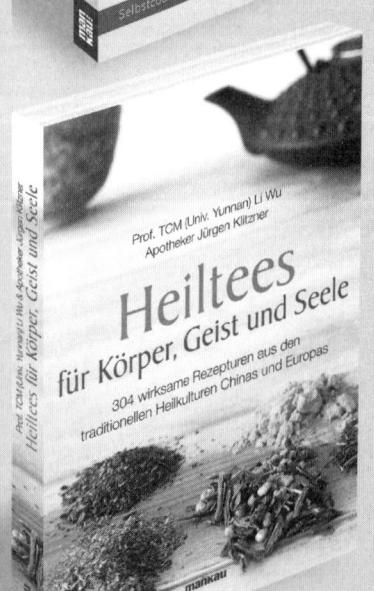

## Prof. TCM Univ. Yunnan Li Wu / Jürgen Klitzner
# HEILTEES FÜR KÖRPER, GEIST UND SEELE
304 wirksame Rezepturen aus den traditionellen Heilkulturen
Chinas und Europas

17,95 € (D) / 18,50 € (A), ISBN 978-3-86374-089-4
Klappenbroschur, durchgehend farbig, 222 Seiten

*„Kräutertee ist eines der ältesten Heilmittel. Die Autoren – der eine Arzt für traditionelle chinesische Medizin, der andere Apotheker – führen östliches und westliches Wissen zusammen und listen jeweils ein Rezept für Alltagsbeschwerden auf. bella-Fazit: Zum Nachschlagen, Entdecken, Vergleichen – ein rundum gelungener Ratgeber."* bella

*„(...) Ein sachlicher, naturmedizinscher Ratgeber, aber auch ein wohltuender Weg der Völkerverständigung."* Familienheim und Garten

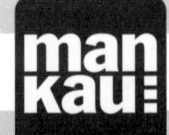